Dr Serge RAFAL

LA MÉNOPAUSE AU NATUREL

•MARABOUT•

SOMMAIRE

Introduction

La ménopause, phénomène naturel et inéluctable du processus normal de la vie, concerne les femmes depuis la nuit des temps et intéresse vivement les médecins depuis environ un quart de siècle. Constitue-t-elle un simple passage symbolique, une véritable étape physiologique, physique ou psychologique, ou déjà une situation annonciatrice de maladie ? Les réponses fort différentes voire contradictoires apportées à ces questions par les femmes et le corps médical rendent compte d'un hiatus d'appréciation qui aboutit à une situation paradoxale typiquement française : le traitement hormonal substitutif (T.H.S.), pourtant proposé de façon constante et ferme par la plupart des gynécologues depuis plus de vingt ans, est rejeté massivement puisque une femme sur six «seulement» y recourt et le suit actuellement au-delà d'une période comprise entre dix-huit à vingt-quatre mois.

Les femmes, lorsqu'elles sont interrogées, considèrent que la ménopause est une période naturelle et pas une maladie : elle est d'ailleurs vécue comme un non-événement anodin par l'immense majorité, même si elle constitue un moment plus ou moins pénible à franchir pour les trois quarts d'entre elles, voire une épreuve pour une toute petite minorité (cinq pour cent environ). Très attentives à une notion nouvelle en médecine, «la qualité de vie», les femmes sont globalement peu gênées voire soulagées par l'arrêt des règles et redoutent avant tout, lorsqu'elles sont interrogées, les saignements capricieux ou interminables et surtout la prise de poids.
Elles sont ambivalentes à l'égard du corps médical, à la fois très confiantes mais aussi relativement méfiantes : elles sont attachées, toutes les enquêtes d'opinion le confirment, à leur médecin traitant

ou leur gynécologue ; elles ont parfaitement compris les enjeux de la prévention et sont donc dans l'ensemble suivies et surveillées bien régulièrement ; elles sollicitent et écoutent habituellement les recommandations médicales, mais refusent ou abandonnent néanmoins très vite le traitement hormonal de la ménopause le plus souvent conseillé.
Très conscientes des interrogations et des doutes des scientifiques, elles sont sensibles aux discours controversés sur l'innocuité des hormones et ne se sentent finalement pas prêtes à assumer des risques même faibles de cancer (sein, utérus). Les femmes, déjà très réticentes à la médicalisation d'une phase de leur vie qu'elles jugent dans leur ensemble naturelle, sont donc pour le moins réservées voire hostiles à l'égard des moyens hormonaux largement proposés.

Le corps médical, en effet, prône globalement un traitement de substitution hormonale qu'il estime indispensable pour supprimer les symptômes gênants, améliorer la qualité de vie (signes génito-urinaires), protéger la peau, et surtout prévenir ou réduire la fréquence des complications cardio-vasculaires (notion discutée) et osseuses (ostéoporose). Les gynécologues reconnaissent certes un léger risque de cancers lié à l'utilisation des hormones, mais considèrent que la balance bénéfices-risques de ce type de traitement penche toutefois largement en faveur des patientes.
L'unanimité est pourtant loin d'être faite entre les médecins, les spécialistes et les scientifiques, à propos des dangers ou des bienfaits du T.H.S. : leurs discussions passionnées ou leurs dissensions, qui alimentent régulièrement la presse médicale professionnelle et les médias, ont des répercussions évidentes sur les comportements des patientes, d'autant que la peur viscérale des hormones, entretenue ou aggravée par les dérapages de l'industrie agro-alimentaire (veau, poulet, bœuf aux hormones, vache folle, légumes transgéniques...), procure aux femmes des raisons récurrentes de se montrer méfiantes et renforce finalement leur attitude de prudence.

Des questions essentielles, des réponses précises

Notre ouvrage se propose de réfléchir et de répondre aux nombreuses questions que vous vous posez pour pouvoir vivre sereinement votre ménopause.
«Dois-je me traiter ou laisser faire la nature ? Dois-je impérativement recourir aux hormones ? Quels sont les risques réels de ce

type de traitement ? Quels sont ses bénéfices indiscutables ? Existe-t-il d'autres alternatives et dans quelles conditions puis-je en profiter ? Eventuellement comment les choisir et les utiliser ? Et le soja ? Et les plantes ? Et l'acupuncture ? Et l'homéopathie ? Et les vitamines ? Et les oligo-éléments ? Et la D.H.E.A. ? Et les compléments alimentaires ?....»
Les questions sont innombrables et traduisent une réticente indiscutable voire une véritable opposition au traitement hormonal de nos collègues gynécologues.

Nous définirons d'abord les notions de périménopause et de ménopause, ce qui nous amènera à vous rappeler le fonctionnement du cycle menstruel ; nous nous interrogerons sur les raisons qui ont globalement décidé les femmes françaises à ne pas adhérer au T.H.S. et à entrer ainsi dans un «front du refus» ; nous analyserons bien sûr les risques ou les bénéfices éventuels de cette attitude pour leur santé ; nous envisagerons ensuite les solutions naturelles vers lesquelles se sont tournées les femmes très progressivement mais massivement depuis plusieurs années ; nous vous fournirons bien entendu des protocoles pratiques détaillés, nous agrémenterons enfin notre propos de quelques conseils généraux indispensables.
Nos réflexions et nos réponses à ces questions essentielles conditionnent notre plan qui est tout naturellement le suivant :
• **comprendre** le fonctionnement et les troubles de votre cycle menstruel,
• **la consultation** pour ménopause, un moment essentiel pour vous exprimer,
• **diagnostiquer** les troubles et les complications de la ménopause,
• **choisir** les différents traitements de la ménopause (et pas seulement le traitement hormonal),
• **prendre en charge** le déséquilibre hormonal de la ménopause grâce aux médecines douces,
• **adopter** en outre une indispensable hygiène de vie.

Un pari

Les femmes, dans l'attente d'une solution nouvelle, qui leur procure les avantages des hormones sans leurs inconvénients, se sont montrées très réceptives aux récents propos du professeur Etienne Baulieu concernant la D.H.E.A. En attendant une mise sur le marché français qu'elles espèrent prochaine, elles se sont précipitées sur les extraits de soja, les ont réclamés à leurs gynécologues qui leur ont fait une petite place sur leurs ordonnances. Cette percée inattendue et incroyablement rapide d'une substance végétale nous ravit et nous interpelle : elle nous ravit car elle légitime notre démarche naturelle, dont nous aurions pu un instant douter tant l'assurance des gynécologues était grande et le T.H.S. paré de toutes les vertus... ; elle nous interpelle car elle nous met dans l'obligation de justifier cette confiance, en proposant des alternatives mieux suivies que le T.H.S. mais tout aussi efficaces pour la santé et le bien-être des femmes.

Nous parions que l'irruption de la phytothérapie dans les cabinets des gynécologues est une ébauche de révolution des mentalités, dont va profiter l'ensemble des femmes qui vivent assez mal l'hégémonisme du traitement hormonal et l'obligation qui leur est parfois faite de prendre un autre traitement plus «doux» ou d'arrêter les hormones, mais en se cachant du spécialiste qui les suit.

Un livre conçu pour des femmes «actrices de leur santé»

Cet ouvrage, synthèse de l'expérience quotidienne des médecines douces d'un omnipraticien non gynécologue, se veut clair, pratique, complet. Il traite de façon simple des plaintes les plus courantes de la femme ménopausée, privilégie bien sûr les méthodes naturelles, mais en les mettant toujours en perspective avec les autres traitements. Il est destiné à toutes les femmes décidées à devenir «actrices de leur santé» :

- celles qui suivent un traitement hormonal et souhaitent néanmoins être informées sur l'intérêt des méthodes naturelles qui font l'actualité,
- celles qui ont été ébranlées par les dernières polémiques concernant la balance bénéfices-risques des hormones...
- celles qui font habituellement confiance aux médecines douces et souhaitent confronter leurs prescriptions ou rajouter un zeste d'automédication,
- celles qui auraient envie d'y recourir pour arrêter ou diminuer un traitement hormonal qu'elles ont été amenées à prendre pour les raisons que nous venons de voir et sur lesquelles nous reviendrons,
- et toutes celles qui sont attirées par les traitements naturels mais n'ont pas encore franchi le pas : la ménopause constitue alors une magnifique occasion.

Attention

Le contenu de cet ouvrage est rédigé à des fins de conseil et ne prétend aucunement se substituer à une consultation médicale : il est seulement destiné à vous sensibiliser, vous informer, vous faire découvrir et réfléchir, et vous prodiguer quelques recommandations que vous trouverez dans la dernière partie du livre, classées dans l'ordre préférentiel où vous devez les suivre pour vivre **naturellement, sereinement, pleinement et confortablement** cette période importante qui va tout de même couvrir plus du tiers de votre vie.

CHAPITRE I

Comprendre le fonctionnement et les troubles du cycle menstruel

Quelques notions fort simples de physiologie élémentaire du cycle menstruel nous semblent indispensables pour pouvoir d'abord définir les deux périodes successives de la périménopause et de la ménopause, et ainsi mieux comprendre les troubles qui vont apparaître lors de la diminution de sécrétion des ovaires, puis son arrêt définitif.

LE CYCLE MENSTRUEL

Une mécanique de précision

Ce phénomène naturel connu de toutes les femmes, de toutes les époques, de toutes les civilisations, objet de recherches scientifiques depuis seulement la fin du XIXe siècle, est loin d'avoir livré tous ses mystères malgré les progrès de la médecine.

Une activité cyclique et programmée

Le cycle menstruel débute à la puberté, poursuit son activité cyclique jusqu'autour de la cinquantaine : il perd sa belle régularité lors de la périménopause avant de s'arrêter définitivement avec la ménopause. Cette magnifique «symphonie hormonale», comme l'ont joliment surnommée certains, est programmée pour déclencher l'ovulation au quatorzième jour et préparer l'endomètre, la muqueuse (voir «*Lexique*») de l'utérus, à une «nidation» éventuelle. Si celle-ci ne survient pas, les règles (les menstrues) se déclenchent habituellement au vingt-huitième jour. Cette fascinante mécanique de précision peut facilement se dérégler et entraîner des troubles plus ou moins gênants.

Contrairement à l'homme dont les testicules sont capables de fabriquer des spermatozoïdes jusqu'à un âge avancé, les ovaires possèdent leur stock d'ovules dès la naissance et ne sont plus en mesure d'en synthétiser de nouveaux. Au fur et à mesure qu'ils s'appauvrissent en follicules, ils deviennent d'ailleurs de moins en moins aptes à répondre à la stimulation du cerveau, et plus particulièrement de l'hypophyse. La ménopause débute lorsque les ovaires ont épuisé leur réserve d'ovules, ne sécrètent plus d'hormones, et ne sont plus du tout capables de répondre aux ordres du cerveau. La persistance de quelques rares follicules permet toutefois aux ovaires de sécréter de petites quantités d'œstrogènes, par périodes variables mais de plus en plus brèves, ce qui explique à la fois la variété des symptômes de la périménopause et la survenue parfois de règles très épisodiques et capricieuses les deux premières années de la ménopause.

Le mot «menstruation», dérivé du latin «mens», le mois lunaire, conférait autrefois au cycle menstruel une dimension cosmique.

Des règles qui «isolent»

Le sang des règles est, de tout temps et dans toutes les régions du monde, baigné de mythes, de tabous, de superstitions qui continuent même actuellement de peser sur l'inconscient et parfois la vie des femmes : la femme menstruée est dans de nombreux pays souvent isolée et exclue des activités sociales pendant cette période, car son sang est réputé dangereux pour les hommes. Frazer, ethnologue du début du siècle, explique que cette attitude permet de mettre en cause, au moins périodiquement, le pouvoir présumé trop fort des femmes. Celles-ci ont ainsi l'habitude de vivre leurs règles discrètement comme un phénomène impur et honteux, mais qu'elles peuvent cacher. Alors qu'elles pourraient se sentir enfin libérées par l'arrêt de leur cycle menstruel, les bouffées de chaleur de la ménopause vont à leur grand désespoir s'afficher parfois de façon ostentatoire.

Un stock fixe d'ovules

L'ovaire se situe à la fois au centre du corps et de la physiologie de la femme : parmi les millions d'ovocytes présents à la naissance, il reste environ trois cent mille ovules à la puberté lors de l'arrivée des premières règles. Plusieurs centaines de ces ovules disparaissent à chaque cycle, y compris d'ailleurs lors de la prise d'un contraceptif. Si quatre cents d'entre eux vont déclencher des cycles, seuls quelques-uns vont être fécondés tout au long de cette longue période avec règles qui dure près de quarante ans. La grande majorité des ovules ne possède donc pas de fonction réelle : ils s'atrophient et sont éliminés très régulièrement. A la ménopause, il reste environ mille follicules, ce qui est toutefois insuffisant pour déclencher l'ensemble du processus hormonal nécessaire à la menstruation. C'est donc en fait l'épuisement du stock des ovocytes et des cellules folliculaires, plus que l'âge, qui est à l'origine de la ménopause.

Un cycle de 28 jours, décomposé en 4 phases

Pendant la **première partie** du cycle qui débute le premier jour des règles, un sac membraneux ou follicule, issu de l'un des deux ovaires, se développe. Il se rompt quatorze jours avant l'arrivée des règles suivantes pour laisser échapper un ovule signant l'**ovulation**. La **seconde partie** du cycle transforme ce follicule en un élément sécrétant de la progestérone, appelé le corps jaune. Ce phénomène cyclique, dont la durée moyenne de vingt-huit jours est déterminée par le système neuro-endocrinien, s'achève le premier jour des règles suivantes.

Si le cycle est de trente-deux jours, la première phase est simplement plus longue puisque la seconde est toujours fixe et dure quatorze jours : dans cet exemple, l'ovulation a lieu obligatoirement le dix-huitième jour.

• Première phase dite folliculaire

Elle débute avec l'apparition des règles qui marque le premier jour du nouveau cycle. La F.S.H. (voir plus loin), substance sécrétée par l'hypophyse et acheminée par le sang, provoque la croissance d'un des follicules contenus dans l'ovaire, d'où le nom de cette phase. Le follicule se développe à la surface de l'ovaire jusqu'à atteindre une taille d'environ vingt millimètres de diamètre. Les œstrogènes qu'il sécrète provoquent les transformations de l'appareil génital : la muqueuse utérine en particulier se développe pour être prête à accueillir un éventuel œuf fécondé.

• Seconde phase, l'ovulation

Elle survient vers le quatorzième ou quinzième jour du cycle. Sous l'influence des œstrogènes, l'hypophyse sécrète en grandes quantités une seconde hormone, la L.H. (voir plus loin), qui entraîne la rupture du follicule : celui-ci laisse alors échapper du liquide et surtout l'ovocyte. Alors que la muqueuse de l'utérus continue à se préparer pour une nidation éventuelle, le col s'ouvre pour laisser s'écouler une glaire transparente et filante, destinée à faciliter la survie et le déplacement des spermatozoïdes. Les caractères de cette glaire permettent à un obervateur averti de situer sans gros risque d'erreur le moment du cycle. Si l'ovulation n'a pas lieu, phénomène de plus en plus fréquent à l'approche de la ménopause : il n'y a pas production de progestérone, des signes de dominance en œstrogènes peuvent apparaître, la phase suivante n'a pas lieu. Si l'ovulation se produit, nous passons à la phase progestative.

• Troisième phase dite sécrétoire ou progestative

La L.H. transforme le follicule rompu en corps jaune qui sécrète durant quatorze jours de la progestérone. Celle-ci continue à modifier la paroi utérine toujours en vue d'une éventuelle nidation. La glaire s'épaissit, le col se ferme, la température du corps s'élève de 0,2 à 0,3 degrés, durant cette période d'activité du corps jaune.

• **Quatrième phase, les règles**

S'il y a fécondation, la progestérone provoque l'épaississement de la muqueuse utérine et la prépare à une nidation de l'ovule. S'il n'y a pas fécondation, éventualité tout de même la plus fréquente, les sécrétions de F.S.H., de L.H., de progestérone chutent et provoquent l'atrophie du corps jaune et l'expulsion vers l'extérieur de la muqueuse utérine (endomètre) privée d'hormones : ce sont les règles qui surviennent au vingt-huitième jour du cycle.
Un nouveau follicule prend le relais, le cycle suivant démarre.

A la ménopause, le peu d'activité des ovaires ne permet plus à un cycle de se produire, ni bien sûr à une grossesse de se dérouler, de façon naturelle.

LES QUATRE PHASES DU CYCLE MENSTRUEL :
1) La phase de croissance du follicule : elle peut durer quatorze jours.
2) L'ovulation, dont la date est impossible à prévoir d'avance (elle a lieu quatorze jours au plus avant les règles suivantes) : elle constitue la période de fertilité.
3) La phase de sécrétion du corps jaune : elle est une période d'infécondité.
4) Les règles.

Comprendre les phénomènes neuro-endocriniens

L'axe de commande, hypothalamus-hypophyse

Une structure appelée hypothalamus, située dans le cerveau juste au-dessus de l'hypophyse, joue un rôle considérable dans notre comportement. Elle fonctionne comme une horloge de précision, envoie grâce à des effecteurs, les hormones, des ordres vers la seconde, qui les répercute à son tour vers les ovaires. Ceux-ci sécrètent alors les hormones sexuelles féminines (œstrogènes et progestérone), chargées d'amener régulièrement les ovocytes à maturité : c'est sous leur influence que la cavité utérine se transforme pour accueillir le futur embryon.

L'hypophyse contrôle ces sécrétions grâce à deux hormones : la

F.S.H. (initiales de «Follicle Stimulating Hormon», en anglais) et la L.H. (initiales de «Luteinizing Hormon»). La première stimule la croissance du follicule et prépare à l'action de la seconde : la F.S.H. incite donc les ovaires à fabriquer des œstrogènes, tandis que la L.H. déclenche l'ovulation, en augmentant un ou deux jours avant celle-ci. La F.S.H. diminue ensuite brutalement lorsque le corps jaune se met à produire la progestérone. La merveilleuse synchronisation entre ces deux hormones est réalisée par une autre hormone ou G.R.H. (initiales de «Gonadotrophin Releasing Hormon»), modulée par les taux des hormones hypophysaires (F.S.H. et L.H.) et ovariennes (estradiol et progestérone), mais aussi sensible aux neurotransmetteurs cérébraux (catécholamines, endorphines).
Le cerveau limbique, dont fait partie l'hypothalamus, fonctionne comme un ordinateur qui contrôle nos émotions mais également les réponses physiologiques : ceci explique par exemple que le stress ou un choc psychologique puissent intervenir sur le cycle menstruel et le bloquer.

Un équilibre indispensable entre les hormones ovariennes

Un cycle «normal» respecte un bon équilibre entre les deux hormones ovariennes qui doivent être non seulement présentes mais de façon optimale. Lorsque la progestérone est produite en quantité insuffisante (premiers cycles de la jeune fille ou certains cycles de la femme) ou n'est plus du tout sécrétée (cycles anovulatoires de la femme en périménopause), les œstrogènes deviennent dominants et entraînent un syndrome prémenstruel marqué dans le premier cas ou certains troubles gênants que nous décrirons dans le chapitre «*Diagnostiquer les troubles et les complications de la ménopause*». De l'équilibre entre ces deux hormones dépend au moins en partie un certain bien-être physique et psychique.

Les cycles sans ovulation (= anovulatoires) ne permettent pas la formation du corps jaune, c'est-à-dire qu'ils ne produisent pas de progestérone.

Exploration du cycle

Différents moyens permettent de mieux comprendre le cycle et ses éventuelles anomalies de fonctionnement :

- la courbe de température est utile et fort simple : le décalage fournit la date de l'ovulation, la durée du plateau la durée de vie du corps jaune,
- le vagin suit un cycle qui se traduit sur les frottis,
- l'endomètre possède lui aussi une mémoire, mais la biopsie est bien entendu réservée aux saignements anormaux,
- les hormones peuvent bien sûr être dosées dans le sang (c'est plus précis) et les urines, mais ces dosages, variables d'un cycle à l'autre, demandent à être corrélés à l'examen clinique et surtout à l'interrogatoire.

Le cycle menstruel est un phénomène cyclique qui fonctionne de façon quasi magique pendant une quarantaine d'années. Il connaît quelques ratés de plus en plus fréquents pendant la périménopause, avant de s'arrêter définitivement avec la ménopause.

PÉRIMÉNOPAUSE, PRÉMÉNOPAUSE ET MÉNOPAUSE

Toutes les femmes ne sont pas égales

Devant les difficultés éprouvées pour définir le moment exact du début de la ménopause, les médecins ont été amenés à parler de préménopause (anciennement «climatère») pour désigner la courte période qui précède immédiatement l'arrêt des règles. La périménopause est une période d'incertitude beaucoup plus longue, pendant laquelle surviennent les premières irrégularités du cycle menstruel, et où démarrent volontiers les troubles fonctionnels qui vont ensuite empoisonner la vie de certaines femmes. Ces deux périodes successives ne peuvent bien souvent être précisées qu'a posteriori, une fois les règles totalement et définitivement stoppées.

La périménopause traduit l'installation des difficultés du couple œstrogènes-progestérone, qui fonctionnait jusque-là correctement et surtout en harmonie. L'ovulation devient plus irrégulière, ce qui provoque, nous l'avons vu, une diminution de sécrétion de la progestérone : celle-ci ne joue plus convenablement sa fonction de modulation hormonale et des signes de «dominance» des œstrogènes apparaissent, dont témoignent une certaine nervosité, une hyperactivité, des bouffées de chaleur... La chute de la progestérone est en outre responsable de cycles plus courts ou plus longs, de règles plus fréquentes, plus longues, et plus hémorragiques. La présence de glaire cervicale, d'une sensibilité et/ou d'une tension mammaire, faciles à constater, permettent d'affirmer que la patiente n'est pas encore ménopausée. Mais à la périménopause va bientôt succéder la brève préménopause, puis la ménopause.

La ***périménopause*** *est la période longue parfois de quelques années qui précède la ménopause : chez certaines femmes, elle n'existe pas ou se réduit à deux ou trois cycles irréguliers, et cette dernière s'installe d'emblée, ou après une très courte préménopause.*

Ménopause *est un terme apparu en 1823 dans la langue française : il provient du grec «mên» («mênos» signifie mois) et «pausis» (qui signifie cessation), pour désigner l'arrêt des règles.*

Une prise en charge de plus en plus médicalisée

La ménopause intéresse les médecins depuis la plus haute Antiquité, bien que les femmes qui atteignent cet âge soient à cette lointaine époque très peu nombreuses : le retour des règles après un arrêt apparemment définitif frappe en particulier les imaginations et apparaît dans quelques écrits. Plus près de nous, mais seulement au XVIIe siècle, sont proposés les premiers traitements «dignes» de ce nom : ils comprennent quelques vagues conseils d'hygiène de vie, des bains, des lavements, des régimes plus ou moins farfelus, des saignées bien sûr... Mais faute de moyens réellement efficaces, le discours est surtout moralisant et insiste sur la chasteté et la recherche de plaisirs plus spirituels : la ménopause «doit» en principe marquer l'arrêt de la sexualité : «Aimer Dieu, c'est encore aimer...» est destiné à détourner, apaiser ou étouffer des idées impures ou des ardeurs, censées ne plus se manifester à cet âge !
A cette pensée réductrice qui règne tout de même près de deux siècles, succèdent fort heureusement les traitements plus libéraux et plus efficaces que nous connaissons et utilisons depuis un quart de siècle. Le traitement hormonal en particulier, en se substituant à l'arrêt physiologique des règles et en permettant de les conserver artificiellement à la demande, a constitué une avancée indéniable. Il n'a toutefois pas encore apporté la preuve formelle de son innocuité, ni totalement répondu aux nombreuses interrogations que soulève sa prescription au plus grand nombre. Les femmes se sont alors discrètement et spontanément tournées vers des traitements naturels moins dangereux et ont fait leur succès.

Durée de vie, âge de survenue de la ménopause

Grâce aux progrès déterminants de la médecine, la durée de vie s'est considérablement allongée et, avec elle, l'âge de survenue et la durée de la ménopause : l'espérance de vie des femmes est en effet progressivement passée de trente-trois ans au Moyen Age, à près de quarante ans à la fin du siècle dernier, et à plus de quatre-vingt-un ans actuellement.

• L'âge de **survenue de la puberté** s'est abaissé, passant de seize à treize ans sans que les raisons en soient évidentes, en dehors de l'amélioration des conditions de vie.
• L'**âge moyen de la ménopause** se situe actuellement autour de cinquante ans : quatre-vingt-dix pour cent des femmes ont leurs

dernières règles entre quarante-cinq et cinquante-cinq ans. Avant quarante ans, les gynécologues parlent de ménopause précoce, après cinquante-cinq ans d'une ménopause tardive.

Seulement trente pour cent des femmes vivaient suffisamment longtemps au Moyen Age pour atteindre la ménopause, alors qu'elles sont quatre-vingt-dix pour cent à l'atteindre actuellement dans les pays occidentaux. Cinq pour cent seulement des femmes du Moyen Age vivaient jusqu'à soixante-quinze ans, alors que leur espérance de vie se situe autour de quatre-vingt-un ans actuellement.
Il n'est pas certain que l'âge moyen de la ménopause ait beaucoup varié avec le temps et les époques : les différences constatées sont peut-être simplement liées à un diagnostic posé de façon plus précise actuellement.

Influence de certains facteurs sur l'âge de la ménopause
Ils sont plusieurs à intervenir :
• **l'âge** au moment de la **dernière grossesse** pourrait retarder la survenue de la ménopause, mais cette notion est relativement controversée.
• les femmes **sans enfant** (nullipares) sont ménopausées plus tôt que les autres.
• une maladie grave, une infection génitale chronique, une endométriose... peuvent accélérer la survenue de la ménopause, un fibrome utérin pourrait à l'inverse la retarder (affirmation très discutée).
• l'**obésité** pourrait hâter la survenue de la ménopause, mais ceci reste également contesté.
• les **femmes mariées** seraient ménopausées plus tard que les célibataires.
• les femmes qui travaillent **chez elles** ont une ménopause plus tardive que celles qui travaillent à l'extérieur.
• les **fumeuses** sont indiscutablement ménopausées plus tôt que les non-fumeuses, et la quantité de tabac consommée joue un rôle proportionnel.
• les femmes **végétariennes** sont ménopausées plus tôt que les femmes omnivores.

Plusieurs facteurs, longtemps tenus pour responsables, **ne le sont pas** :

• **l'âge de survenue de la puberté** ne semble pas intervenir, bien que de vieilles croyances qui ne sont plus de mise continuent de véhiculer des affirmations simplistes telles que : «puberté précoce = ménopause précoce», «puberté tardive = ménopause tardive».
• la prise de la **pilule** ne change rien : «l'économie» d'ovocytes ainsi réalisée n'a aucune influence sur la survenue de la ménopause.
• le **nombre des grossesses** n'intervient pas non plus : il n'y a pas d'épuisement du «capital reproductif» responsable d'une ménopause plus précoce, comme on le pensait autrefois.
• les **facteurs raciaux** n'interviennent pas, même s'il semble que les femmes noires soient ménopausées plus tôt que les blanches : en fait, ce sont les conditions sociales ou socio-économiques qui sont différentes dans les deux populations, les classes les plus favorisées sont ménopausées plus tard.

L'influence respective des différents facteurs sur l'âge est difficile à affirmer, mais il semble qu'une femme mariée, non fumeuse, mère de trois ou quatre enfants, possédant un niveau de vie élevé... ait quelque chance d'être ménopausée plus tard. Quoi qu'il en soit, cet âge moyen reste relativement fixe, compris entre quarante-sept et cinquante et un ans.

Influence de certains facteurs sur la fréquence des troubles :

Ils sont nombreux à interférer sur l'apparition éventuelle des symptômes :
• les femmes qui ont eu une **puberté tardive** se plaignent moins que celles qui ont été réglées tôt.
• les femmes qui n'ont jamais été **enceintes** se plaignent moins que celles qui ont eu des enfants.
• les femmes qui ont **accouché après quarante ans** se plaignent moins que celles qui ont accouché plus tôt.
• les femmes à **niveau socio-économique** plus élevé se plaignent moins que les femmes de niveau bas.
• les **célibataires** se plaignent moins que les femmes mariées.
C'est dire l'importance et la diversité des facteurs qui interviennent pour déclencher ou aggraver les troubles de la ménopause.

Chapitre II

La consultation pour ménopause

Un moment essentiel pour vous exprimer

Il est à présent tout à fait admis par l'ensemble des femmes qu'une consultation avec le médecin traitant ou le gynécologue, au moins une fois par an, même en l'absence du moindre symptôme clinique est absolument indispensable : elle permet non seulement une surveillance et des mesures de prévention dont il est inutile de souligner l'extrême importance, mais elle est ou doit être également un lieu privilégié de dialogue où la femme peut ***s'exprimer, dire, être écoutée et surtout être entendue****. Nous préférons la formule «parler avec la patiente» à l'ancienne attitude qui pouvait se résumer par «parler à la patiente». Trop de consultations se déroulent en effet de façon unilatérale : les décisions thérapeutiques sont prises sans informer suffisamment, sans écouter vraiment les objections, simplement en ordonnant. Cette méthode a globalement fait la preuve de son inefficacité, au moins pour la majorité des femmes !*

L'ENTRETIEN

Il revêt des enjeux majeurs : le médecin doit s'enquérir du motif de la consultation, des symptômes gênants, des antécédents personnels et familiaux, tous éléments essentiels à une prescription personnalisée.

Le motif de la consultation

Il doit être précisé et totalement respecté par le médecin : beaucoup de malentendus, sources d'inobservance, sont générés par une non-écoute en particulier des objections. Le praticien doit accepter, être capable de gérer sans s'emporter et sans s'offusquer, le fait que la femme vienne en consultation avec son vécu, ses craintes ou déjà ses peurs, ses attentes, ses objectifs... et ses idées ou ses certitudes sur la façon dont elle souhaite être traitée. S'il n'est pas d'accord ou estime que cette attitude lui fait courir un risque potentiel, le médecin doit tenter de lui expliquer calmement, en essayant de la convaincre, mais sans jamais lui imposer de force le traitement qu'il estime bon pour elle : nous avons coutume de dire que l'objection est un «cadeau» que nous fait la patiente, puisqu'elle avertit de ses réticences, ce dont il faut impérativement tenir compte.

Les symptômes gênants

Nous vous renvoyons au chapitre suivant, «*Diagnostiquer les troubles et les complications de la ménopause*». La femme peut venir consulter pour des symptômes très variés : irrégularités menstruelles ou aménorrhée définitive, bouffées de chaleur ou simplement sueurs nocturnes, troubles du caractère avec déprime ou dépression, insomnie, fatigue, maux de tête, pertes de mémoire..., douleurs diverses, prise de poids récente, modification du timbre de la voix, mais aussi sécheresse de la peau et surtout du vagin, altération de la qualité et chute des cheveux...
Le traitement doit d'abord s'intéresser à ces symptômes, avant d'envisager les complications plus tardives.

L'étude des antécédents personnels et familiaux

Elle conditionne de façon primordiale l'attitude thérapeutique : la présence de facteurs de risques cardio-vasculaires ou osseux incite à une prise en charge plus vigoureuse, tout comme des antécédents de ménopause précoce ou de cancers du sein ou de l'utérus chez la maman, une sœur ou une tante.

L'interrogatoire est un temps essentiel pour confirmer l'existence des symptômes, dégager leur gêne éventuelle, rechercher des signes inquiétants, orienter l'examen clinique, et bien entendu décrypter mais respecter au maximum la demande de la femme.

L'EXAMEN CLINIQUE

Il est bien entendu complet et comprend entre autre : un palper soigneux des seins et du ventre, un toucher vaginal, un examen cardio-circulatoire (prise de la tension artérielle, appréciation de l'état veineux). Il répond à plusieurs objectifs : s'assurer de l'absence de toute lésion organique, apprécier l'imprégnation hormonale ou confirmer la ménopause, vérifier l'absence de contre-indication à un traitement, qu'il soit hormonal ou non.

Insistons sur les **trois temps forts de l'examen** :
• La palpation des seins recherche la moindre boule anormale.
• Le palper abdominal combiné au toucher vaginal élimine une masse abdominale ou un fibrome utérin qui, en saignant, pourrait faire croire à la persistance de règles.
• La muqueuse vaginale et la glaire cervicale fournissent des informations importantes sur les sécrétions hormonales.

***Cinq anomalies** dans le sein doivent vous amener à consulter sans tarder : une boule, un écoulement anormal par le mamelon, une anomalie de son aspect ou de sa structure, sa rétraction, la présence de ganglions dans les aisselles.*

LES EXAMENS COMPLÉMENTAIRES

L'interrogatoire et l'examen clinique sont indispensables et essentiels pour orienter d'éventuels examens ; seuls les **frottis cervico-vaginaux** qui permettent de détecter ou d'éliminer un cancer du col de l'utérus sont pratiqués systématiquement une fois par an.
• **La courbe de température** a le mérite de son extrême simplicité : elle permet de constater la présence et de préciser la date du décalage thermique marquant la seconde partie de cycle, ce qui renseigne sur le fonctionnement ovarien.

• **L'échographie** qu'elle soit **mammaire** ou **pelvienne**, examen de routine non invasif, très facile à pratiquer, est à demander au moindre doute. Elle permet une bonne étude des seins denses parfois difficiles à examiner en mammographie, élimine ou confirme la présence d'une boule ou d'un fibrome et permet d'en mesurer la taille, aide à déterminer la nature solide ou liquide d'une lésion, guide enfin la ponction d'une lésion. Mais la valeur de l'examen est liée à la qualité du matériel et à l'expérience du médecin qui la pratique.

• **La mammographie** est indispensable pour éliminer un cancer du sein débutant, dès lors qu'existe un doute à la palpation ou à l'échographie. Cet examen entré dans la pratique courante depuis 1965 est indolore, mais l'angoisse liée à la hantise du cancer fait qu'il est souvent vécu de façon désagréable. Il met en évidence une boule, des calcifications, des modifications architecturales... La qualité technique conditionne directement ici aussi la valeur de l'examen. Une surveillance par mammographie est effectuée tous les deux ans, sauf si des arguments médicaux (cancer du sein maternel, contraception orale…) incitent à la redemander plus tôt.

• **Les examens de sang** n'ont pas une spécificité particulière mais permettent de juger du risque cardio-vasculaire : cholestérol total, H.D.L. (le bon) cholestérol, triglycérides, glycémie... doivent être surveillés périodiquement.

• **Les dosages hormonaux**, contrairement à ce que vous pourriez imaginer, n'ont pas d'intérêt à la période de périménopause car les résultats obtenus sont très variables. Ils permettent par contre de confirmer le diagnostic de ménopause dans les tableaux cliniques complexes, en montrant des taux de F.S.H. et L.H. très élevés et des œstrogènes plasmatiques bas.

• D'autres examens complémentaires tels **l'hystéroscopie** (qui visualise l'intérieur de l'utérus), **l'hystérographie** (qui étudie l'utérus et les trompes), **la biopsie de l'endomètre** (qui fournit des données histologiques), peuvent également être demandés en fonction des données de l'examen clinique.

• **L'ostéodensitométrie** n'est justifiée qu'en cas d'ostéoporose familiale ou si la patiente a été amenée à prendre pendant une longue période des corticoïdes, des anticoagulants, des hormones thyroïdiennes. Ou si existent une ménopause précoce ou des antécédents personnels de fractures. Il est inutile de répéter cet examen trop souvent.

Les examens sont par définition complémentaires des informations fournies et de l'examen clinique : il convient donc de ne pas céder à l'angoisse de la patiente et de les éviter s'ils sont inutiles.

Choisir le traitement

La décision de traiter, le choix du traitement sont pris à l'issue de cette consultation, après avoir bien expliqué à la femme les raisons de le faire, et lui avoir présenté le plus objectivement possible les différentes possibilités avec leurs avantages, leurs inconvénients, leurs zones d'ombre. Elle peut alors choisir en toute connaissance de cause le type de traitement qu'elle souhaite et va plus sûrement s'y tenir. Si elle a décidé de ne pas se traiter, il faut respecter sa décision et l'inciter à continuer à être suivie régulièrement... ce qu'elle accepte le plus souvent volontiers dans ces conditions.

Critères d'un «bon» traitement de la ménopause
Bien expliqué par le médecin, bien compris et accepté par la patiente, efficace sur les symptômes gênants à court terme (bouffées de chaleur, sécheresse vaginale, troubles de l'humeur...), parfaitement toléré, préventif sur les complications plus lointaines (ostéoporose, maladies cardio-vasculaires), (ré)évalué à chaque consultation.

Prodiguer des conseils

La consultation constitue enfin le moment privilégié pour conseiller et faire «*Adopter une bonne hygiène de vie*» (voir chapitre correspondant) tout à fait essentielle.

Assurer le suivi

Il est attentif et soigneux, effectué une à deux fois par an, que la femme soit traitée ou non, qu'elle ait choisi les hormones ou un traitement naturel.

Voyons à présent les troubles et les complications de la ménopause.

CHAPITRE III

Diagnostiquer les troubles et les complications de la ménopause

Bien qu'étant une étape naturelle et normale du processus de la vie et pas une maladie, la ménopause n'en reste pas moins pour la plupart des femmes une période difficile à accepter, à traverser ou à vivre. L'arrêt de la sécrétion ovarienne est certes responsable de conséquences immédiates (irrégularités du cycle, saignements, bouffées de chaleur) ou retardées (ostéoporose, risque cardio-vasculaire accru), souvent le point de départ d'une demande de prise en charge médicale, mais il revêt également une dimension psychosociale qui peut majorer l'inconfort ou le mal-être.

La femme ménopausée n'a pas chez nous l'aura de sagesse d'autrefois ou d'ailleurs, si bien que la fin de la fécondité peut signifier réellement ou symboliquement la fin de la féminité, de la beauté, de la séduction, de la sexualité, et nécessiter l'aménagement ou la reconstruction du couple... L'âge de la femme n'est plus synonyme d'expérience et de maturité à partager avec les plus jeunes, mais vécu comme un réel handicap. Dans d'autres civilisations, en Inde par exemple, la femme reste respectée, investie d'un pouvoir et d'une indiscutable autorité morale. Certains des symptômes que les femmes attribuent à la ménopause sont ainsi probablement plus en rapport avec la nostalgie de pages qui se tournent ou le temps qui passe qu'avec le simple arrêt des règles.

LES TROUBLES ET LES COMPLICATIONS DE LA PÉRIMÉNOPAUSE ET DE LA MÉNOPAUSE

Ils sont divers et variés, à la fois physiques et psychologiques, intermittents ou permanents, simplement gênants ou invalidants, considérés comme sévères dans un tiers des cas, modérés dans un second tiers, absents ou insignifiants dans le dernier tiers. De nombreuses enquêtes destinées à les hiérarchiser ont été effectuées : les bouffées de chaleur sont le principal motif de plainte et de consultation (près de 70 % des femmes), suivies de déprime et dépression (40 %), transpiration excessive (30 %), insomnie (25 %), atrophie et/ou sécheresse vaginale (20 %), fatigue (18 %), maux de tête (10 %), problèmes de poids (7 %), problèmes de cheveux (6 %), altérations de la texture de la peau (6 %), problèmes de seins (5 %). Les femmes ménopausées citent encore quelques autres troubles nerveux (irritabilité, crampes, palpitations...), une baisse de la libido, des douleurs articulaires...

La répartition des symptômes dans le temps fait que la plainte des femmes ou leurs problèmes de santé éventuels démarrent dès la périménopause mais peuvent durer plusieurs années : tous ces **signes** peuvent être classés schématiquement en quatre groupes :

- Les symptômes **immédiats** spécifiques, plus ou moins visibles et invalidants, parmi lesquels les irrégularités du cycle avant l'arrêt complet des règles, les bouffées de chaleur, les problèmes de seins. Si le troisième symptôme est le plus inquiétant, le second est le plus gênant ; le premier survenant chez une femme jusque-là réglée marque véritablement le début de la ménopause.
- Les symptômes **différés** mais tout de même en rapport avec la chute hormonale, tels les problèmes cutanés (peau, ongles, cheveux...), la baisse de la libido, les problèmes locaux vaginaux et urinaires, les modifications de la voix.
- Les symptômes **contemporains** de la carence hormonale non ou peu spécifiques, que les femmes ont néanmoins tendance à rapporter à l'arrêt des règles. Nous trouvons ici les troubles de l'humeur (anxiété, difficultés de concentration, déprime ou état dépressif,

fatigue, insomnie, irritabilité, trous de mémoire, vertiges...), les problèmes de poids ou de silhouette, les maux de tête et douleurs diverses (arthralgies, dorsalgies, tendinites...), les problèmes veineux.
• Les complications plus **lointaines**, l'ostéoporose et le risque cardio-vasculaire accru, dus en partie au vieillissement général mais accélérés par la carence hormonale de la ménopause. Ces deux groupes d'affections sont souvent totalement muets, jusqu'à ce qu'une complication les révèle.

Même si l'ostéoporose apparaît d'après de nombreuses enquêtes comme la raison principalement invoquée pour demander un traitement médical, ce sont surtout l'apparition et la gêne occasionnée par les symptômes immédiats qui amènent à consulter et constituent ainsi la porte d'entrée du T.H.S.

COMPLICATIONS POSSIBLES DE LA MÉNOPAUSE
- **Cœur** : signes d'artériosclérose avec accidents cardio-vasculaires plus nombreux.
- **Cerveau** : vieillissement plus rapide.
- **Os** : décalcification ; douleurs de l'appareil locomoteur.
- **Peau** : atrophie, sécheresse, fragilité... ; chute des cheveux ; pilosité du visage.
- **Seins** : plus petits, plus mous, plus plats.
- **Système nerveux** : bouffées, nervosité, déprime..., diminution des fonctions d'apprentissage et de mémorisation.
- **Vagin** : douleurs lors des rapports.
- **Vessie** : infections à répétition ; envies fréquentes d'uriner.
- **Vulve** : atrophie.
- **Voix** : perte des aigus.

Installation des signes de la ménopause

Ils se construisent schématiquement en trois tableaux cliniques successifs en rapport, d'abord avec la diminution de la progestérone, puis avec la chute des œstrogènes, enfin avec l'arrêt de la sécrétion ovarienne.
• Durant la période de périménopause, qui survient en moyenne entre quarante et quarante-cinq ans, la progestérone commence à diminuer lors de certains cycles anovulatoires. Alors qu'elle

contrôle habituellement les œstrogènes, elle leur laisse progressivement le champ libre, des signes de «dominance» des œstrogènes et de baisse de la progestérone s'associent pour se manifester de façon diverse et variée : seins tendus, rétention d'eau, prise de poids, syndrome prémenstruel, petits saignements en fin de cycle (spotting) ou règles volontiers abondantes, baisse de la fertilité... Si ce déséquilibre n'est pas corrigé, un fibrome ou des kystes des seins peuvent apparaître et/ou se développer, une prise de poids plus ou moins définitive risque de s'installer.

• Dans une seconde période, qui survient en moyenne entre l'âge de quarante-huit et cinquante et un ans, les œstrogènes diminuent eux aussi avec pour conséquences : des règles moins abondantes, un cycle qui disparaît de temps à autre, des bouffées de chaleur, des troubles du caractère ou du sommeil, une sécheresse vaginale, un gonflement du corps...

• La ménopause signifie dans un troisième temps l'arrêt de la sécrétion ovarienne : les symptômes deviennent ceux d'une carence hormonale complète (œstrogènes, progestérone... et testostérone), avec ses conséquences physiques, psychiques, sociales...

Conséquences de la chute des hormones

De façon très schématique, nous pouvons considérer que :

• Le **déficit en œstrogènes** entraîne : bouffées de chaleur, sécheresse vaginale avec douleurs ou difficultés lors des rapports, problèmes de peau, troubles nerveux, souvent décrits, mais loin d'être l'apanage de cette période.

• Le **déficit en progestérone** entraîne en fait très peu de symptômes : règles plus abondantes, cycles plus courts.

• Le **déficit relatif en testostérone** se traduit par : diminution du désir et de la libido, ce qui ne va pas sans poser régulièrement des problèmes personnels ou conjugaux.

LES SYMPTÔMES IMMÉDIATS DE LA MÉNOPAUSE

Les irrégularités du cycle menstruel, avant l'arrêt définitif des règles et les bouffées de chaleur, frappent en général les trois coups de la ménopause. Les problèmes de seins traduisent le déséquilibre hormonal mais sont parfois en rapport avec le traitement proposé.

Anomalies du cycle, troubles des règles

Ils font partie de la période de périménopause et ne s'observent qu'à ce moment-là : la ménopause va bien entendu les supprimer, en arrêtant définitivement les règles. Le stress, les tracas de la vie quotidienne, certaines maladies interviennent et amplifient les troubles éventuels.

«La règle, c'est qu'il n'y a plus de règle» : les cycles se désorganisent peu à peu ou brutalement, les règles deviennent capricieuses ou anarchiques dans leur durée et leur fréquence. Des absences de quelques semaines ou mois suivent ou alternent avec des règles épuisantes espacées de quinze à vingt jours, un saignement peut également parfois s'éterniser et entraîner des règles presque permanentes. Des cycles longs peuvent succéder à des cycles courts et il est parfois difficile de retrouver un semblant de règles. Le saignement d'un fibrome utérin peut même passer inaperçu au milieu de ces saignements fréquents. La majorité des hystérectomies (ablation chirurgicale de l'utérus) est d'ailleurs décidée et effectuée pour des saignements apparus durant cette période.

Cette situation imprévisible, implanifiable, loin de la régularité antérieure qui définit des règles normales, finit par lasser physiquement et moralement. Le T.H.S. régularise les cycles en apportant les hormones manquantes, mais différents autres traitements dont nous parlerons plus loin sont également efficaces et méritent d'être essayés.

Le ***fibrome*** *est une tumeur bénigne fréquente puisqu'il touche une femme sur quatre. Il se développe entre les fibres musculaires de l'utérus, est asymptomatique ou responsable de saignements, de troubles urinaires, d'une sensation de lourdeur ou de douleurs lombaires.*

Bouffées de chaleur

Elles constituent le symptôme le plus représentatif de la ménopause à tel point qu'elles en sont dans le langage courant quasiment le synonyme. Mais elles sont bien souvent présentes dès la période de périménopause, dont elles sont souvent le signe annonciateur. Trois femmes sur quatre les ressentent de façon plus ou moins intense et durable, alors qu'un quart n'en souffrira jamais. Leur fréquence, leur importance, la gêne occasionnée sont très variables d'une culture, d'un milieu, d'une femme à l'autre, mais elles sont pour la plupart d'entre elles vécues comme un événement pour le moins désagréable. Leur survenue est souvent le point de départ d'une demande de prise en charge médicale puisqu'une femme sur deux se décide alors à consulter. Dès que les bouffées disparaissent, les femmes ont d'ailleurs très régulièrement tendance à arrêter leur traitement..., surtout si elles n'y ont pas totalement adhéré.

Quand et comment se manifestent les bouffées de chaleur ?

• Elles peuvent survenir durant la périménopause mais viennent surtout gâcher les trois premières années de la ménopause. Elles constituent un événement paradoxal dans «l'histoire» des femmes : si les règles sont habituellement discrètement dissimulées, les bouffées de chaleur, stigmates de leur arrêt prochain ou déjà effectif, sont non seulement inconfortables mais parfois évidentes et visibles pour les proches, les collaborateurs, ou de simples témoins extérieurs. Ceci ajoute à leur désagrément pourtant déjà réel et aggrave bien entendu leur présence. Les bouffées de chaleur consistent en une poussée soudaine et brutale de chaleur brève et intense, accompagnée de rougeurs qui les rendent encore plus détestables, d'une sensation pénible d'humidité du corps, doublée de la crainte d'incommoder les autres par une éventuelle odeur de la peau et des vêtements ainsi mouillés. Elles peuvent également se traduire par quelques suées supportables, par l'impression plus désagréable d'avoir toujours trop chaud, ou par une transpiration excessive, pénible voire réellement handicapante. Elles partent en général du visage, du cou, du haut du thorax, de la poitrine, puis envahissent le corps entier, gagnent volontiers les cheveux qui peuvent s'aplatir instantanément, ajoutant encore à l'inconfort. Elles sont précédées ou accompagnées de picotements ou de fourmillements, de vertiges, de nausées, de palpitations, d'angoisses, de tremblements, d'une pression ou de battements dans la tête, d'une oppression thoracique qui bloque plus ou moins la respiration, d'une réelle sensation de malaise... Elles sont diurnes ou nocturnes et peuvent dans ces cas-là générer de l'insomnie, avec ses conséquences propres qui vont s'additionner aux autres troubles déjà présents.

• Elles sont **capricieuses** dans leur survenue, leur installation, l'intensité et la fréquence des accès. Elles surviennent en effet sans prévenir, à n'importe quel moment, constituant un véritable handicap social ou professionnel lorsqu'elles se déclenchent au milieu d'une réunion ou d'un entretien, ou une importante gêne personnelle lorsqu'elles obligent à changer de T-shirt ou de pyjama plusieurs fois par jour ou par nuit. Certaines femmes sont très ennuyées quelques secondes ou quelques minutes plusieurs fois par heure, certaines autres sont gênées plusieurs fois par jour, d'autres plus chanceuses ressentent ces symptômes deux ou trois fois par mois.

• Elles sont **aggravées** par le moindre événement intercurrent (stress, fatigue, énervement...), qu'il ne faut toutefois pas confondre avec l'élément déclenchant.

• Elles **disparaissent** souvent au bout de cinq à huit ans après l'arrêt des règles, mais certaines femmes peuvent être ennuyées beaucoup plus longtemps, parfois même après soixante-dix ans. Dans d'autres cas, les bouffées peuvent même disparaître pendant de longues périodes, pour réapparaître ensuite de plus belle, voire devenir quasi permanentes.

Dans quelles circonstances se produisent les bouffées de chaleur ?

Il n'y a pas de règle puisque certaines ménopauses n'entraînent aucun symptôme ; des bouffées de chaleur peuvent déjà s'observer alors que les règles sont encore présentes, certaines bouffées congestives chez des personnes émotives sont parfois confondues avec les bouffées de chaleur. Nous pouvons toutefois considérer que :

• Une ménopause chirurgicale entraîne davantage de bouffées de chaleur qu'une ménopause naturelle, sans que rien ne puisse permettre de prévoir leur survenue ou non. Chez certaines femmes hystérectomisées, l'apparition des bouffées de chaleur est parfois le seul stigmate de l'intervention chirurgicale.

• Aucune prédisposition raciale n'intervient, les femmes noires sont aussi affectées que les blanches.

• Le statut social joue un rôle puisque les bouffées de chaleur sont moins fréquentes dans les milieux dits «favorisés» : cela pourrait être en rapport avec la qualité de l'alimentation, mais ce n'est qu'une hypothèse.
• Les «rondelettes» sont mieux protégées que les plus minces car elles synthétisent, à partir des stéroïdes sécrétés par leurs glandes surrénales, des œstrogènes dans leurs tissus gras. La rondeur a donc quelques avantages, puisqu'elle protège en particulier de l'ostéoporose.

Causes des bouffées de chaleur

Elles n'ont pas reçu d'explication formelle mais l'hypothèse la plus communément admise retient une perturbation du centre de la thermorégulation : la conséquence principale en est alors une perte de chaleur périphérique injustifiée liée à une activation inappropriée des mécanismes de refroidissement, comme un moteur qui aurait un problème de thermostat. Aucune substance connue n'intervient dans la genèse des bouffées : l'équilibre neuro-endocrinien est déréglé au niveau des neurotransmetteurs ou des amines cérébrales, très sensibles à la variation du taux des hormones ovariennes. Les bouffées de chaleur sont donc en rapport avec une activité accrue de l'hypothalamus, secondaire à la baisse des hormones féminines (œstrogènes et progestérone) dans le sang : elles ne sont pas liées à l'excès des stimulines hypophysaires puisque les femmes qui reçoivent des traitements pour stérilité n'en présentent pas.
La **chute des œstrogènes** est probablement le facteur essentiel puisque leur administration ou celle de substances à action œstrogénique (œstrogène-like) les corrige dans la plupart des cas, et en moins de quinze jours. Cet effet ne s'épuise pas, aucune accoutumance ne se crée, les doses ne nécessitent pas d'être augmentées.

Traitement classique des bouffées de chaleur

Plusieurs types de traitements, dont les hormones, peuvent être proposés et se montrent régulièrement efficaces, mais seulement dans les trois quarts des cas.
• La correction de ce trouble est très régulièrement obtenue par le T.H.S. : mais si les hormones étaient uniquement prescrites contre le symptôme bouffées de chaleur, leur rapport bénéfices-risques serait largement défavorable à la patiente.

• Des substances non hormonales (*Agréal*®, *Abufène*®...), d'une efficacité d'ailleurs très moyenne, ont longtemps été utilisées par les gynécologues. Elles sont en passe d'être abandonnées au profit des phyto-œstrogènes que nous étudierons dans le chapitre suivant.

Conseils simples en cas de bouffées de chaleur

• Songez à vous rafraîchir (ouvrez la fenêtre, prenez une boisson fraîche mais non glacée, éventez-vous...).
• Freinez la consommation d'alcool, de café, de chocolat, d'épices, de tabac... qui les déclenchent ou les aggravent.
• Faites de l'exercice physique, qui les réduit.
• Supplémentez votre alimentation en vitamine E et en acides gras poly-insaturés (voir chapitre «*Hygiène de vie*»).

Problèmes des seins

Peu de femmes sont épargnées par ces problèmes car les seins qui contiennent de nombreux récepteurs à œstrogènes, sont tout particulièrement sensibles à leurs variations lors de la périménopause, puis à l'arrêt de leur sécrétion lors de la ménopause. La périménopause est en effet une période très troublée de la «vie des seins», puisqu'ils subissent de plein fouet le désordre hormonal qui se produit dans l'organisme. La progestérone, qui commence à baisser lors des cycles anovulatoires, ne contrebalance plus les œstrogènes qui peuvent alors manifester leur «dominance». Des seins jusque-là sans histoire commencent à faire mal et deviennent plus gros, des boules ou des kystes apparaissent dedans, d'autres seins à l'inverse peuvent «s'endormir». Ces différents symptômes sont à l'origine de nombreuses mammographies et échographies, le plus souvent fort heureusement normales.
L'arrêt de la sécrétion des ovaires a également des conséquences cutanées au niveau mammaire, avec pour conséquences : atrophie du sein, diminution de la taille des mamelons, dépigmentation et perte de leur pouvoir érectile..., tous symptômes habituellement améliorés par le traitement hormonal.
Un autre facteur plus indirect, le poids, intervient aussi fréquemment pour modifier l'aspect des seins, puisque ceux-ci sont constitués de glande et de graisses : une prise de poids les hypertrophie, favorise les vergetures, un amaigrissement important réduit leur

volume et leur donne un aspect flasque. L'aspect des seins dépend donc à la fois de l'imprégnation hormonale et des variations pondérales qu'il convient d'éviter ou de corriger en douceur (voir plus loin).

> *Les seins «vivants», douloureux, tendus, expriment la sécrétion œstrogénique. Les seins «endormis ou calmes» sont la conséquence de l'arrêt de la sécrétion ovarienne, ce qui revient à dire qu'il n'y a pas de problèmes spontanés de seins pendant la ménopause. Le traitement des douleurs et kystes dans les seins consiste à réduire l'apport des œstrogènes (T.H.S. mal adapté) et/ou à prescrire de la progestérone (ou des progestatifs).*

LES SYMPTÔMES (PLUS OU MOINS) DIFFÉRÉS DE LA MÉNOPAUSE

Les cheveux, la peau, le système pileux, le vagin, la vessie, la vulve possèdent de nombreux récepteurs hormonaux, sur lesquels la carence œstrogénique de la ménopause a des conséquences néfastes à court et moyen terme. Les troubles qui affectent l'aspect physique, élément survalorisé chez nous, et la sexualité, facteur essentiel d'équilibre partout, sont le plus souvent mal acceptés et retentissent rapidement sur la qualité de vie. Des problèmes de voix réels mais moins gênants viennent compléter le tableau des symptômes inhérents à cette période.

Problèmes de peau

La peau, l'organe le plus étendu du corps, est constituée de deux couches, l'une superficielle, l'épiderme, largement exposée à l'environnement, l'autre plus profonde, le derme, faite de collagène, de fibres élastiques et de graisse qui lui confèrent sa qualité et son élasticité. Avec l'âge, la peau subit et indique de façon ostentatoire les marques du vieillissement : des rides se forment ou se creusent, des troubles de la pigmentation (taches blanches ou marron) apparaissent. Les changements hormonaux liés à la ménopause amplifient ce phénomène, lui-même aggravé par la production d'une trop grande quantité de radicaux libres (cosmétiques, toxines diverses, soleil, tabac...). Les ongles, les cheveux, les poils pubiens deviennent plus fragiles, plus friables, et peuvent tomber, ce qui est en règle générale très mal vécu par les femmes et leur conjoint ou partenaire. Le déséquilibre entre les hormones mâles, qui continuent d'être produites par les surrénales, et l'arrêt de sécrétion des œstrogènes, est responsable d'acné, de séborrhée, de pellicules... qui peuvent se manifester ou s'aggraver.
Une belle peau dépend bien sûr de facteurs génétiques, mais également des mesures d'hygiène (voir chapitre correspondant) et des soins prodigués... beaucoup plus que d'un éventuel traitement hormonal. N'oublions pas enfin que ménopause et âge s'imbriquent étroitement, et que certains des symptômes dont se plaignent les

femmes sont liés aussi bien à la première qu'au second. Mais il est indéniable que la carence hormonale de la ménopause accélère le processus de vieillissement cutané, qui commence en fait beaucoup plus tôt : les mesures de prévention sont donc extrêmement importantes car entretenir son «capital santé-peau» est beaucoup plus facile que réparer des lésions déjà installées.

Des facteurs intriqués

Les problèmes cutanés que la femme vit souvent comme un «gros coup de vieux» reconnaissent plusieurs facteurs qui peuvent s'associer pour les déclencher, les favoriser ou les aggraver :
- l'âge, mais avec de grandes inégalités génétiques, entraîne une atrophie cutanée et une diminution de l'élasticité, ce qui provoque ridules ou rides,
- les femmes «enveloppées» sont moins sujettes aux modifications cutanées car leur graisse qui contient et libère des œstrogènes les protège mieux,
- le soleil accentue la profondeur des rides, épaissit la peau,
- le tabac lui donne en outre un aspect jaunâtre,
- la ménopause dessèche, tarit les sécrétions sébacées, amincit la peau, réduit le contenu en collagène, provoque hirsutisme et alopécie (voir «*Lexique*»)... mais le vieillissement hormonal est moins accentué que celui lié au soleil et surtout se traite plus facilement,
- l'effet des hormones est plus marqué sur les muqueuses (vagin) que sur la peau : il est en particulier très discret sur les rides.

La peau, parce qu'elle remplit une importante fonction sociale, est un élément essentiel du bien-être de la femme : elle doit donc être l'objet d'une attention toute particulière de la part du médecin.

En temps normal, les œstrogènes exercent une inhibition sur les hormones mâles (androgènes) : lorsqu'ils baissent, ils leur laissent le champ libre, ce qui se traduit par de petits signes de virilisation : chute des cheveux sur le front, apparition de poils et parfois de moustache.

TROUBLES SEXUELS

La ménopause, si elle marque la fin de la période «d'activité de reproduction», ne signe pas le glas de la sexualité, mais elle l'affecte toutefois très régulièrement : même antérieurement actives et épanouies sur ce plan-là, trois femmes sur quatre notent une baisse de leur désir dès l'arrêt définitif de leurs règles et quatre sur dix considèrent ou affirment qu'elles se sentent «très peu ou plus du tout concernées» par leur libido. Chez d'autres, la ménopause ne fait qu'aggraver des difficultés ou une indifférence sexuelles déjà préexistantes.
Les causes des troubles sexuels sont anatomiques et physiologiques : la moitié des femmes signale une réduction de la lubrification vaginale, responsable de douleurs au moment des rapports, une diminution du flux congestif des organes génitaux, une baisse de la sensibilité clitoridienne ou au contraire son hypersensibilité, tous facteurs d'inconfort, qui ajoutés aux modifications du corps (prise de poids...) aggravent le mal-être et perturbent ainsi la sexualité.

> *L'espèce humaine est la seule qui dissocie l'acte sexuel de la fonction de reproduction, il n'existe pas de période «des amours» comme chez les animaux.*

Carence hormonale et baisse de la libido

A la ménopause, des raisons hormonales interviennent au moins partiellement pour affecter la libido, bien qu'aucune hormone ne soit capable de la stimuler ou de la diminuer :
- la chute de l'estradiol, le principal œstrogène, joue sur l'attractivité,
- la chute des hormones mâles (androgènes) diminue le désir : celui-ci est toutefois moins pulsionnel chez la femme mais en miroir, valorisé par l'attitude du partenaire,
- la baisse de la dopamine, qui habituellement stimule entre autres la sexualité, entraîne un désintérêt et une plus grande fatigabilité,
- la diminution ou la disparition de la lubrification vaginale rendent les rapports douloureux et plus difficiles à vivre ou à accepter,
- les troubles urinaires plus fréquents et surtout une éventuelle incontinence ne favorisent pas la recherche des rapports mais renforcent au contraire l'évitement.

Dans les années 60, de nombreuses femmes alors traitées par les hormones mâles pour un cancer du sein avaient constaté la réapparition d'une libido évanouie.

Causes psychologiques et baisse de la libido

Elles sont beaucoup plus importantes que les précédentes :
- l'arrêt des règles marque pour certaines femmes un arrêt brutal de leur sexualité car elles se mettent à douter et s'interrogent sur leur pouvoir de séduction : les modifications physiques (embonpoint, ptôse mammaire...) qu'elles constatent leur occasionnent une perte d'estime de soi préjudiciable et facilement «bloquante». La simple idée de se dévêtir pour ou devant quelqu'un peut s'avérer ou devenir difficile et stopper toute velléité de rapport, d'autant que les couvertures de magazines vantent des jeunes filles longilignes ou filiformes, aux formes parfaites, sans le moindre bourrelet graisseux ou la plus minime trace de cellulite,
- l'exacerbation de la sexualité chez d'autres femmes, le pendant du «démon de midi» des hommes, est uniquement liée à l'angoisse devant le vieillissement et la crainte de la perte de séduction,
- la disponibilité sexuelle tend elle aussi à diminuer dans la moitié des cas pour des raisons familiales, sociales, professionnelles..., tous facteurs qui ne favorisent pas «l'envie»,
- l'orgasme enfin plus lent à venir, moins intense et plus court, interfère également, même si le plaisir émotionnel, élément essentiel, persiste inchangé : il faut donc simplement un réajustement des rapports amoureux, un peu plus de patience du partenaire pour aider l'autre à aborder et passer cette période délicate.

La ménopause, si elle marque effectivement «l'arrêt de la possibilité de gestation», ne signifie plus «l'arrêt de la sexualité» : la femme peut au contraire, doit, avons-nous envie de dire, poursuivre le plus longtemps possible une activité sexuelle, et des traitements médicaux, s'ils sont nécessaires, vont l'aider.

TROUBLES GÉNITO-URINAIRES

Le vagin, l'utérus, la vessie contiennent de nombreux récepteurs à œstrogènes, ce qui les rend très sensibles à l'environnement hormonal et leur permet de rester souples, humides, toniques tant que leur sécrétion s'effectue. A la ménopause, les troubles génito-urinaires, liés à l'arrêt des œstrogènes, sont fréquents puisqu'ils touchent à un degré ou à un autre environ les deux tiers des femmes. Mais nombre d'entre elles, mal informées, mettent encore sur le compte du vieillissement ce qui incombe en fait à la ménopause : elles ont alors tendance à s'en accommoder et par pudeur hésitent souvent à en parler ; le retentissement n'en est pas moins réel et l'inconfort engendré altère indiscutablement leur qualité de vie.

Les lésions de la carence hormonale

La vulve et le vagin, mais également l'utérus, sont des cibles privilégiées de la carence hormonale, responsable d'une atrophie dont l'importance est fonction de la sécrétion œstrogénique résiduelle.

• **Au niveau de la vulve :** les poils pubiens se font plus rares et plus fins ; les petites et les grandes lèvres diminuent de volume, deviennent plus minces, moins saillantes, plus fragiles ; l'orifice vulvaire se rétrécit, rendant la pénétration sexuelle d'autant plus difficile que s'associent souvent une sécheresse et une atrophie vaginales ; des démangeaisons (prurit) rebelles peuvent survenir et se compliquer d'une affection appelée lichen scléro-atrophique très invalidante nécessitant un traitement spécifique.

• **Au niveau du vagin :** vingt à quarante pour cent des femmes ménopausées se plaignent de sécheresse vaginale gênant ou empêchant les rapports : le pourcentage total est très supérieur mais les femmes qui ont stoppé volontairement ou non leur activité sexuelle ont moins de raisons de consulter pour ce symptôme. La sécheresse vaginale s'installe le plus souvent la première année qui suit l'arrêt des règles, elle touche davantage les femmes minces ou maigres, est plus rapide après une hystérectomie, est en règle générale définitive en l'absence de traitement. La muqueuse qui n'est plus lubrifiée correctement, s'amincit, s'atrophie, devient sèche, se fragilise, se défend moins bien, ce qui entraîne volontiers des mycoses à répétition.
La sécheresse vaginale, les démangeaisons, les brûlures... ont des

conséquences non négligeables : elles sont responsables de douleurs lors des rapports, ce qui amène la femme à les éviter..., des conflits dans le couple peuvent alors se manifester.

La durée nécessaire à la lubrification vaginale, en moyenne de quinze à vingt secondes vers vingt ans, s'allonge et se situe entre une à deux minutes vers cinquante ans.

• **Au niveau de l'utérus :** il diminue de volume évoluant vers l'atrophie, ce qui permet parfois de faire disparaître un fibrome, mais il peut également moins bien se défendre et devenir le siège d'infections multiples. Le prolapsus ou «descente d'organe» (vessie, rectum, utérus) n'est pas créé par la ménopause mais favorisé par les accouchements qui ont distendu les muscles du périnée. Il existe en outre au niveau du col vésical des récepteurs à l'estradiol qui jouent un rôle essentiel sur la fermeture du sphincter urétral (voir «*Lexique*») : il est donc tout à fait possible et habituel qu'un prolapsus bien toléré jusque-là s'aggrave brutalement à la ménopause. Une femme sur deux présente au moins une fuite par jour, une femme sur quatre est incontinente en permanence, les trois quarts des cas guérissent par une rééducation périnéale.

• **Au niveau de la vessie :** l'amincissement de sa muqueuse peut se manifester par une gêne urinaire, des brûlures, des envies impérieuses et fréquentes d'uriner sans véritable cystite, des spasmes, des douleurs ou des infections vaginales ou urinaires.

Une sexualité active et épanouie reste le meilleur traitement préventif de l'atrophie des organes génitaux, problème de vieillissement général et pas seulement local. Un arrêt provisoire des activités sexuelles, lié à une séparation ou un décès, entraîne ou aggrave les symptômes et peut d'ailleurs rendre leur reprise ultérieure délicate.

Problèmes de voix

Ces troubles touchent une femme sur cinq, d'après des études effectuées parmi des professionnelles du chant. Le déséquilibre hormonal est responsable d'une déshydratation, d'une diminution de souplesse des vaisseaux et d'une rigidité musculaire : une diminution du tonus, de la souplesse de l'épithélium et du muscle strié est retrouvée au niveau des cordes vocales. Il est également signalé une diminution de l'intensité, une fatigue vocale, un registre pincé, une baisse de la fréquence avec perte des harmoniques, un dessèchement des cordes vocales. Ces notions sont parfaitement connues des cantatrices qui choisissent volontiers un traitement hormonal pour garder leur voix.

LES SYMPTÔMES CONTEMPORAINS, PEU OU NON SPÉCIFIQUES DE LA MÉNOPAUSE

Les femmes se plaignent souvent au début de la ménopause de troubles de l'humeur (anxiété, déprime ou état dépressif, difficultés de concentration, fatigue, insomnie, irritabilité, problèmes de mémoire, vertiges...) ou de problèmes de poids ou de silhouette, mais également de crampes, de maux de tête ou de douleurs diverses (arthralgies, dorsalgies, tendinites...), de palpitations. Tous ces symptômes ou troubles, même s'ils sont fréquemment décrits à cette période et rapportés par les femmes à leur ménopause, tendent à être considérés comme peu ou non spécifiques, mais en rapport avec de nombreuses causes diverses et variées... dont l'arrêt des règles.

TROUBLES NERVEUX

Angoisse, déprime, dépression, fatigue, insomnie, irritabilité, stress, vulnérabilité..., ces troubles nerveux sont très fréquents puisqu'une personne sur cinq en souffre à un moment donné de sa vie et quatre femmes sur dix au début de la ménopause. La femme craque d'ailleurs plus facilement que l'homme, fait trois fois plus souvent de dépressions, consomme globalement plus de tranquillisants, d'antidépresseurs ou d'hypnotiques. Pour de nombreux médecins et gynécologues, les troubles nerveux qui apparaissent pourtant volontiers à la ménopause ne seraient pas uniquement liés à la diminution des sécrétions hormonales. La ménopause survient en effet à une étape de la vie où les changements et/ou les bouleversements autres qu'hormonaux sont multiples, ce qui met en jeu les capacités d'adaptation et le vécu de chacune. De multiples facteurs s'intriquent de façon complexe : état physique ou psychologique antérieur, personnalité de chaque femme et signification qu'elle attribue à la ménopause, antécédents personnels, contexte familial, social, professionnel..., attitude de l'entourage... La mauvaise santé physique, un statut difficile (divorcée, veuve), l'existence de nombreux stress extérieurs, des antécédents de dépression postnatale, l'existence d'un syndrome prémenstruel marqué... sont des facteurs de vulnérabilité.

De nombreuses raisons d'être mal

La ménopause est un révélateur, une période propice au bilan des expériences passées et des perspectives futures. Elle est souvent à l'origine d'une prise de conscience, elle est parfois le point de départ d'un (désir de) changement, ce qui peut être source d'angoisses ou de peurs : «Suis-je satisfaite de ma vie ?» « Vais-je continuer dans la même voie ?» «Comment dois-je à présent organiser mon existence, mon travail, mes loisirs, ma vie familiale... ?», ce qui revient à se demander : «Qui suis-je ?» «Où vais-je ?» «Quel est mon rôle ?», ce qui amène à deux interrogations quasi philosophiques : «Quel est le sens de ma vie ?» et «Qu'est-ce qu'une femme de cinquante ans ?»

Selon que les réponses à ces questions essentielles sont valorisantes ou non, la façon dont la femme va appréhender cette période sera différente : celles qui sont actives, avec un projet, bien entourées... ont des chances de la vivre mieux que les femmes isolées socialement et/ou affectivement et qui s'ennuient. Il convient de bien distinguer, et ce n'est pas toujours facile, ce qui relève de la ménopause, de la cinquantaine, ou de la vie : la femme, à ce moment-là, a de fortes chances de vivre la maladie ou le décès de ses parents, le départ des enfants, une séparation... Une prise de poids, des modifications de la silhouette, un avenir ou des réalisations professionnelles incertaines... peuvent intervenir pour accuser les sentiments d'injustice ou de dévalorisation et ainsi déclencher ou entretenir les troubles nerveux : certaines femmes admettent mal qu'elles ne puissent plus avoir d'enfants... même si elles n'en souhaitaient plus ! Si à ce mal-être latent ou patent s'ajoutent les troubles climatériques, les conditions sont vite réunies pour basculer dans la déprime ou les troubles nerveux.

Les signes nerveux et psychiques

Ils sont multiples et variés, nous l'avons dit, n'ont rien de caractéristique puisqu'ils peuvent volontiers apparaître ici ou en dehors de cette période difficile, à tout âge et dans les deux sexes. Certaines femmes les découvrent avec la périménopause, d'autres au moment de la ménopause. Pour celles qui en souffraient déjà, des symptômes tels que la fatigue, la déprime, la dépréciation de soi, les compulsions alimentaires... vont s'installer, s'aggraver et devenir handicapants voire intolérables. Une grande fatigue physique ou morale peut apparaître de façon brutale ou insidieuse, ou au

contraire une hyperactivité avec, souvent, un retour sur des occupations passées peut s'observer et s'accompagner d'une agitation verbale ou d'un «activisme» social, artistique, politique, religieux... Dans certains cas, une déprime ou un état dépressif se manifestent avec une perte d'envies, une grande tristesse, une apathie et un repli sur soi. Un désintérêt pour l'alimentation peut laisser la place à une boulimie en général ou pour certains aliments, une attirance pour l'alcool peut aussi se démasquer ou s'intensifier. Des troubles sexuels peuvent apparaître avec une absence totale de désir, ou à l'inverse son exacerbation pathologique (érotomanie, nymphomanie...). Une jalousie maladive vis-à-vis du mari, de la bru, ou d'aventures passées peut elle aussi brutalement voir le jour et venir gâcher la vie de la patiente et de l'entourage.
Les premiers signes d'alerte, même discrets, doivent attirer l'attention : troubles du sommeil, fatigue dès le réveil, non améliorée par le repos, sensation de ralentissement intellectuel avec difficultés de concentration ou dans la prise de décision, troubles de mémoire... Tous ces signes, surtout s'ils sont récents, peuvent traduire une bascule vers la dépression.

Etats d'angoisse

Ils sont fréquents puisqu'ils touchent un Français sur cinq. L'anxiété (le terme provient du latin «angustia» qui signifie resserrement) est le sentiment d'inquiétude éprouvé devant un danger qui peut être approximativement défini. L'angoisse ne reconnaît pas de cause précise, survient n'importe quand, entraîne des symptômes fort désagréables pouvant prendre toutes les formes intermédiaires entre la vague sensation de mal-être et des crises de panique aiguë : elle associe souvent une boule à la gorge ou au ventre, une impression d'étouffement, des tremblements, des palpitations, des vertiges, des sueurs...

Particularités des états d'angoisse chez la femme ménopausée

Ils peuvent apparaître chez des femmes qui souffraient auparavant d'un syndrome prémenstruel et connaissent donc bien ces manifestations intermittentes de mal-être. Mais ils peuvent également accompagner le début de la ménopause chez des femmes qui n'en avaient jamais véritablement souffert. Ils demandent à être traités rapidement car ils sont très inconfortables.

Déprime et dépression

Affection très fréquente qui touche en France cinq millions de personnes dont deux tiers de femmes. Le diagnostic est évident dans les formes sévères avec désir de mourir, mais dans la plupart des cas heureusement moins graves, les symptômes peuvent se confondre avec les états d'angoisse ou la spasmophilie. Certains signes doivent attirer l'attention : les problèmes de concentration, les troubles du comportement (entre tristesse et hyperactivité, apathie et grande exaltation...), les troubles du sommeil ou surtout une insomnie d'endormissement, les difficultés pour assumer le quotidien et appréhender l'avenir, une fatigabilité tenace non améliorée par le repos, une diminution de la libido ou une aversion totale pour la sexualité... Mais la maladie est parfois si insidieuse qu'elle échappe au malade, à l'entourage et au corps médical dans des proportions importantes puisque le tiers environ des patients ne consulte pas.
La dépression nécessite pourtant une certaine vigilance car elle est une maladie grave, responsable de 120 000 tentatives de suicide par an, dont dix pour cent réussissent, soit 12 000 décès. Notons enfin qu'elle rechute malheureusement dans 50 à 80 % des cas.

Quelques points importants : la dépression touche dix pour cent de la population, deux femmes pour un homme (lui est plus souvent délinquant ou alcoolique). Elle survient surtout vers cinquante ans chez les hommes, un peu plus tôt chez les femmes. Elle atteint les divorcé(e)s plus souvent que les personnes mariées, les veufs plus souvent que les veuves. Les femmes prennent deux fois plus de psychotropes que les hommes, tentent trois fois plus souvent le suicide.
Facteurs déclenchants de la dépression : perte d'un être cher, d'un travail, d'objets (cambriolage)..., conflits familiaux, personnels, professionnels, sociaux..., isolement social, maladie grave, traitement médicamenteux (amaigrissant), suites de couches (la dépression après un accouchement est bien connue), ménopause...
Facteurs prédisposants de la dépression : antécédents familiaux (++), personnalité fragile...

Particularités de la dépression chez la femme ménopausée

La dépression peut se traduire par une démotivation, de la mélancolie, une simple morosité ou une impression dramatique d'inuti-

lité. Celles qui ont toujours été fragiles psychologiquement le sont encore plus, celles qui ne connaissaient pas cet état vont découvrir un cortège de symptômes plus ou moins invalidants, qui n'améliorent ni les relations avec soi-même ni avec les autres. Une femme sur cinq en périménopause, une sur trois en ménopause avérée souffrent de dépression.
Le T.H.S., contrairement à une idée longtemps et largement répandue, n'a pas un intérêt déterminant contre la dépression des femmes ménopausées car les autres causes sont nombreuses et prédominantes : l'âge et un statut socio-économique précaire augmentent en particulier la probabilité de développer cette maladie.

Fatigue

Elle se définit comme un manque anormal d'énergie rendant difficile le moindre effort physique ou intellectuel. Elle est souvent décrite de façon vague, imprécise, englobant aussi bien des manifestations d'anxiété, des difficultés de concentration, des troubles du caractère... que des problèmes de sommeil. Elle accompagne un certain nombre d'affections qu'il convient bien sûr d'éliminer (hépatite, mononucléose infectieuse...) mais elle est souvent d'origine psychique. Elle est présente, plus ou moins intense, chez deux tiers des femmes, mais la ménopause est souvent responsable d'une fatigue très importante, qui n'a rien à voir avec une simple lassitude.

Particularités de la fatigue chez la femme ménopausée

Les femmes ménopausées se plaignent volontiers d'être exténuées, incapables du moindre effort : elles présentent une perte de tonus, ont moins d'envies, ont du mal à effectuer des tâches simples réalisées jusque-là sans aucun problème, elles sont sans ressort, comme cassées de l'intérieur, elles refusent d'entreprendre quoi que ce soit, se marginalisent, s'isolent. Cette fatigue semble physique mais s'accompagne de signes psychiques (trous de mémoire, erreurs de jugement) qui peuvent parfois faire craindre à l'entourage un début de maladie d'Alzheimer. La carence en œstrogènes est responsable de cette fatigue en apparence inexplicable, les hormones ou les substances d'action apparentée (œstrogène-like) jouent en effet un rôle antifatigue indiscutable sur le cerveau.

Troubles du sommeil

Ils se traduisent par une diminution de la durée ou de la qualité du sommeil et le retentissement entraîné sur l'activité de la journée suivante. L'**insomnie**, forme extrême des troubles du sommeil, est très répandue puisque la moindre contrariété personnelle ou professionnelle, le stress le plus minime, l'angoisse ou la déprime, ont immédiatement des répercussions sur la façon de dormir. Cette fonction, en fait extrêmement fragile, est perturbée chez un Français sur quatre, le plus souvent d'ailleurs une femme. Deux tiers d'entre elles se plaignent plus ou moins de troubles du sommeil, seuls ou associés à d'autres problèmes nerveux.

Le sommeil est organisé chez l'adulte en trois, quatre ou cinq boucles successives d'environ une heure trois quarts, de moins en moins profondes et récupératrices au fur et à mesure que la nuit avance. Les deux premiers cycles reposent beaucoup mieux que les deux suivants, un réveil brutal par le téléphone alors que vous venez de vous endormir est beaucoup plus mal vécu qu'un appel en fin de cycle. Les personnels de garde ou les navigateurs solitaires savent qu'il est possible de tenir en dormant peu, mais en obéissant à des règles très précises liées à nos rythmes. Nous sommes toutefois tous très inégaux devant le besoin de sommeil et les facultés de récupération.

Particularités des troubles du sommeil chez la femme ménopausée

Des nuits entières, parfois rythmées par les bouffées de chaleur, passées à méditer sur la vieillesse, la maladie, le conjoint, les enfants, le sens de la vie... entretiennent ou aggravent la fatigue et la déprime dans une espèce de cercle vicieux. Certaines vont trouver l'apaisement dans le réfrigérateur et infléchir leur courbe de poids, nous y venons.

Prise de poids

De nombreux événements de la vie des femmes, et tout particulièrement la périménopause et la ménopause, les exposent à des problèmes de poids sans qu'aucune explication scientifique ait pu être donnée à ce phénomène. Les femmes se mettent parfois à grossir à ce moment-là sans modifier radicalement leur façon de s'alimenter. Des perturbations du métabolisme des graisses ont été évoquées et pourraient être responsables de cette prise de poids inopinée et très mal acceptée, d'autant qu'elle accompagne d'autres symptômes déjà plus ou moins gênants.

L'adolescence, la grossesse, la période prémenstruelle... sont également des périodes propices à la rétention d'eau ou à une prise de poids. Les contraceptifs oraux augmenteraient l'appétit, favoriseraient les œdèmes, stimuleraient le développement de la masse grasse au détriment de la masse maigre.

Poids et périménopause

Cette période place les femmes en vulnérabilité pondérale où tout peut basculer. Alors que la période prémenstruelle laisse souvent s'installer un excédent très provisoire d'un demi- à deux kilos, celui-ci tend à devenir plus définitif durant la périménopause. Tout se passe comme si l'organisme devenait plus économe, freinait sa dépense calorique, ce qui hisserait la courbe de poids... vers un palier supérieur.
Deux questions se posent alors fréquemment : cette prise de poids est-elle liée à une évolution normale dont témoigne la modification habituelle de la silhouette avec l'âge ? Les progestatifs souvent prescrits à cette période sont-ils responsables de cet excédent de poids ? Les femmes mettent volontiers en cause les hormones, qui interviennent à notre sens au moins partiellement... bien que les gynécologues s'en défendent ou minimisent leur interaction.

Poids et ménopause

A partir de quarante-cinq ans, les femmes se plaignent volontiers d'une prise de poids de quelques kilos qui a pourtant démarré beaucoup plus tôt : une étude datant de 1993 montre en effet qu'entre vingt et cinquante ans, le gain moyen est linéaire et d'environ une dizaine de kilos. La cinquantaine ne constitue pas véritablement la période d'entrée dans le surpoids, mais elle est le moment privilégié de la prise de conscience et du refus. Si un traitement hormonal a été institué, il est bien entendu incriminé et possiblement responsable, mais plusieurs autres facteurs interviennent et concourent à cette prise de poids souvent difficilement évitable :

- la réduction des dépenses énergétiques : non seulement le métabolisme de base tend à fonctionner au ralenti avec l'âge, mais l'attrait pour les activités sportives s'émousse,
- les troubles fonctionnels peuvent gêner la pratique d'un sport, alors que l'appétit est conservé,
- la carence hormonale induit de nombreux troubles vasomoteurs et nerveux (bouffées de chaleur, fatigue, insomnie, nervosité...), et parfois des modifications du comportement alimentaire : les compulsions de compensation sont fréquentes, la déprime entretient le cercle vicieux du poids (recours à l'alimentation et en particulier au sucré pour se consoler, libération de sérotonine, le surpoids venant à son tour aggraver la dépression),
- la disparition de la sécrétion des œstrogènes favorise une enzyme, la lipoprotéine-lipase abdominale qui accumule la graisse sur le ventre comme chez les messieurs : le «bide» remplace la culotte de cheval. Les œstrogènes sont décidément redoutables pour l'esthétique féminine : présents, ils favorisent la cellulite, absents, ils fixent la graisse abdominale.

Les hormones peuvent enrayer la prise de poids, tout comme elles peuvent l'aggraver : les discussions continuent sur leur responsabilité éventuelle, réelle, partielle ou totale.

Les prises de poids imagées dites en poire et en pomme : la première, caractéristique d'une répartition féminine (de type gynoïde), est désespérante mais occasionne uniquement des inconvénients esthétiques. La seconde, ventre en avant, habituellement plutôt masculine (de type androïde), est par contre responsable d'une surmortalité cardio-vasculaire.

Poids et hormones

Elles ont tendance à influencer le poids tout au long de la vie, mais aussi en fonction des périodes du cycle menstruel : le poids subit en effet en permanence l'influence des hormones, en supporte les conséquences indépendamment des apports alimentaires. De nombreuses femmes, pourtant très attentives à leur alimentation, n'arrivent plus à contrôler un excédent de graisse ou d'eau puisque leur répartition est sous la dépendance des hormones sexuelles : les œstrogènes provoquent l'augmentation de la masse graisseuse, des muscles et de la rétention d'eau, la progestérone stimule l'accumulation des graisses et favorise une certaine rétention d'eau.

La prise de masse graisseuse entraîne une modification des formes et peut même augmenter le volume des seins. La rétention d'eau entraîne surtout des œdèmes (doigts, chevilles, pieds...), et aussi la dilatation des veines. Les hormones mâles en excès diminuent par contre la masse graisseuse, augmentent la masse musculaire, mais favorisent légèrement une rétention d'eau. Les hormones thyroïdiennes, insuffisantes ou en excès, provoquent suivant les cas une augmentation de la masse grasse et de la rétention d'eau ou au contraire leur diminution.
Même s'il est impossible d'affirmer que la prise de poids est directement liée au traitement hormonal, il semble qu'un rééquilibrage hormonal soit une condition nécessaire mais probablement insuffisante au maintien ou à la réduction de poids.

Poids et problèmes cardio-vasculaires

Il existe un rapport direct entre le surpoids et l'âge de survenue d'une maladie cardio-vasculaire : les personnes de poids normal présentent les premiers symptômes autour de 64 ans, les personnes en surpoids en sont victimes autour de 61 ans, les obèses autour de 57 ans. Il existe également un lien entre le poids et l'espérance de vie : celle-ci se situe en moyenne autour de 78 ans pour un patient de constitution normale, mais descend autour de 77 ans s'il est en surpoids, autour de 74 ans s'il est obèse. L'obésité est une maladie à part entière mais elle intervient également sur les autres facteurs de risque : les probabilités d'une hypertension, d'un diabète, d'une hypercholestérolémie... sont ainsi plus beaucoup plus élevées chez les patientes en surpoids ou déjà obèses.
Il nous semble réducteur d'envisager la réduction du risque cardio-vasculaire en conseillant ou en prescrivant simplement des hormones : la lutte contre l'excès de surpoids et les autres facteurs de risques, une alimentation bien choisie (crétoise ou antioxydante) sont des éléments autrement plus décisifs.

Mal de tête, migraine

Handicap individuel extraordinairement pénible, véritable fléau social malgré les progrès de la médecine, le mal de tête préoccupe l'humanité depuis les périodes les plus anciennes, le passage de la condition de quadrupède à celle de bipède étant un des facteurs déterminants de son apparition. Rattaché à une punition divine dans l'Antiquité, dû à l'accumulation de «mauvaises humeurs» au Moyen Age, déclenché ou entretenu par des causes essentiellement psychologiques au début de ce siècle, il distille peu à peu ses secrets, trouve progressivement des solutions, dont aucune n'est malheureusement pour le moment miraculeuse.

Le **mal de tête** et sa forme la plus singulière, la **migraine**, représente un motif de consultation extrêmement fréquent puisqu'il affecte au total près du tiers de la population, et qu'il est possible d'estimer à six millions de personnes en France le nombre des migraineux (dont deux tiers sont des femmes). La migraine est une affection particulière, aux aspects multiples, souvent pénible, parfois invalidante, presque toujours difficile à traiter. Cette maladie, à présent mieux connue, est prise plus au sérieux par le corps médical, bien que tous les examens prescrits restent habituellement normaux, et que sa cause véritable nous échappe encore.

Les multiples facteurs de déclenchement de la crise sont eux, par contre, mieux connus, certains peuvent ainsi être prévenus ou évités : une émotion forte, une modification brutale du rythme de vie (fatigue, nuit de veille...), la consommation de certains aliments ou d'alcool, le saut d'un repas, une hypersollicitation sensorielle (bruit ou projecteurs lors d'un concert), une activité physique intense, le passage rapide du chaud au froid (sauna puis douche glacée par exemple)...

Comment porter le diagnostic de migraine ?

L'interrogatoire est essentiel et donne à lui seul le diagnostic, il faut :

- que la douleur se situe d'un seul côté de la tête (hémicranie).
- que la douleur soit battante, puisqu'elle possède une composante vasculaire.
- que la douleur survienne par crises, entre lesquelles ne persiste aucun symptôme.
- que la douleur soit accompagnée de signes digestifs, neurologiques (et/ou de troubles de l'humeur) ou ophtalmiques qui permettent de distinguer les trois variétés principales.
- que soient retrouvés des antécédents familiaux.

Cycle menstruel, hormones et migraine

Il existe manifestement un lien entre hormones et migraine mais les nombreux travaux sur ce sujet apportent pour le moment des conclusions bien contradictoires :

• la migraine démarre souvent avec la puberté,

• elle marque une recrudescence au moment des règles ou de l'ovulation, où elle s'associe parfois à une prise de poids, un gonflement, des douleurs des seins, de la nervosité... s'intégrant alors au syndrome prémenstruel,

• l'influence de la pilule contraceptive reste controversée : elle devrait théoriquement la soulager... ce qui n'est pas toujours le cas,

• elle disparaît pendant la grossesse pour réapparaître rapidement après l'accouchement,

• elle a une évolution plus variable à la ménopause, disparaissant trois fois sur quatre, mais pouvant persister voire s'aggraver,

• le T.H.S. donne des résultats très inconstants sur la migraine,

• l'ablation chirurgicale des ovaires ne la supprime pas toujours,

• elle continue d'atteindre cinq femmes pour deux hommes après soixante-dix ans.

Particularités des maux de tête chez la femme ménopausée

Les douleurs, de causes diverses d'ailleurs, sont très fréquentes et démoralisantes pour les femmes : celles-ci les interprètent comme un signe supplémentaire de vieillissement, ce qui entretient ou aggrave leur déprime ou leur morosité, qui à leur tour renforcent les symptômes. Les douleurs siègent bien entendu au niveau de la tête mais irradient volontiers vers la nuque et les trapèzes, où elles entraînent d'intenses contractures musculaires, régulièrement calmées par la simple prescription de magnésium et de quelques sédatifs légers à base de plantes.

Douleurs rhumatismales

Les femmes parlent volontiers de rhumatismes qui est un terme trop vague. Le diagnostic demande à être précisé car le traitement et les résultats escomptés ou obtenus en découlent. Les douleurs de la cinquantaine reconnaissent des causes diverses et ne sont aucunement spécifiques :

- l'arthrose est un phénomène indépendant de la carence hormo-

nale, lié à une usure ou à une altération du cartilage tapissant les os et les articulations,
- les rhumatismes inflammatoires, même s'ils surviennent souvent à cet âge, ne sont pas non plus l'apanage de cette période et de la carence hormonale,
- les manifestations d'arthrite responsables de douleurs, de nodules, de déformations, de raideurs des articulations sont très fréquentes, mais dans les deux sexes,
- les tendinites s'observent à tous les âges, plus souvent chez les sportives mais pas exclusivement,
- même l'ostéoporose dont nous parlons par ailleurs n'est pas tout à fait spécifique.

> *L'**arthrose** débute souvent bien avant la ménopause, atteint aussi bien l'homme que la femme, n'est pas plus aggravée par la carence hormonale qu'améliorée par le T.H.S.*

Particularités des douleurs chez la femme ménopausée

Elles sont très fréquentes et démoralisantes pour les femmes qui les interprètent comme un signe supplémentaire de vieillissement, ce qui déclenche, entretient ou aggrave les troubles nerveux (déprime, morosité), qui à leur tour augmentent les douleurs. Elles peuvent siéger partout et toucher toutes les articulations (cou, épaules, doigts, colonne vertébrale, genoux...). L'aggravation de toutes ces douleurs à la ménopause est peut-être en rapport avec l'arrêt des œstrogènes qui, grâce à une structure chimique proche des stéroïdes, possèdent une petite activité anti-inflammatoire. S'il existe de surcroît une carence en magnésium, le calcium a tendance à se déposer aux points d'insertion des tendons, des tissus périarticulaires, des articulations... entraînant alors arthrite, bursite, tendinite. Les conseils alimentaires (voir chapitre «*Hygiène de vie*») revêtent par conséquent une importance primordiale.

Problèmes veineux

Ils touchent le quart de la population, quatre femmes pour un homme, d'âge le plus souvent compris entre 35 et 50 ans. Ils sont liés à un facteur inéluctable, l'hérédité, impossible pour le moment à contrôler, et à différents facteurs prédisposants ou aggravants sur lesquels il est par contre non seulement possible mais indispensable d'agir. Les problèmes veineux entraînent des symptômes variés tels des lourdeurs, des gonflements, des tensions désagréables, des douleurs, des impatiences, des brûlures, des fourmillements... dans les jambes, aggravés habituellement en fin de journée et par la chaleur.

Les causes les plus fréquentes sont : le travail en position assise ou debout prolongée, le chauffage par le sol, l'exposition au soleil ou à la chaleur, le nombre des grossesses, les facteurs hormonaux (prise de la pilule), l'obésité, une alimentation trop épicée, mal équilibrée..., bien arrosée d'alcool, le tabac...

Un examen clinique minutieux, complété des explorations hémodynamiques (Doppler, échographie...), permet de porter un diagnostic précis, de choisir le traitement le plus adapté, d'assurer une surveillance dans les meilleures conditions.

Particularités des problèmes veineux chez la femme ménopausée

Plus d'une femme sur deux souffre de troubles de la circulation durant sa vie, une sur trois se traite ou a été traitée. Les femmes font très vite l'expérience de l'influence des hormones sur leur état veineux : la congestion, caractéristique du syndrome prémenstruel, l'aggravation des varices pendant la grossesse, la décompensation des troubles lors de la ménopause. Le risque veineux est un des éléments dont il est impératif de tenir compte lorsque est envisagée une prise en charge hormonale de la ménopause, nous y revenons ci-après.

LES DEUX COMPLICATIONS PLUS TARDIVES DE LA MÉNOPAUSE

S'il est confortable pour la femme de lui supprimer les symptômes immédiats ou différés liés à l'arrêt de la sécrétion hormonale, il est essentiel de vouloir lui éviter deux groupes de complications dont les effets ne sont objectivables que beaucoup plus tard, les **maladies cardio-vasculaires** et l'**ostéoporose**. Si la preuve semble faite que le T.H.S. prévient la seconde, il n'existe pas de certitude absolue concernant la première ; nous profiterons de ce chapitre pour faire le point sur les données scientifiques les plus récentes. Nous parlerons également du cerveau puisque a été avancé récemment mais non confirmé le rôle éventuellement «protecteur» du traitement hormonal sur la maladie d'Alzheimer.

MALADIES CARDIO-VASCULAIRES

Elles constituent en France la première cause de mortalité, loin devant le cancer, et représentent plus du tiers de l'ensemble des décès (36,4 % contre 24,2 %). Ceux-ci se décomposent de la façon suivante : vingt pour cent sont liés au cœur, douze pour cent sont des accidents vasculaires cérébraux, quatre pour cent sont des complications d'une artérite des membres inférieurs. Près de 160 000 personnes sont hospitalisées chaque année pour des symptômes d'insuffisance coronaire aiguë, le nombre annuel d'infarctus du myocarde se situe à 120 000 cas par an, dont près de la moitié chez des moins de 65 ans. Ces chiffres doivent tempérer la célèbre formule de «paradoxe français» (*French paradox*), énoncée en 1992 par un Américain (Lewis Perdue) envieux et étonné de découvrir que notre mortalité cardio-vasculaire était une des plus faibles des pays occidentaux, alors que nous sommes le pays de la bonne chère et que nos chiffres de cholestérol ne sont pas spécialement parmi les plus bas d'Europe. Avant d'aborder le problème plus spécifique du risque cardio-vasculaire en gynécologie, il nous paraît indispensable de vous apporter une mise au point actualisée sur ces affections et les progrès récents (en particulier les recommandations alimentaires), apparus dans leur prise en charge.

Le point sur les affections cardio-vasculaires

Le système cardio-vasculaire

Le cœur peut être assimilé à une pompe, les artères et les veines à des tuyaux qui respectivement envoient un sang oxygéné vers les organes et ramènent un sang chargé de déchets vers le cœur. Cette association de l'organe cœur et des vaisseaux constitue le système cardio-vasculaire, chargé de la circulation sanguine : celle-ci est d'autant plus facile et impose moins d'efforts au cœur que le transport s'effectue sans résistances au travers de vaisseaux souples et lisses. L'ennemi principal de ce système est représenté par des dépôts de cholestérol sur la paroi des vaisseaux : ce durcissement des artères et la diminution de leur calibre entraînent une force de résistance qui incite le cœur à produire beaucoup plus d'efforts, et à se fatiguer ainsi plus vite. La pression artérielle monte, le ventricule gauche du cœur augmente de volume et s'épuise lentement en tentant de chasser suffisamment de sang vers les artères. Les risques d'insuffisance cardiaque, d'infarctus ou d'accident vasculaire cérébral (l'ancienne congestion) deviennent de plus en plus importants, parfois sans aucun signe d'alarme : la maladie cardio-vasculaire est régulièrement assimilée à un «tueur silencieux».

Les facteurs de risques cardio-vasculaires : une possibilité de dépistage et de prévention

Il s'agit là d'une notion extrêmement importante qui permet d'envisager une action très efficace. Les facteurs de risques peuvent se définir comme des éléments prédictifs forts qui interviennent indiscutablement sur la fréquence de survenue de la maladie cardiaque. Ils sont à présent parfaitement identifiés et peuvent être classés de la manière suivante :

Facteurs personnels

Ce sont : l'âge, le sexe, les antécédents personnels et familiaux.

- L'**âge** moyen de la vie constitue la période où les accidents strictement cardiaques sont les plus nombreux et les plus graves, alors que les accidents purement vasculaires se produisent surtout après soixante-dix ans. A l'âge de 40 ans, la maladie coronaire touche six hommes pour une femme ; à partir de 50 ans, ce rapport tend à diminuer mais ne s'égalise pas. Les femmes font davantage de crises d'angine de poitrine mais moins souvent un infarctus : plus de

55 ans chez l'homme, plus de 65 ans chez la femme sont des périodes à risques ou critiques.

• Les **hommes** sont victimes beaucoup plus souvent que les femmes de problèmes cardio-vasculaires, probablement parce qu'ils ne bénéficient pas de l'action protectrice des hormones. Deux autres raisons ont été avancées pour expliquer cette différence, mais n'ont pour le moment pas reçu de confirmation :

- les femmes, pour des préoccupations essentiellement esthétiques, font des régimes très régulièrement, ce qui pourrait expliquer leur longévité supérieure d'environ sept ans à celle des hommes : les preuves sont à présent suffisamment nombreuses et concluantes sur le fait que moins on mange, moins on risque des accidents cardio-vasculaires, et plus on vit longtemps,
- les femmes qui ont des règles éliminent périodiquement à la fois du sang et du fer : cette saignée régulière pourrait leur être tout à fait bénéfique.

Il est bon de constater que de vaseuses considérations pseudo-psychologiques du type «elles ne font pas de travaux de force», «elles sont moins stressées», «elles ont moins de responsabilités»... soient battues en brèche par des explications physiologiques et scientifiques toutes simples.

• Les **antécédents** cardio-vasculaires **personnels et familiaux** sont des éléments essentiels pour le médecin : un accident cardio-vasculaire avant 45 ans chez un des parents ou les frères et sœurs incite à proposer des mesures préventives ou thérapeutiques plus attentives et énergiques.

Mais ces différents facteurs, qui ne sont ni sous le contrôle des médecins, ni sous celui des patients, **ne peuvent pas être corrigés**, ce qui n'est pas le cas de ceux qui suivent.

Facteurs physiques et liés au mode de vie

Ce sont : l'hypercholestérolémie avec H.D.L. bas, l'hypertension artérielle, le diabète, l'obésité, les habitudes alimentaires, le tabagisme, la sédentarité, l'agrégation plaquettaire, l'hyperhomocystéinémie, le stress.

• 17 % des Français, soit plus de cinq millions de personnes, ont une hypercholestérolémie supérieure à 2,5 grammes par litre. Les données ne manquaient pas pour penser que **l'hypercholestérolémie** était un facteur de risque vasculaire majeur, mais il a fallu attendre 1994 pour pouvoir l'affirmer formellement grâce à une étude scandinave. Le dosage sanguin du cholestérol total n'est pas suffisant et doit absolument être complété par les fractions du bon (H.D.L.) et du mauvais cholestérol (L.D.L.) qui conditionnent respectivement la protection, le risque et par conséquent le pronostic. La tendance actuelle est d'ailleurs de surestimer son importance, sans toujours tenir suffisamment compte des autres facteurs de risque associés. L'hypercholestérolémie n'entraîne la plupart du temps aucun trouble gênant pour le patient, qui bien souvent ne sait même pas que ses chiffres sont élevés. La prise en charge nécessite par conséquent des explications précises et convaincantes pour un objectif et un bénéfice en apparence lointains et flous.

• **L'hypertension artérielle,** qui touche sept à huit millions de personnes en France, traduit une pression trop grande dans les vaisseaux, ce qui occasionne un surcroît de travail pour le cœur. Elle augmente considérablement le risque cardio-vasculaire puisqu'elle multiplie par deux la fréquence des infarctus du myocarde et par trois celle des accidents vasculaires cérébraux par rapport à une population dont la tension artérielle est normale. Elle est définie par deux chiffres : le premier dit «systolique» ne doit pas dépasser 140 mm de mercure, le second dit «diastolique» ne doit pas être supérieur à 90 mm de mercure, ceci au repos, depuis au moins trois minutes.

En dehors de quelques maux de tête à type de battements, qui classiquement réveillent en fin de nuit et amènent par conséquent rapidement à consulter, elle est bien souvent découverte presque par hasard lors d'un contrôle de santé systématique, alors qu'elle peut déjà avoir occasionné des lésions vasculaires à bas bruit depuis plusieurs années. C'est seulement devant des chiffres constatés régulièrement élevés qu'est prise la décision d'un traitement : celle-ci doit être bien pesée puisqu'elle engage habituellement le patient pour de longues années.

> *Les œstrogènes de synthèse et la pilule peuvent induire une augmentation de la tension artérielle, ce que ne feraient pas les œstrogènes naturels.*

• Le **diabète**, qui touche deux millions de personnes en France, est un très important facteur de risque cardio-vasculaire car le sucre en excès génère des lésions des vaisseaux en les «caramélisant». Il doit impérativement être traité.

• L'**obésité** diminue de sept ans l'espérance de vie en obligeant le cœur à des efforts plus importants et répétés, et en influençant parfois les autres facteurs de risques (diabète, hypercholestérolémie, hypertension artérielle...). Une diminution de poids de dix pour cent chez les personnes âgées de 35 à 55 ans entraîne une diminution du risque cardio-vasculaire de vingt pour cent. A l'inverse, un accroissement de dix pour cent du poids est responsable d'une augmentation de trente pour cent du risque. Ces chiffres confirment la gravité de la surcharge pondérale dans la survenue et le pronostic des affections cardio-vasculaires et permettent d'insister sur la nécessité d'une mise en œuvre impérative pour la réduire ou la normaliser.
Toutes les femmes ne grossissent pas à la ménopause mais elles prennent en moyenne trois à quatre kilos les trois premières années, qu'elles soient ou non sous hormones. Cette prise de poids s'accompagne d'une modification de la répartition des graisses qui devient androïde, portant plus sur le ventre que sur les hanches.

• Les **habitudes alimentaires** : l'alimentation (voir chapitre «*Hygiène de vie*») intervient, on le sait à présent, de façon décisive dans la prévention des maladies cardio-vasculaires.

• Le **tabagisme** est un des facteurs de risques les plus importants puisque dix cigarettes par jour augmentent le risque de décès cardio-vasculaire de cinquante pour cent alors que vingt cigarettes par jour le doublent. Une formule très parlante est apparue récemment : «Les femmes qui fument comme les hommes meurent comme les hommes qui fument», ce qui revient à dire qu'elles perdent par le tabac l'avantage, lié au sexe, qu'elles possédaient initialement. Attention en outre à son association avec les hormones (pilule), surtout s'il existe un autre facteur de risque associé. Notons enfin que les fumeuses sont ménopausées plus tôt que les non-fumeuses (dix-huit à vingt-quatre mois), qu'elles suivent en règle générale moins bien le traitement prescrit, ce qui complique encore l'interprétation des résultats.

• Toutes les études confirment qu'une **activité physique modérée** (voir chapitre «*Hygiène de vie*») réduit le risque cardio-vasculaire.

• L'**agrégation plaquettaire** est un phénomène physiologique d'accolement des plaquettes du sang entre elles, destiné par exemple à prévenir l'hémorragie lors d'une plaie. Une mauvaise alimentation trop riche en acides gras saturés, ne comportant pas suffisamment de magnésium, de vitamines C et E, d'acides gras polyinsaturés, aggrave ce phénomène naturel, ce qui concourt à encrasser les artères et augmenter les risques de caillots (phlébite, thrombose).

• L'augmentation de l'**homocystéine** est un des derniers facteurs de risques mis très récemment en évidence. Des taux élevés de cet acide aminé sont retrouvés chez la moitié des personnes victimes d'accidents cardiaques, c'est dire son importance prédictive.

• Un autre facteur est lui plus ou moins contrôlable, le **stress.**

Le médecin joue un rôle essentiel de dépistage et de prévention des maladies cardio-vasculaires : sa consultation bien conduite permet dans un premier temps d'identifier une grande partie de ces facteurs de risques. La seconde étape est plus difficile car elle doit convaincre une patiente apparemment en bonne santé de suivre à vie des recommandations qu'elle peut juger contraignantes, pour un résultat dont elle ne perçoit pas immédiatement les effets positifs : le jeu en vaut pourtant la chandelle, nous le savons à présent.

Géographie des maladies cardio-vasculaires

L'impact de la nutrition est illustré par l'analyse de la fréquence des maladies cardio-vasculaires au sein de la communauté européenne : celle-ci est en effet cinq fois plus importante dans les pays du Nord que dans les pays méditerranéens, ce qui s'explique en grande partie par l'alimentation. Les maladies cardio-vasculaires affectent de manière très différente les populations d'un même continent mais aussi d'un même pays, en fonction des habitudes alimentaires. La mortalité, qui a globalement baissé dans les pays occidentaux, a par contre progressé de façon spectaculaire dans les pays de l'Est en raison de la dégradation socio-économique et de son corollaire, la mauvaise alimentation. La mortalité cardio-vasculaire est assez basse en Suède et en Norvège, plus élevée en Finlande : ce pays paye par une «facture cœur» son attachement à la viande de renne alors que les deux premiers, qui lui préfèrent le poisson, sont protégés.

En France, des différences appréciables sur les statistiques de mortalité cardio-vasculaire sont notées entre certaines régions et villes : il existe indiscutablement un gradient Nord-Sud, ce qui veut dire que l'on a plus de risques de mourir d'un problème cardiaque dans le Nord de la France que dans le Sud, que Toulouse a une mortalité cardio-vasculaire plus basse que Lille. L'attrait pour la bière, les frites, la charcuterie des gens du Nord et de l'Est intervient indiscutablement pour influencer les chiffres. Les habitants du Gers vivent deux fois plus vieux que leurs voisins des départements adjacents : est-ce le fait qu'ils frottent chaque matin des croûtons de pain avec de l'ail et de la graisse de canard qui leur procure ce surcroît de longévité, ou bien est-ce leur mode de vie calme et convivial qui les protège ? Ils fument peu, ils boivent moins qu'ailleurs, ils ont moins d'industries donc peu de pollution... : les facteurs alimentaires et environnementaux interviennent probablement tous les deux, sans qu'il soit possible pour le moment de préciser l'importance respective de chacun.

Evolution des maladies cardio-vasculaires

En une décennie, la mortalité cardio-vasculaire a diminué de 20 %. Cette tendance vient d'être confirmée par la gigantesque étude «Monica», qui a porté sur sept millions de personnes âgées de 35 à 64 ans, suivies depuis dix ans, vivant dans vingt et un pays répartis sur quatre continents. La réduction de la mortalité est pour les deux tiers imputable au mode de vie et à la prévention, et pour un tiers seulement aux progrès réalisés dans le traitement des épisodes aigus. Grâce à un dépistage élargi, une prise en charge bien codifiée, des conseils alimentaires adaptés et efficaces, l'incidence des maladies cardio-vasculaires devrait encore décroître dans les prochaines années.

Maladies cardio-vasculaires et ménopause

Si la maladie coronaire est finalement plus rare chez les femmes de cinquante ans, sa courbe de fréquence rejoint celle des hommes après une dizaine d'années de ménopause : il est donc essentiel de les protéger durant cette période où les affections cardio-vasculaires sont responsables de plus de la moitié des décès, alors que le pourtant tellement redouté cancer du sein n'en représente que cinq pour cent. Les gynécologues, pour tenter de résoudre ce dramatique problème, ont fait appel au T.H.S. depuis qu'ont été connues et largement diffusées les conclusions d'une étude américaine, la *Nurse's Health Study*. Celle-ci, publiée en 1990, a été réalisée entre 1976 et 1986 au moyen de 120 000 questionnaires adressés tous les deux ans à des infirmières américaines. 45 000 d'entre elles ont finalement été retenues, sur des critères qui alimentent encore la discussion : elles ont en effet été choisies indemnes de problèmes cardio-vasculaires et d'antécédents de cancers, et laissées libres de suivre ou non le traitement hormonal. Ceci est louable mais il est permis de penser que les résultats ont été biaisés d'emblée : choisir des femmes sans antécédents cardio-vasculaires a probablement amélioré les résultats ; laisser la possibilité de prendre ou non des hormones a introduit une autre sélection non moins spécieuse car le premier groupe est globalement plus attentif à sa santé, fait plus d'exercice, est mieux suivi. Des informations trop parcellaires sur l'alimentation ont été recueillies alors qu'elle est pourtant un facteur essentiel de prévention. Il n'en reste pas moins que cette étude largement critiquée, infirmée par plusieurs autres, a marqué le point de départ de l'utilisation des œstrogènes dans un but de prévention cardio-vasculaire. D'autres travaux, dont nous ne citerons que quelques-uns parmi les plus importants, sont également venus apporter leur contribution à ce débat contradictoire :

- l'étude *Princeps* de Framingham, petite ville de la côte Est des Etats-Unis dont la population est suivie depuis 1948, ne retrouve pas l'effet protecteur des œstrogènes,
- l'étude H.E.R.S. (*Heart Estrogen/Progestin Replacement Study*) montre que le nombre d'infarctus est identique dans les groupes témoins et traités par placebo, mais avec un risque accru de thrombose veineuse profonde dans le groupe qui prend les hormones : elle conclut qu'il n'est non seulement pas très judicieux de prescrire un T.H.S. chez les femmes qui ont un antécédent d'accident coronarien mais que cela peut même s'avérer néfaste,
- la dernière étude présentée récemment au congrès de l'American College of Cardiology, portant sur plus de 300 femmes, montre que le traitement hormonal ne procure aucun bénéfice, même s'il améliore le profil lipidique,
- l'étude américaine Whi, portant sur près de 27 000 patientes, lancée en 1998, prévue jusqu'en 2005, a fait grand bruit en étant stoppée en 2002 en raison des résultats préliminaires qui ont montré un risque majoré de thromboses veineuses, d'infarctus du myocarde, d'accidents vasculaires cérébraux, d'embolies pulmonaires, ce qui va dans le sens des conclusions de l'étude H.E.R.S.

Alors, le traitement hormonal offre-t-il des effets protecteurs ou possède-t-il une action délétère sur le système cardio-vasculaire ?

Les scientifiques polémiquent mais penchent plutôt pour la seconde hypothèse.

> *L'étude H.E.R.S. montre que les femmes sous T.H.S. font plus souvent des phlébites et des embolies pulmonaires que celles qui ne sont pas traitées. Les gynécologues français estiment toutefois que ces résultats ne peuvent s'appliquer à la situation hexagonale car eux privilégient la voie transdermique (à la différence des Anglo-Saxons qui préfèrent la voie orale), ce qui leur éviterait ces inconvénients veineux. La prudence semble néanmoins de mise, en attendant les conclusions des travaux de confirmation.*

Caractéristiques des problèmes cardiaques de la femme

Quatre différences essentielles méritent d'être notées :
- les problèmes cardiaques surviennent environ dix ans plus tard que chez l'homme, les chiffres s'égalisant seulement entre 75 et 85 ans,
- l'angine de poitrine (angor) est plus souvent inaugurale chez la femme alors que l'infarctus révèle plus volontiers la maladie chez l'homme,
- les femmes angineuses font trois moins souvent un infarctus que les hommes dans les cinq années qui suivent l'apparition ou l'installation de la maladie cardiaque,
- l'infarctus de la femme est le plus souvent asymptomatique.

Avantages et inconvénients des hormones

Ce point est tout à fait essentiel car il conditionne une des balances «bénéfices-risques» du traitement hormonal substitutif : les œstrogènes font certes baisser le cholestérol total, augmentent le bon cholestérol (H.D.L.), épurent le mauvais (L.D.L.), diminuent le risque d'attaque par hémorragie cérébrale en renforçant la vasodilatation, suppriment les altérations de la paroi des vaisseaux, favorisent l'établissement d'une circulation collatérale, et possèdent une activité antioxydante (voir chapitre «*Hygiène de vie*»)..., mais ils multiplient par deux ou par trois les risques de caillots veineux.
Certains scientifiques, de plus en plus nombreux, s'insurgent ainsi contre les vertus accordées au T.H.S., facteur de prévention ou de diminution du risque cardio-artériel. Ils estiment, nous venons de

le voir, que les extrapolations sont douteuses, faites à partir d'études parfois discutables dans leur recrutement ou leurs conclusions. Ils constatent que chez les femmes ménopausées ayant survécu à un infarctus, le T.H.S. ne diminuait pas le risque d'un nouvel accident coronarien, ce qui laisse planer un énorme doute sur ses avantages éventuels : ils considèrent à juste titre qu'un médicament inefficace en prévention secondaire a peu de chances d'être efficace en prévention primaire, et que le T.H.S. ne fait sûrement pas exception à la règle.
Nous nous alignons sur ce point de vue prudent et considérons qu'il n'existe pas pour le moment suffisamment d'arguments décisifs pour proposer trop systématiquement un T.H.S. dans un but préventif cardio-vasculaire. Des travaux scientifiques irréfutables permettent par contre d'affirmer qu'une alimentation saine, équilibrée, supplémentée, prévient voire diminue le risque cardio-vasculaire d'environ cinquante pour cent, ce qui est bien mieux que tout autre traitement. Des mesures de prévention, essentiellement hygiéno-diététiques (voir chapitre «*Hygiène de vie*»), doivent alors être facilement proposées et modifient considérablement le pronostic de ces maladies graves.

Ostéoporose

L'ostéoporose représente un important problème de santé publique par le nombre croissant de femmes qui en sont atteintes (actuellement plus de trois millions), mais elle est surtout une affection grave par ses complications. Cette maladie, dont le nom signifie «porosité de l'os», se définit en effet par une diminution à la fois de la quantité et de la qualité (structure et densité) des os, ce qui les fragilise et les expose à la survenue de fractures aux conséquences parfois dramatiques. Environ 170 000 personnes sont victimes d'une fracture chaque année : 30 000 du poignet, 60 000 du col du fémur, 80 000 des vertèbres. Les articles de presse, médicaux ou grand public, ont depuis 1980 largement insisté sur l'importance du traitement hormonal substitutif pour éviter que les os ne se cassent ou ne s'effritent comme des biscuits secs. Faisons le point sur cette maladie parfois redoutable et voyons quelles mesures efficaces peuvent être proposées pour la prévenir, la retarder ou la traiter.

Actuellement en Europe, l'ostéoporose est responsable d'une fracture toutes les trente secondes. Sur cent femmes qui vont atteindre cette année en France l'âge de la ménopause, quarante seront victimes avant la fin de leur vie d'au moins une fracture par fragilité osseuse.

Des os qui deviennent poreux et fragiles

A partir de trente-cinq ans, soit quinze ans en moyenne avant la ménopause, les os commencent à perdre progressivement le calcium qui fait leur solidité. Cette fragilisation n'épargne personne mais est plus importante chez la femme, surtout pendant les premières années de la ménopause. Après ces cinq années, la perte osseuse est linéaire, identique avec ou sans œstrogènes. L'ostéoporose post-ménopausique, conséquence sur l'os des actions conjuguées du vieillissement normal et de la carence œstrogénique, est décrite pour la première fois en 1941 et bien individualisée en 1980.

Comment s'installe l'ostéoporose ?

Le tissu osseux est un chantier permanent sur lequel travaillent deux équipes d'ouvriers sous le contrôle du cerveau : les ostéoclastes qui récupèrent sur les cellules osseuses endommagées le calcium dont l'organisme a besoin, les ostéoblastes qui reconstruisent de l'os nouveau et solide. Ces deux groupes de travailleurs œuvrent en synergie, ce qui assure le renouvellement constant et la solidité de l'os. Lors de la période de croissance, l'action des bâtisseurs prédomine ; lors de l'ostéoporose, les destructeurs prennent l'avantage, ce qui n'est pas sans inconvénients puisque les réserves de calcium s'épuisent et que les os deviennent ainsi plus poreux et plus fragiles. La ménopause, en arrêtant la sécrétion des œstrogènes, rend l'os moins dense et le prédispose à casser au moindre choc. Fort heureusement, ce phénomène se met en place très progressivement et ne touche qu'une femme sur trois. Mais malheureusement, il évolue sournoisement sans déclencher de symptôme objectivable : lorsqu'il se manifeste enfin, il est trop tard, l'os est déjà décalcifié.

Un danger de tassement et des fractures

Il existe deux types d'os : les os longs denses (fémur, tibia) qui résistent bien à l'extension, les os courts, moins denses (talon, vertèbre), organisés en nid d'abeille, qui résistent surtout à la compression. L'ostéoporose touche les seconds de façon plus précoce et plus importante : les vertèbres perdent ainsi leur solidité, peuvent se déformer sous le poids du corps mais aussi se tasser. Lorsque la perte en minéraux et en calcium est encore plus importante, le poignet, les vertèbres, le col du fémur, peuvent casser à l'occasion d'une chute ou d'un choc même minimes. La fracture du col est non seulement invalidante mais régulièrement dramatique puisque cinq à vingt pour cent des personnes qui en sont victimes décèdent dans l'année, la moitié reste handicapée, le quart ne récupère jamais sa totale validité. Il convient donc de tout mettre en œuvre pour tenter d'endiguer la fragilisation de l'os, à l'origine de la fracture.

Les signes annonciateurs de l'ostéoporose

Le diagnostic précoce est une véritable nécessité pratique puisque l'ostéoporose est habituellement une maladie indolore en dehors des fractures : elle ne s'accompagne donc la plupart du temps d'aucun symptôme qui permette de la détecter par l'interrogatoire ou par l'examen clinique, et se révèle par conséquent souvent tardivement par une complication parfois grave d'emblée. Des douleurs dorsales ou lombaires sont finalement rares en dehors d'un tassement ; celui-ci peut se produire brutalement ou à l'inverse être simplement suspecté sur une diminution de taille progressive, si bien que le diagnostic est souvent porté à l'occasion d'une fracture provoquée par un choc minime.
Il est inutile d'insister davantage sur l'importance d'une prévention précoce et d'une surveillance attentive.

Mesure de la densité osseuse : l'ostéodensitométrie

L'ostéoporose est une maladie du squelette caractérisée par une masse osseuse basse et une détérioration de la microarchitecture du tissu osseux, avec pour conséquence une augmentation de la fragilité et de la susceptibilité aux fractures. Pour des raisons pratiques, les experts de l'O.M.S. ont donné une définition de l'ostéoporose basée sur la seule densité minérale osseuse, qu'il est donc très important de chiffrer. La radiographie simple ne peut être utilisée pour cela car elle ne détecte, à la différence de l'ostéodensitométrie, qu'un appauvrissement minéral supérieur à 30 %. Cette méthode non invasive et peu irradiante, basée sur l'absorptiométrie biphotonique à rayons X, explore habituellement deux sites osseux différents, les vertèbres et le fémur. La densité osseuse est considérée comme faible lorsqu'elle se situe entre 1 et 2,5 déviations-standard au-dessous du pic de masse osseuse de la femme jeune. Le seuil ostéoporotique se situe lui à 2,5 déviations-standard au-dessous de la valeur moyenne de la femme jeune (Z-score), mais les radiologues fournissent actuellement des chiffres comparés à la femme du même âge (T-score).

Une valeur basse définit l'ostéopénie qui nécessite des mesures de prévention, une valeur très basse permet de parler d'ostéoporose et impose un vrai traitement : en effet, une diminution de dix pour cent de la densité minérale double le risque de fracture du rachis et triple celui de fracture du fémur.

L'ostéodensitométrie est donc un examen essentiel qui permet de dépister les femmes à risques, d'estimer leur perte osseuse, de prendre la décision de traiter, puis de suivre l'évolution sous traitement. Malheureusement, cet examen, remboursé dans la plupart des pays européens, ne l'est pas en France : il convient donc de le proposer en priorité aux femmes à risques.

Ce qui protège l'os

La perte osseuse est d'autant plus lente et bénigne que le capital osseux constitué pendant l'enfance est important. Trois facteurs sont essentiels :

• les apports de **calcium** indispensables à une bonne densité osseuse doivent être compris entre 800 mg à 1,5 gramme par jour, soit l'équivalent de quatre portions de laitages, en période de croissance et chez les personnes âgées. De nombreuses études confirment que ces chiffres sont loin d'être atteints, notamment chez des personnes qui devraient craindre l'ostéoporose,

• la **vitamine D** et le **soleil** sont indispensables car ils aident à l'absorption du calcium : la première se trouve souvent en carence puisqu'elle est concentrée dans des aliments moins utilisés actuellement malgré nos efforts d'information et de sensibilisation (huile de foie de morue), le second est bien souvent évité par les personnes âgées, ce qui est bien pour la santé de leur peau, mais moins bien pour leurs os,

• l'**exercice physique** est un facteur essentiel de minéralisation, sauf s'il est trop intense, car il entraîne alors l'effet inverse en diminuant la sécrétion d'œstrogènes,

• les programmes de **prévention des chutes** chez les personnes âgées : environnement de la maison (éclairage suffisant, tapis fixés au sol, parquets ou carrelages non glissants...), juste dosage de médicaments qui diminuent les réflexes ou occasionnent des vertiges, lunettes bien adaptées...

Ce qui déminéralise l'os

Plusieurs éléments de risque d'ostéoporose ou de déminéralisation sont à présent bien identifiés :

• facteurs **génétiques** : les femmes caucasiennes (blanches européennes) sont plus exposées que les autres, les femmes blanches sont plus souvent touchées que les noires, les filles dont les mères ont fait de l'ostéoporose sont plus exposées, tout comme les femmes ménopausées tôt,

• facteurs **constitutionnels** : les femmes enveloppées ou obèses sont moins touchées que les maigres car le tissu graisseux qui contient et libère des œstrogènes les protège,

• facteurs **nutritionnels** : les protéines apportées en excès doivent impérativement être éliminées par les urines, mais cette élimination urinaire des déchets s'accompagne d'une fuite de calcium ; les végétariens ont ainsi une meilleure densité osseuse que les gros consommateurs de viandes,

• facteurs liés au **mode de vie** : l'abus d'alcool, de café, de tabac provoque ou favorise une déperdition osseuse plus précoce et un seuil de fractures atteint plus rapidement, tout comme la sédentarité, ou à l'inverse l'excès de sport,

• facteurs **médicamenteux,** avec en particulier : la cortisone, seulement lorsqu'elle est prise au long cours, les diurétiques qui éliminent des minéraux dont le calcium,

• facteurs **médico-chirurgicaux** : ménopause précoce, hypothyroïdie traitée, diabète, castration chirurgicale... interviennent également sur la minéralisation.

Les traitements classiques de l'ostéoporose

Schématiquement, trois grandes stratégies thérapeutiques sont actuellement proposées pour la prise en charge de l'ostéoporose : les deux premières sont préventives et consistent à optimiser la masse osseuse et à ralentir la perte osseuse, la troisième, plus tardive, est beaucoup plus aléatoire, puisqu'elle vise à augmenter la masse osseuse, une fois le seuil fracturaire franchi.

• La **prévention** est la méthode essentielle mais elle n'est pas toujours appliquée : elle repose sur des mesures générales d'hygiène de vie, en veillant attentivement aux facteurs alimentaires (en particulier les apports de calcium et de vitamine D) et à la pratique régulière d'un exercice physique, en écartant si possible les facteurs de risque étudiés plus haut (alcool, tabac...).

• La seconde méthode fait appel au **traitement hormonal substitutif** : celui-ci a démontré son efficacité sur la préservation de la masse osseuse et sur le risque fracturaire ; il constitue d'ailleurs le seul traitement préventif de la perte osseuse post-ménopausique actuellement autorisé. La durée de traitement optimum préconisée est de cinq à dix ans mais la plupart des femmes ont abandonné bien avant. Pour les femmes qui ne souhaitent, ne peuvent ou ne veulent prendre d'hormones, les anti-œstrogènes utilisés dans d'autres indications peuvent être proposés. D'autres produits comme la calcitonine ou les biphosphonates pourraient avoir un intérêt, bien que leur action sur le risque fracturaire n'ait pas été démontrée.

• Face à une ostéoporose évidente ou déjà fracturaire, les objectifs du traitement sont moins ambitieux puisqu'ils se limitent à tenter de prévenir le risque de fracture du col ou d'éviter une autre fracture. Plusieurs types de médicaments sont proposés : les biphosphonates, l'apport de calcium et de vitamine D, les œstrogènes, les S.E.R.M.

Toutes les études montrent que les traitements curatifs sont finalement peu efficaces et qu'il est essentiel d'axer le gros des efforts sur une prévention entreprise le plus tôt possible dans l'enfance.

Limites du traitement hormonal substitutif

L'ostéoporose commence bien avant que les œstrogènes ne se mettent à chuter : la femme perd en effet 30 % de sa masse osseuse entre 30 et 80 ans. De nombreuses études montrent une perte plus importante d'os immédiatement au début de la ménopause, mais les bénéfices du T.H.S. sur l'épargne osseuse s'estompent après trois à cinq ans de traitement : celui-ci ralentit bien la progression de la déminéralisation, mais ne prévient ni ne renverse la tendance ; tout juste permet-il une reconstruction minimale. Il est à présent à peu près certain que, chez les femmes post-ménopausiques avec ostéoporose, le traitement par les œstrogènes n'apporte aucun bénéfice significatif, sans parler de ses inconvénients. Si l'ostéoporose raréfie bien le tissu osseux, si les œstrogènes ralentissent effectivement la perte calcique de l'os surtout en début de ménopause, le T.H.S. est loin d'être le seul ou le facteur essentiel de prévention, comme certains n'hésitent pas à l'affirmer. L'exercice physique (voir chapitre «*Hygiène de vie*») constitue un excellent moyen de fabriquer de l'os : marche, course, vélo, montée des escaliers, danse, natation... en séances d'une heure, trois fois par semaine, sont à ce point de vue tout à fait salutaires. Une activité physique régulière, des muscles solides, une bonne coordination, sont des facteurs simples de prévention des fractures chez la femme ménopausée.

La fréquence en hausse de l'ostéoporose, ses complications graves ou parfois dramatiques, son coût en termes de santé publique en font un problème majeur. Sa prise en charge ne se borne pas, loin de là, à la prescription d'un traitement hormonal : les mesures de prévention sont essentielles et doivent commencer le plus tôt possible, nous y revenons rapidement dans le chapitre «*Prendre en charge le déséquilibre hormonal grâce aux médecines douces*».

Cerveau

L'impact des œstrogènes sur le cerveau ouvre une voie prometteuse en raison de l'allongement de l'espérance de vie des femmes et par conséquent des risques plus grands d'apparition d'une maladie chronique. Le T.H.S. laisserait espérer une réduction du risque ou une amélioration du pronostic de la maladie d'Alzheimer, mais ce n'est pour le moment qu'une hypothèse. Le système nerveux central est menacé par deux grands groupes de maladies, le premier d'origine dégénérative avec pour chef de file la maladie d'Alzheimer, le second d'origine vasculaire, résultant de deux types d'atteintes : les hémorragies liées sélectivement à l'hypertension artérielle, les accidents thrombo-emboliques le plus souvent récidivants et aux conséquences de plus en plus graves, sous-tendus par un terrain prédisposé et/ou des conditions favorables.

Hormones et cerveau

Au moins quatre types d'arguments, constatés empiriquement de longue date, montrent à l'évidence une action des stéroïdes sur le cerveau : la masculinisation ou la féminisation qui se manifestent à la puberté, le syndrome prémenstruel avec l'apparition ou la recrudescence de troubles psychiques plus ou moins marqués, l'agressivité accrue observée lors de la prescription d'androgènes, l'action au contraire sédative de la progestérone.

Les récepteurs aux œstrogènes sont largement distribués dans le S.N.C., en particulier les structures de mémorisation. L'action des œstrogènes semble d'ailleurs habituellement favorable sur la mémoire. Si le rôle protecteur du traitement œstrogénique est difficile à affirmer spécifiquement en cas d'Alzheimer, le T.H.S., d'après certaines études, pourrait en diminuer les conséquences ! D'autres études montrent que les œstrogènes favorisent expérimentalement la survie, la croissance et la trophicité des neurones, augmentent le flux sanguin cérébral, et possèdent un effet antioxydant et anti-inflammatoire. Des tests de mémoire comparés chez des femmes de soixante-cinq ans, certaines traitées, d'autres non, suggèrent que le T.H.S. améliorerait les fonctions cognitives, jouerait un rôle dans le maintien et l'amélioration des fonctions cérébrales, et posséderait ainsi un effet protecteur contre la redoutable maladie d'Alzheimer.

L'existence d'un problème de mémoire doit d'abord faire éliminer d'autres diagnostics avant d'évoquer une maladie d'Alzheimer : un trouble de l'attention, une dépression masquée, une anxiété importante, des difficultés personnelles, la prise de tranquillisants, des troubles ou des apnées du sommeil sont beaucoup plus souvent en cause.

Voyons à présent, face à ces différents troubles et symptômes, la place des médecines douces et le choix des différentes possibilités thérapeutiques qu'elles proposent, seules ou en association avec les traitements classiques.

CHAPITRE IV

Choisir les différents traitements de la ménopause

La ménopause est, nous l'avons vu, un phénomène complexe et polymorphe qui nécessite une approche plurielle et adaptée à chaque demande et cas particuliers. Les gynécologues, totalement convaincus des avantages du T.H.S., ont toujours eu trop tendance à privilégier sa prescription, finalement peu suivie de façon durable. Alors, que devient l'immense majorité des femmes (plus de quatre-vingts pour cent tout de même) qui ne veut pas des hormones, ne les supporte pas ou souhaite les abandonner plus ou moins rapidement ? La plupart d'entre elles continuent à voir leur gynécologue pour être suivies mais ne prennent aucun traitement ou pas celui conseillé, certaines se tournent régulièrement vers les médecines douces ou des traitements naturels souvent choisis par automédication, d'autres enfin traitées ou non sont disponibles pour une solution qui leur apporte les avantages des hormones sans leurs inconvénients... et qui vient peut-être d'être trouvée.

Chacun de ces groupes de patientes aux attentes fort différentes obéit à sa propre logique que nous respectons et allons analyser : nous vous proposons d'abord une réflexion critique mais objective du T.H.S. afin de vous expliquer les raisons de son échec relatif ; nous étudierons ensuite les thérapeutiques prometteuses ou d'avenir qui viennent de (ou vont) bouleverser très prochainement la donne ; nous terminerons enfin par les médecines douces qui ont pris très progressivement en charge la grande majorité des patientes.

LE TRAITEMENT HORMONAL SUBSTITUTIF (T.H.S.)

Une longue controverse

Un article du docteur Robert Wilson au titre explicite, «*Féminine forever*», est à l'origine, il y a une quarantaine d'années, d'une nouvelle approche des problèmes de la femme : le «syndrome de carence hormonale» est né et, tel une formidable vague de fond, traverse l'Atlantique et atteint l'Europe en 1967. Environ vingt-cinq symptômes que nous reverrons plus loin sont pris en charge et améliorés par la cure de jouvence promise par ce médecin américain. Dès 1975, le *New England Journal of Medicine*, une des principales revues médicales mondiales, révèle que le cancer de l'endomètre est quatre fois plus élevé chez les femmes qui prennent des hormones par rapport à celles qui n'en prennent pas. Le danger de ce type de traitement est donc déjà clairement dénoncé à cette époque, mais les gynécologues français considèrent que ce risque est très faible dans l'Hexagone puisqu'ils n'utilisent pas les mêmes molécules et qu'ils ajoutent de la progestérone pour diminuer les risques majorés de cancer de l'utérus.

Le traitement hormonal a des objectifs ambitieux puisqu'il vise non seulement à améliorer les symptômes immédiats dont se plaignent les femmes, mais surtout à les protéger contre deux complications favorisées par la ménopause et qui les guettent plus tardivement, l'ostéoporose et les problèmes cardio-vasculaires (très discuté, nous l'avons vu).

Malgré une pression forte et constante exercée par les gynécologues, les femmes troublées et inquiètes des risques de cancer ont fait de la résistance, ont adhéré très lentement et à regret à ces propositions réitérées de traitements hormonaux : elles en ont d'ailleurs fait un échec relatif puisque environ quinze pour cent d'entre elles *seulement* suivent un traitement hormonal plus de deux ans, alors qu'il est pourtant très largement proposé depuis près d'un quart de siècle. Ce problème du T.H.S. se pose d'ailleurs dans de nombreux pays occidentaux puisqu'un article publié en 1995 dans le *Times* avait pour titre «*Les œstrogènes, le dilemme de chaque femme*».

Des demandes variées de prise en charge

La ménopause représente par sa définition même la perte des règles et de la fécondité pour l'ensemble des femmes. Elle est en outre vécue par certaines comme la peur ou la perte d'un capital-santé, puisque des troubles apparaissent (problèmes nerveux, bouffées de chaleur, prise de poids...), elle fait craindre à d'autres la perte du capital-séduction, en raison surtout des problèmes cutanés et éventuellement gynécologiques locaux, elle est pour d'autres encore la perte d'un capital social, car le statut de la femme ménopausée n'est pas particulièrement valorisé dans les pays occidentaux.

Chaque femme peut ainsi accorder une importance plus ou moins grande à ces différents aspects, qui conditionnent tous à des degrés variables la représentation qu'elle se fait de cette période et les difficultés qu'elle risque de rencontrer, ou au contraire la facilité avec laquelle elle va la traverser : n'oublions tout de même pas que près de quatre femmes sur dix ne ressentent aucun trouble et vivent ce passage de façon sereine, sans grand bouleversement intérieur. Elles ont alors énormément de difficultés à se motiver pour un traitement dont elles n'attendent aucun bénéfice immédiat et dont elles redoutent les inconvénients à plus long terme.

Les femmes de milieu aisé adhèrent très fortement à la dimension sociale et esthétique du traitement, les femmes de milieu plus modeste sont très sensibles aux arguments médicaux et moins concernées par le côté esthétique, les hommes interrogés sont favorables au traitement hormonal substitutif de leur épouse, appréciant même cette continuité dans le rituel de séduction.

Traitement hormonal et cancer

Des doutes non levés

Plusieurs affaires impliquant les hormones ont terni leur réputation depuis leur introduction en médecine et dans la chaîne alimentaire au lendemain de la Seconde Guerre mondiale. Souvenons-nous par exemple du scandale du *Distilbène*®, commercialisé pour la prévention des fausses couches, responsable chez les filles de mamans traitées de la survenue de cancers du vagin, maladie habituellement rare, ou évoquons le problème des hormones administrées *larga manu* au bétail (veau, poulet...) pour augmenter sa masse musculaire et par conséquent son prix au kilo, mais probablement pas sans conséquences pour la santé des consommateurs. Rappelons simplement deux faits parmi d'autres, qui ont attiré récemment l'attention des chercheurs et qui pourraient tous deux être en rapport avec l'absorption trop importante d'œstrogènes alimentaires (xéno-œstrogènes) : la baisse progressive de la qualité du sperme sur les prélèvements effectués depuis plusieurs années, avec en particulier une diminution du nombre de ses spermatozoïdes ; l'abaissement chez les jeunes filles de l'âge de survenue de la puberté d'environ quatre mois tous les dix ans.
Les consommateurs et patient(e)s trouvent donc régulièrement dans l'actualité de bonnes raisons de se méfier des hormones, attitude encouragée ou renforcée par les controverses permanentes sur leur rôle éventuel de «facteurs de risques» des cancers du sein et de l'utérus.

Le cancer, l'ennemi public numéro un

Il représente dans la plupart des pays occidentaux un problème majeur de santé publique à la fois par sa fréquence, sa gravité, la lourdeur de ses traitements et son coût pour la collectivité. Cette maladie, dont on espère un traitement radical depuis de nombreuses années, continue pourtant à prospérer : 200 000 nouveaux cas se déclarent chaque année en France, et 140 000 personnes, dont la moitié âgée de moins de 75 ans, meurent des suites d'une «longue maladie». C'est actuellement la première cause de mortalité chez les hommes, et la seconde chez les femmes derrière les maladies cardio-vasculaires : le cancer du sein arrive en tête (19 %), suivi des cancers du côlon et du rectum (13 %), du poumon (6 %), de l'ovaire (6 %) et de l'utérus (5 %). Les cancers génitaux sont particulièrement fréquents vers la cinquantaine et compliquent régulièrement le traitement de la ménopause : nombreuses sont d'ailleurs les femmes qui hésitent ou refusent un T.H.S. parce qu'elles craignent qu'il favorise un cancer du sein ou de l'utérus.

Les cancers de la sphère génitale (sein, utérus, ovaire) arrivent largement en tête puisqu'ils représentent le tiers des cas mortels : l'augmentation la plus préoccupante concerne le cancer du sein (une Française sur neuf est atteinte), mais celui de l'ovaire a plus que doublé depuis quarante ans.

Comprendre le cancer

Définition et facteurs de risques de cancer

Cette maladie peut se définir comme la prolifération anarchique et incohérente des cellules d'un de nos organes. Les raisons de ce développement hors de tout contrôle sont loin d'être connues, mais des «facteurs de risques» sont à présent bien identifiés :
- le tabagisme : un cancer sur sept lui est imputable,
- l'environnement : l'amiante, le soleil... sont respectivement et directement responsables de tumeurs pulmonaires (mésothéliomes) et cutanées (mélanomes),
- l'hérédité, la génétique interviennent dans cinq à dix pour cent des cas,
- les **hormones**, avec pour cible privilégiée le sein et l'endomètre,
- les virus : les affections papillomateuses du col de l'utérus font le lit du cancer,
- une alimentation trop riche et surtout trop grasse, très souvent en cause : le cancer du sein est plus fréquent dans les pays occidentaux.

Il est difficile de dégager la part respective de chacun de ces facteurs, mais ils interviennent régulièrement à tour de rôle ou associés, pour déclencher ou aggraver cette maladie. Des études récentes effectuées en Italie confirment que des personnes en contact avec les mêmes cocarcinogènes (voir «*Lexique*»), mais attentives à leur alimentation, risquent certes de développer un cancer, mais moins fréquemment que celles qui mangent n'importe quoi. Les scientifiques estiment que les trois quarts des cancers sont liés à l'environnement et que le quart est en rapport avec l'alimentation, ce qui implique dès à présent pour les médecins de nouvelles priorités en matière de prévention et d'éducation des patient(e)s.

Le cancer, une maladie locale ou générale ?

Le cancer débute localement, les cellules se développent et contaminent d'abord de proche en proche puis à distance de la tumeur initiale, donnant ce qu'on appelle des métastases. Le diagnostic doit être fait le plus rapidement possible lorsque la maladie n'est encore que locale, mais ceci reste parfois difficile et aléatoire. Certaines tumeurs même très petites et pourtant découvertes très tôt peuvent déjà avoir essaimé à distance, certaines autres ne se signalent qu'après un long temps d'évolution silencieuse durant lequel elles ont déjà causé des dommages graves. C'est la raison pour laquelle nous avons du mal, et les femmes aussi, à accepter l'argument des gynécologues selon lequel un risque faible de cancer - six cas supplémentaires de cancer du sein pour mille femmes traitées par T.H.S. pendant dix ans - serait acceptable puisqu'une surveillance plus attentive liée aux hormones était exercée, que la tumeur était alors diagnostiquée très tôt, donc de meilleur pronostic, et d'autant qu'elle était dans ces cas-là plus sensible aux éventuels traitements. Il n'y a pas pour nous de «bon» ou de «petit» cancer : il s'agit toujours d'une maladie grave qui, même découverte précocement, peut déjà avoir essaimé à distance, avec les conséquences parfois redoutables que nous connaissons. Les gynécologues déplorent mais acceptent ce risque, en arguant qu'il est sans influence sur l'espérance de vie des femmes.

La compréhension des mécanismes du cancer

Les scientifiques sont loin d'avoir résolu l'énigme du cancer mais ils commencent à mieux en appréhender les mécanismes. Les travaux publiés récemment par le professeur Weinberg du MIT (Massachusetts Institute of Technology) sont à cet égard riches de promesses. Cette équipe a en effet réussi à transformer des cellules normales en cellules cancéreuses en modifiant le génome, probablement le meilleur moyen d'attaquer le mal à sa racine. L'identification des facteurs susceptibles de modifier les messages dans la cellule permettra de comprendre pour quelles raisons des gênes sains cessent de fonctionner normalement et transforment des cellules normales en cellules «tueuses». Il devient possible d'envisager pour les prochaines années la mise au point de substances qui bloqueraient leur prolifération incontrôlée, caractère commun à tous les cancers ; nous n'en sommes malheureusement pas encore tout à fait là.

Alimentation et cancers féminins

Les très nombreuses études effectuées fournissent des résultats contradictoires mais l'alimentation interviendrait pour 25 à 40 % dans la genèse de certains cancers parmi les plus fréquents. Le rôle des graisses alimentaires, des protéines, de la consommation d'alcool, du nombre total de calories dans la survenue du cancer du sein a été évoqué mais pas confirmé de façon indiscutable : la restriction calorique aurait toutefois un effet protecteur, au moins chez l'animal. L'obésité, en augmentant la fabrication d'œstrogènes, est en règle générale un facteur de risque des cancers hormono-dépendants (endomètre, prostate, sein) ; les fibres, en diminuant le taux des œstrogènes circulants, auraient par contre un effet protecteur.

Responsabilité des hormones

La progestérone, nous l'avons vu, est associée en France aux œstrogènes pour protéger l'utérus, mais elle aurait, d'après des travaux scientifiques récents, une action très incertaine voire péjorative sur le sein. D'ailleurs, lorsqu'une femme a subi une hystérectomie, la progestérone devient inutile voire dangereuse : le traitement hormonal ne comporte alors plus que des œstrogènes. Les hormones ne semblent pourtant pas posséder un rôle *initiateur* du cancer, c'est-à-dire qu'elles ne sont pas capables de le déclencher expérimentalement. Elles auraient par contre un effet *promoteur* sur un cancer débutant (stade infraclinique), pouvant lui donner un coup de fouet en favorisant le développement des cellules transformées, la diffusion métastatique des cellules malignes, et en empêchant les phénomènes habituels de réparation normalement effectués en permanence. Les hormones ne seraient au pire que des cofacteurs, dont le rôle exact dépend de multiples facteurs divers, variés, relativement imprévisibles. Mais la nature chimique exacte des produits prescrits ou leur mode d'administration interviennent indiscutablement puisque le risque relatif de cancer du sein peut passer de 1,25 à 2 selon le type d'hormones choisies. Une puberté précoce, une ménopause tardive, une première grossesse après quarante ans, la nulliparité ou une parité réduite..., toutes situations qui ont pour dénominateur commun d'augmenter la durée d'exposition aux œstrogènes, augmentent le risque de survenue d'un cancer.

Les cancers hormono-dépendants de la femme

Le sein et l'utérus sont des cibles privilégiées des hormones ; les cancers qui peuvent les toucher sont donc omniprésents dans l'esprit des médecins et des femmes, qu'elles soient traitées ou non.

Cancer du sein

Les chiffres confirment la fréquence et la gravité de cette maladie : elle touche ou touchera au total onze pour cent des femmes françaises durant leur vie, près de trente-cinq mille nouveaux cas sont actuellement recensés chaque année en France, environ dix mille décès annuels lui sont imputables. Mais malgré une augmentation régulière du nombre des cas (autour de un pour cent par an), la mortalité reste stable avec une courbe qui tend même à s'infléchir grâce aux campagnes de dépistage et aux progrès médicaux réalisés dans la prise en charge. La gravité du cancer du sein est en outre inversement proportionnelle à l'âge : une femme de soixante-dix ans atteinte par cette maladie a une espérance de vie quasi identique à celle d'une femme indemne.

Rien pour le moment ne permet encore d'expliquer la survenue de ce cancer : aucune substance n'est capable de le déclencher... en dehors de l'application locale de dérivés du goudron, ce qui n'est tout de même pas très fréquent ! Le cancer du sein a tendance à apparaître dans les périodes de «dominance en œstrogènes» : il se déclenche donc plus volontiers lors de la périménopause, caractérisée par la progestérone qui chute (cycles anovulatoires), ce qui entraîne un excès relatif d'œstrogènes. Les études les plus récentes confirment une majoration du risque de cancer, aussi bien avec les seuls progestatifs (augmentation de plus de vingt pour cent) qu'avec les œstro-progestatifs (augmentation de plus de quarante pour cent).

Hormones et sein

L'estradiol est l'œstrogène le plus stimulant sur les tissus du sein, suivi de l'estrone puis de l'estriol. Ce dernier, bien que le plus faible

des trois, a deux atouts : il est dominant pendant la grossesse et il protège des effets cancérigènes des deux autres. Les femmes sans enfants ont plus de risques de cancer du sein alors qu'une grossesse précoce semble les protéger. Les femmes qui ont subi l'ablation des ovaires avant l'âge de quarante ans ont un risque moindre de cancer du sein, les femmes soumises à certains polluants industriels œstrogéniques (xéno-œstrogènes) ont par contre un risque plus élevé. Le tamoxifène enfin, qui fait partie des S.E.R.M. (voir plus loin), est utilisé dans le traitement du cancer du sein.
Nous constatons à l'évidence que le climat hormonal joue un rôle indiscutable de facteur de risque ou de protection du cancer du sein : le *Lancet*, une des principales revues médicales internationales, estime cette augmentation du risque relatif de cancer du sein à 1,4 après dix ans de traitement hormonal, ce qui est considéré comme acceptable par les gynécologues, mais apparemment pas par les femmes.

CINQ SIGNES DOIVENT VOUS AMENER À CONSULTER SANS TARDER :
- une boule dans le sein,
- une anomalie de l'aspect ou de la structure du sein,
- une rétraction du mamelon,
- un écoulement anormal par le mamelon,
- la présence de ganglions dans l'aisselle.

Cancer du col

Il n'est pas directement lié à la prise d'hormones. Son dépistage au moyen des frottis vaginaux doit être systématique une fois par an chez toutes les femmes. Bien que cette attitude ait permis de réduire sa fréquence, il n'en reste pas moins le cinquième cancer de la femme dans les pays développés et le premier de ceux en voie de développement. Le nombre des cancers du col est passé de 6000 cas en 1975, à 4200 cas en 1985, et 3300 cas en 1995. Le nombre des décès est passé de 2500 en 1985 à 1600 en 1995 grâce à la cônisation qui permet d'agir au tout début, voire au moment même où les premières cellules anormales apparaissent.
Les infections gynécologiques, directement corrélées à l'âge des premiers rapports puis à leur fréquence, fragilisent le col, permettent sa colonisation par des virus humains à papillomes (H.P.V.)

qui font le lit du cancer : seulement un quart des femmes examinées possède un col parfaitement sain et normal. Les conseils de protection imposés par le sida, qui réduisent le nombre des infections gynécologiques, devraient par conséquent avoir des répercussions positives sur cette maladie.

Cancer du corps de l'utérus

Bien que d'autres facteurs aient été évoqués, les œstrogènes représentent la seule cause connue de ce cancer. Il est rare chez la femme jeune et pendant la périménopause car les règles, en éliminant la muqueuse utérine tous les mois, empêchent la greffe éventuelle de cellules cancéreuses. Il doit être suspecté lors de la survenue d'un saignement chez une femme ménopausée, qui peut d'ailleurs parfois le confondre avec un retour de règles : une consultation soigneuse est par conséquent indispensable pour éliminer ce diagnostic.

Après la ménopause, la prescription des œstrogènes doit impérativement s'accompagner de progestérone pour protéger les cellules de l'endomètre : les œstrogènes donnés seuls multiplient par quatre le risque de cancer de l'utérus alors que leur association à un progestatif ne l'augmente que de très peu : la durée du traitement, les doses de ce dernier, le terrain... interviennent pour moduler ces chiffres. Les progestatifs sont d'ailleurs immédiatement arrêtés si la femme subit une hystérectomie.

Cancer de l'ovaire

Légèrement plus fréquent que le cancer de l'utérus (six pour cent des cancers féminins), il touche avec prédilection la femme de plus de soixante ans. Nous ne faisons que le citer car il n'est pas hormono-dépendant, bien que certains pensent que si.

Au total : le danger des hormones, et en particulier les risques reconnus mais jugés acceptables de cancer du sein, ont convaincu de nombreuses femmes de refuser le T.H.S. pourtant proposé très régulièrement par la plupart des gynécologues. Elles ont ainsi, souvent de leur propre chef, décidé de se tourner tout naturellement vers des alternatives thérapeutiques plus sûres et moins «agressives», sur lesquelles nous allons bien sûr largement revenir.

Les hormones sexuelles

Une importance inégale mais une indispensable complémentarité

Elles sont au nombre de trois :
- les **œstrogènes**, responsables des caractères sexuels secondaires féminins..., capables de déclencher l'œstrus (d'où leur nom),
- la **progestérone**, qui prépare l'organisme de la femme à une grossesse éventuelle,
- la **testostérone**, l'hormone mâle, mais également fabriquée en faibles quantités par la femme.

Les œstrogènes

Ils sont fabriqués par les ovaires de la puberté à la ménopause. Leur sécrétion est quotidienne mais varie bien entendu en fonction de la période du cycle : elle monte progressivement, est maximum au moment de l'ovulation, et chute brutalement juste avant et pendant les règles. Les substituts utilisés par les gynécologues en thérapeutique sont classés en naturels, semi-naturels, synthétiques : les deux premiers groupes ont une puissance d'action incomparable par rapport au troisième.

• Les œstrogènes naturels
Ce terme signifie que la molécule choisie est un clone des œstrogènes qui circulent normalement dans l'organisme. Le 17 béta-estradiol, l'œstrogène naturel par excellence, est le principal d'entre eux (*Estraderm*®, *Œstrogel*®...), c'est lui d'ailleurs qui stimule le plus les seins. L'estrone est sécrétée par l'ovaire, mais elle peut également provenir d'une conversion périphérique, en particulier de l'estradiol administré par la bouche ou des androgènes surrénaliens ou ovariens surtout après la ménopause.
L'estriol, métabolite d'élimination des précédents, est beaucoup moins actif et présent en toutes petites quantités sauf pendant la grossesse : s'il a bien sûr une affinité pour la muqueuse vaginale et l'utérus, il ne possède pas les propriétés métaboliques et osseuses des deux autres, ce qui explique qu'il soit surtout utilisé localement (*Colpotrophine*®, *Physiogine*®, *Trophicrème*®...).

Les femmes enveloppées ou obèses ont une sécrétion œstrogénique supérieure aux femmes maigres.

• Les œstrogènes semi-naturels

Ils sont susceptibles d'être métabolisés dans l'organisme en œstrogènes naturels. Le valérianate d'estradiol (*Progynova*®), converti à la fois en estrone et en estradiol, possède des propriétés proches du second. Les œstrogènes conjugués (*Prémarin*®), extraits d'urine de jument gravide, sont essentiellement composés de sulfate d'estrone.

• Les œstrogènes de synthèse

L'éthinyl-estradiol est l'œstrogène de synthèse le plus utilisé actuellement puisqu'il entre dans la composition de la plupart des pilules : sa structure chimique lui confère une grande stabilité et une puissance d'action exceptionnelle, il est très résistant à la dégradation chimique effectuée par le foie, il est surtout responsable de l'augmentation du risque vasculaire, principalement thromboembolique veineux, et présente un risque indiscutable pour le sein.

Effets des œstrogènes

Ils ont des effets bénéfiques et certains autres indésirables :

• Des effets bénéfiques :

- Sur les seins : ils développent les cellules glandulaires des seins leur conférant leur tonicité, ils favorisent le développement des canaux galactophores, ils augmentent la production de lait.
- Sur l'utérus : ils préparent à la nidation, ils stimulent la muqueuse de l'utérus (ou endomètre) qui par conséquent s'épaissit, ils provoquent la sécrétion de la glaire cervicale pour favoriser l'ascension et la pénétration des spermatozoïdes.
- Sur le vagin : ils stimulent les cellules superficielles (muqueuse), qui en leur absence s'atrophieraient, ils favorisent sa lubrification.
- Sur l'os : ils maintiennent la densité osseuse en freinant légèrement la destruction de l'os.
- Sur la peau : ils favorisent sa beauté et sa souplesse grâce à leur action sur le collagène, ils contribuent à la croissance et à l'éclat des cheveux.
- Sur le système nerveux central : ils préparent l'organisme à la reproduction, ils régulent la température corporelle évitant ainsi les

bouffées, ils protègent la mémoire, ils ont un rôle «excitant», déclenchant ou aggravant le syndrome prémenstruel, ils possèdent une action antidéprime, ils calment l'attrait pour le sucre et les graisses.
- Sur le cœur : ils préviennent l'athérosclérose et par conséquent les risques d'infarctus du myocarde.
- Sur le foie : ils régulent la production de cholestérol.
- Sur la silhouette : ils s'opposent à l'installation de la graisse sur le ventre et plus généralement sur le haut du corps.

• **Des effets indésirables :**
- ils augmentent les risques de cancer du sein et de l'utérus,
- ils augmentent la masse graisseuse des cuisses,
- ils déclenchent ou aggravent la rétention d'eau (œdèmes) en cas de surdosage,
- ils ouvrent l'appétit, d'abord en participant au mieux-être mais également par un effet propre,
- ils interfèrent avec la thyroïde,
- ils augmentent la perte de zinc et l'épargne du cuivre,
- ils facilitent les phénomènes de coagulation.

C'est dire si leur balance «avantages-inconvénients», surtout à moyen et long terme, est difficile à préciser ou affirmer.

Comment estimer l'imprégnation œstrogénique

Les symptômes suivants sont beaucoup plus fidèles que n'importe quel dosage pour évaluer la réalité de l'imprégnation hormonale :

• **«Dominance» des œstrogènes** (par manque de progestérone) :
- seins sensibles, douloureux, augmentés de volume, tendus... : les seins fibrokystiques sont d'ailleurs aggravés par une supplémentation en œstrogènes et améliorés par la progestérone,
- ventre gonflé,
- prise de poids rapide, appétit augmenté, besoin de sucre pressant,
- irritabilité, nervosité, sautes d'humeur, troubles du sommeil,
- règles plus ou moins régulières, souvent hémorragiques, avec présence de nombreux caillots,
- hypersécrétion de glaire cervicale.

• **Pas assez d'œstrogènes :**
- arrêt des règles,
- bouffées de chaleur, sueurs nocturnes,

- présence de troubles nerveux : fatigue, perte de tonus, déprime, morosité, perte de joie de vivre, troubles de mémoire, insomnie...,
- sécheresse vaginale,
- seins comme «endormis» ou «calmes»,
- douleurs articulaires et musculaires.

C'est sur la disparition ou la réapparition de ces symptômes que les femmes sous traitement substitutif jugent sans beaucoup se tromper des doses d'hormones qui leur sont nécessaires.

La progestérone

Fabriquée juste avant l'ovulation par le corps jaune de l'ovaire des femmes réglées, elle augmente rapidement pendant les deux dernières semaines du cycle pour devenir l'hormone sexuelle principale (c'est elle qui entraîne le désir de procréer et active la libido). Elle prépare l'utérus à la nidation de l'œuf fécondé. Elle est l'hormone de la maternité, indispensable à la survie de l'ovule fécondé, à l'embryon, au fœtus : toute chute de sa sécrétion se solde par la perte de l'embryon.

• **D'autres propriétés spécifiques :**
- elle est responsable du petit décalage qui permet de situer l'ovulation sur la courbe thermique,
- elle se comporte comme un antagoniste des œstrogènes, empêchant notamment tout développement excessif de la muqueuse, arrêtant les divisions cellulaires induites par ceux-ci,
- elle permet le développement des canaux sécrétoires des seins, mais protège contre les kystes des seins,
- elle supprime la glaire cervicale,
- son absence ou un déséquilibre dans sa production aboutissent à des règles irrégulières ou à des hémorragies,
- elle est antidépresseur et exerce une action hypnotique et calmante,
- elle est diurétique et favorise l'élimination de sel,
- elle intervient peu sur la fabrication des graisses mais elle peut favoriser la rétention d'eau, responsable alors d'un gonflement fréquent en fin de cycle,
- elle normalise les taux de sucre, de zinc, de cuivre,
- elle aide au fonctionnement de la thyroïde,
- elle est fabriquée par les glandes surrénales dans les deux sexes et

par les testicules chez l'homme, elle est d'ailleurs une étape majeure de la biosynthèse des hormones surrénaliennes,
- un de ses dérivés (*Androcur*®) possède une action anti-androgène qui le fait entrer en compétition avec la testostérone, en particulier au niveau de la peau (petite action contre l'acné)...

> *Le RU-486, la pilule abortive, est d'ailleurs une antiprogestérone, ce qui explique son action.*

Effets de la progestérone (et des progestatifs)

Elle a des effets bénéfiques et certains autres indésirables :

• Des effets bénéfiques :
- ils sont indispensables à la survie de l'embryon et du fœtus,
- ils protègent contre les cancers de l'endomètre,
- ils rééquilibrent le caractère, sont actifs naturellement contre une éventuelle déprime,
- ils diminuent le gonflement des seins, du ventre, des cuisses, évitent la boulimie,
- ils restaurent la libido,
- ils aident au fonctionnement de la thyroïde,
- ils limitent l'infiltration d'eau et de sel, le gonflement, les bouffissures..., et pourraient donc théoriquement faire perdre un peu de poids... par une action diurétique,
- ils stimulent la construction osseuse...

• Des inconvénients :
- douleurs et gonflement des seins et des tissus, environ une fois sur sept, en général provisoire : après deux ou trois cycles, le corps et les seins dégonflent, la situation se régularise...
- hyperpilosité, acné, séborrhée, perte des cheveux..., mais essentiellement avec certains d'entre eux (norstéroïdes),
- troubles de la circulation veineuse la plupart du temps,
- troubles du métabolisme des graisses : les norstéroïdes sont déconseillés, les autres ne sont pas contre-indiqués,
- bien que la progestérone soit l'hormone de la grossesse, certains progestatifs de synthèse que nous verrons plus loin sont contre-indiqués au premier trimestre de la grossesse car ils comportent des risques d'avortement ou de malformation fœtale.

Si le T.H.S. ne fait certes pas maigrir, les gynécologues ont tendance à considérer qu'il ne fait pas grossir... en dehors du gonflement inhérent à des posologies mal adaptées.

Progestérone et progestatifs

La progestérone naturelle, longtemps extraite du placenta humain qui en produit trois cents à quatre cents mg par jour, provient actuellement de plantes ou «saponines». Le terme de progestatifs regroupe l'ensemble des substances stéroïdiennes presque naturelles mais néanmoins en partie synthétiques qui possèdent des effets identiques ou proches de la progestérone : dégradés moins vite, ils auraient ainsi une action plus régulière. Les progestatifs de première génération, apparus dans les années 1950, sont des dérivés de la testostérone, l'hormone mâle : ils possèdent certes une activité progestative dix à cent fois supérieure à la progestérone mais au prix d'une activité androgénique (voir «*Lexique*»). Les progestatifs de seconde génération, apparus dans les années 1960-70, sont de nouvelles substances dérivées de la progestérone ou de la nor-testostérone : ces molécules ont subi des modifications, pour réduire en particulier leurs effets masculinisants et cardio-vasculaires. Mais pour diminuer encore voire faire disparaître ces derniers, sont apparus dans les années 1980 les progestatifs non androgéniques de troisième génération, surtout incorporés aux pilules contraceptives.

Le M.P.A. (acétate de médroxyprogestérone), trop dangereux pour le sein d'après les gynécologues français, n'est utilisé qu'aux Etats-Unis : les deux pays n'ont pas du tout les mêmes habitudes de prescription, ce qui alimente les discussions relatives aux conclusions des nombreuses études, publiées surtout là-bas. Nous possédons en effet en France un des arsenaux progestatifs les plus importants et diversifiés, puisque nous disposons d'une douzaine de produits différents, dont chacun possède ses avantages... et ses inconvénients. Aucun examen, aucun test ne permettent de désigner à l'avance le progestatif qui doit ou va convenir. Il est surtout demandé à ces produits de protéger de l'hyperplasie de l'endomètre, sans augmenter le risque cardio-vasculaire, et accessoirement de compléter l'effet thérapeutique des œstrogènes sur l'ostéoporose.

• Il existe **deux groupes** de progestatifs :
- Les *norstéroïdes*, ou dérivés estranes, ou 19 norstéroïdes androstanes ou 19 nor-testostérones (19 «nor» signifie qu'il n'y a pas de radical en 19, *no radical*). Ces produits, dont la formule chimique ressemble à l'hormone mâle, sont efficaces et puissants d'action. Ils calment parfaitement les douleurs des seins, diminuent les hémorragies cycliques, empêchent le gonflement prémenstruel. Mais leur efficacité se paye par des effets secondaires plus nombreux et gênants : prise de poids (plus le progestatif de synthèse est proche de la testostérone, moins il respecte le poids), apparition de poils (hirsutisme), troubles cutanés avec acné, cheveux gras (séborrhée), chute des cheveux, augmentation des chiffres du cholestérol sanguin, des triglycérides, assimilation plus difficile des sucres pour l'organisme... Nous trouvons dans ce groupe *Orgamétril®*, *Primolut-Nor®*... dont la posologie moyenne est de deux comprimés par jour du 16e au 25e jour du cycle.
- Les *norpregnanes*, ou dérivés pregnanes, produits très proches de la progestérone mais qui sont toutefois des hormones de synthèse. Elles n'ont pas d'effets secondaires, en particulier sur le poids. Parmi les pregnanes, nous trouvons *Colprone®*, *Gestoral®*, *Lutéran®*, *Lutionex®*, *Androcur®* (anti-androgène à doses plus fortes)... parfaitement supportés ; parmi les norpregnanes, nous trouvons *Lutényl®*, *Surgestone®*..., aussi puissants que la 19-nortestostérone, mais sans effets secondaires ou métaboliques défavorables.
- Deux autres produits, *Duphaston®*, *Utrogestan®*, largement utilisés en France, sont considérés par les gynécologues comme des équivalents de la progestérone naturelle. Ils sont dénués d'effets masculinisants et métaboliques défavorables, tout au plus sont-ils tous deux parfois responsables de vertiges, et le second de somnolence.

La progestérone ou les progestatifs sont utiles à tous les âges de la vie, aussi largement prescrits aux femmes qui souffrent de mastoses, de syndrome prémenstruel, de fibromes... qu'aux jeunes femmes puisqu'ils font partie des minipilules.

Attention danger

Le professeur Lucien Israël, éminent cancérologue aujourd'hui à la retraite, a émis l'hypothèse que les progestatifs, prescrits pour protéger l'endomètre, pourraient être des facteurs de croissance du cancer du sein. Les 19-norstéroïdes des contraceptifs stimulent

indiscutablement *in vitro* (en laboratoire) la croissance des lignées cancéreuses, ce que fait par contre très peu la médroxyprogestérone. L'association œstrogènes-progestérone, préconisée à la ménopause depuis les années 70, augmenterait en fait le risque de cancer dans les canaux du sein (galactophores), beaucoup plus que les œstrogènes prescrits seuls. Le professeur Israël estime que les femmes qui n'ont pas reçu de progestérone font moins ou pas de cancers du sein. La progestérone serait donc capable de favoriser une transformation tumorale ou d'accélérer l'évolution d'un cancer qui autrement ne serait peut-être pas apparu.
D'autres facteurs potentiels, dont certains inattendus tels les tranquillisants, les antidépresseurs, les somnifères..., sont également évoqués : la montée des cancers du sein dans tous les pays occidentaux pourrait s'expliquer par le fait que ces produits, tous inducteurs de prolactine, sont non seulement très généreusement utilisés mais surtout largement associés à une prescription de progestérone. Le professeur Israël recommande de se montrer économe en progestérone et en œstrogènes non seulement dans les situations à risques, mais également dans toutes celles qui ne le sont pas : certains commencent d'ailleurs à proposer dans le cadre d'un T.H.S, de la progestérone seulement un cycle sur deux ou un cycle sur trois. Toutes ces discussions, toutes ces certitudes d'un jour très souvent démenties le lendemain, nous confortent dans notre démarche de prudence, dont fait bien sûr partie l'alternative «médecines douces», que nous développons plus loin.

Les hormones mâles

Toutes les femmes grâce à leurs ovaires et leurs surrénales fabriquent de l'hormone mâle... mais en quantités habituellement modestes. Leur libido est d'ailleurs dépendante des taux circulant dans le sang, à tel point qu'elle est prescrite en Grande-Bretagne à celles qui se plaignent d'une baisse ou d'un manque de désir. Au fur et à mesure que les œstrogènes diminuent, l'hormone mâle ne subit plus de contrôle et peut manifester des signes de dominance, ce qui conduit en particulier à une hyperpilosité, de l'acné, une peau grasse, une chute des cheveux. Cette «masculinisation» de la femme est généralement prévenue par la prescription de progestérone (ou de progestatifs).

Mise en œuvre du traitement hormonal substitutif

Les gynécologues bien échaudés par la mauvaise observance du traitement hormonal sont actuellement beaucoup plus attentifs aux préoccupations et aux objections de leurs patientes : ils ont compris qu'un traitement mal expliqué, mal compris, mal accepté ou mal toléré ne sera pas suivi bien longtemps. La tendance est donc pour eux de s'assurer que la femme a reçu les informations suffisantes, qu'elle a compris les enjeux du traitement, qu'elle est disposée à suivre un traitement hormonal, de commencer par des doses modérées assurant une bonne tolérance. Ils ont actuellement à leurs disposition de nombreuses molécules qui leur permettent de proposer des traitements à la carte.

Trois schémas thérapeutiques

Dès que le diagnostic de ménopause est confirmé, un traitement hormonal substitutif peut être proposé, selon trois possibilités différentes :

• Le traitement œstro-progestatif **séquentiel discontinu**, le plus classique, le plus utilisé en France, car le mieux toléré : il est démarré le premier jour du mois par souci de simplicité pour le médecin et la femme, comprend des œstrogènes (patch, gel, comprimés...) vingt-cinq jours par mois, un progestatif les douze derniers jours du traitement œstrogénique, cinq jours sans aucun produit pendant lesquels apparaissent de «fausses» règles.

• Le traitement **«combiné continu»**, dit également sans règles : il comprend un œstrogène donné en permanence et un progestatif à demi-dose. Ce traitement n'entraîne pas d'hémorragie de privation mais des métrorragies dans la moitié des cas, surtout les premiers mois. Il se révèle le plus souvent décevant, en particulier chez les patientes qui pensaient s'être débarrassées des règles... et ne les regrettaient surtout plus.

• Le traitement **«combiné discontinu»**, préconisé surtout par les Anglo-Saxons ne propose pas la fenêtre de cinq jours. Il comprend un œstrogène et un progestatif à demi-dose vingt-cinq jours par mois. Il est responsable de règles de moindre abondance, est intéressant chez les femmes qui souffraient de bouffées de chaleur pendant la période d'arrêt, ou étaient empoisonnées par des crises migraineuses liées au cycle ou à la période prémenstruelle. Il est habituellement bien suivi.

• A ces trois types de traitement à la carte s'ajoutent à présent certaines **associations fixes** qui ont l'inconvénient de ne permettre aucun ajustement : nous trouvons ici *Activelle*®, *Climaston*®, *Climène*®, *Divina*®, *Kliogest*®, *Triséquens*®...

Pour être très schématique, le choix du T.H.S. s'opère pour de nombreux gynécologues de la façon suivante :
- femme en périménopause encore plus ou moins réglée ou gênée par des bouffées de chaleur importantes = schéma combiné discontinu,
- femme récemment ménopausée = schéma séquentiel discontinu,
- femme avec syndrome prémenstruel important, en particulier des migraines = schéma séquentiel continu,
- femme âgée ou ménopausée depuis un certain temps, ou qui avait des règles abondantes = schéma continu combiné (sans règles).

Quelques situations particulières

Les médecins sont régulièrement confrontés à des situations plus ou moins délicates, notamment parce que le traitement hormonal reconnaît un certain nombre de contre-indications, n'est pas exempt d'inconvénients, nécessite des précautions d'emploi.

• Un antécédent personnel de cancer du sein est une contre-indication absolue, un antécédent familial est une incitation à la prudence et doit faire choisir les traitements naturels.

• Cas des femmes ayant un cancer du sein : s'il constitue classiquement une contre-indication formelle à un T.H.S., un certain nombre d'éléments remettent en cause ce dogme.

• Cas des femmes ayant des antécédents de cancer gynécologique : le traitement hormonal n'a aucune action sur le col de l'utérus. Chez les femmes hystérectomisées, le progestatif est d'ailleurs supprimé puisqu'il ne sert plus à rien pour l'utérus mais qu'il fait courir un risque inutile au sein.

Les positions sont très tranchées, parfois contradictoires selon les praticiens, ce qui ajoute encore à la confusion des patientes.

Durée du traitement

Mises à part l'amélioration de la qualité de vie (bouffées de chaleur, confort physique et psychique...) et la correction des signes génito-urinaires qui sont perceptibles immédiatement, les bénéfices du T.H.S. ne s'apprécient qu'après une longue période de traitement dont la durée fait l'objet de débats passionnés : la tendance semble actuellement à un raccourcissement net de la période d'imprégnation hormonale avec des traitements souvent proposés pour une durée inférieure à dix ans. Au-delà, les scientifiques considèrent que la balance «avantages-inconvénients» devient négative pour la patiente avec en particulier des risques (cancer) qui augmentent sans protection supplémentaire ou évidente pour l'os et le cœur.

L'observance «très moyenne» du T.H.S.

Voyons à présent les raisons pour lesquelles les femmes acceptent, refusent ou arrêtent rapidement les hormones.

Les principales raisons pour lesquelles les femmes prennent un T.H.S.

Le T.H.S. reconnaît trois enjeux essentiels : l'amélioration de la qualité de vie, la protection de l'os, l'effet cardioprotecteur.
Une étude réalisée récemment sous l'égide de la Fédération française des collèges de gynécologie médicale apporte des informations sur les motifs de consultation et les motivations des patientes :
- l'âge moyen des femmes consultant leur gynécologue pour ménopause est de cinquante-trois ans,
- les bouffées de chaleur sont pour deux tiers des femmes la raison de la consultation et de la demande d'un traitement,
- une femme sur deux consulte pour des sueurs nocturnes,
- deux femmes sur trois consultent pour des troubles du sommeil,
- plus d'une femme sur deux consulte pour des troubles de l'humeur.

La plupart des études nous apprennent que les femmes consultent principalement pour les troubles qui retentissent sur leur qualité de vie (bouffées de chaleur, problèmes de peau, troubles nerveux...) et que les préoccupations médicales (ostéoporose, prévention cardiovasculaire) sont pour elles largement au second plan, même si elles sont informées et sensibilisées. Rappelons ici que les femmes de milieu aisé adhèrent plus fortement à la dimension sociale et esthétique du traitement, que les femmes de milieu plus modeste sont plus sensibles aux arguments médicaux et se sentent moins concernées par le côté esthétique.

Les principales raisons pour lesquelles les femmes ne prennent pas de T.H.S.

Elles sont nombreuses, variées, et pas toujours injustifiées, liées à la patiente, au médecin ou à la situation particulière :
- convenances personnelles ou opposition de principe au T.H.S.,
- peur voire véritable phobie du T.H.S. ou du cancer,
- refus des règles pour certaines femmes qui voient dans la ménopause une délivrance,
- proposition faite par le médecin, non entendue par la patiente,
- médecin lui-même peu convaincu de l'intérêt du T.H.S., ce qui n'est pas sans incidence sur la motivation de sa patiente,
- contre-indications médicales : antécédents de phlébite, d'embolie pulmonaire, d'accident vasculaire cérébral, mais aussi de cancer,
- absence du moindre symptôme à l'installation de la ménopause, ce qui bien entendu n'incite pas à demander une aide médicale.

Les raisons des femmes de ne pas vouloir du T.H.S. ou de certains médecins de ne pas le proposer ne sont pas toujours rationnelles mais elles existent et doivent être prises en considération. Les gynécologues, trop convaincus de l'intérêt et de l'efficacité des hormones à court et long terme, ont eu la tentation de «passer en force», sans tenir compte des attentes, des réserves ou des objections de leurs patientes, ce qui a eu pour conséquences une observance finalement très faible et une certaine perte d'autorité morale. Le choix d'un traitement doit certes s'opérer en fonction de considérations médicales mais ne peut actuellement faire l'économie de pédagogie et de concertation.

Les principales raisons pour lesquelles les femmes abandonnent le T.H.S.

L'observance générale du traitement substitutif n'est pas bonne puisque au bout de deux ans, la moitié des femmes auxquelles il a été proposé l'ont abandonné. Les hormones véhiculent bien sûr en premier lieu la peur du cancer, mais d'autres raisons entraînent régulièrement l'abandon du traitement :
- des saignements : ils surviennent volontiers lors de l'instauration du

Mme Françoise C., âgée de 51 ans, vient consulter pour des troubles de la ménopause peu importants. Elle est ennuyée par quelques bouffées de chaleur sporadiques, une recrudescence de maux de tête, des signes de nervosité avec en particulier des difficultés pour dormir (mais elle n'a jamais été, reconnaît-elle, une bonne dormeuse), une libido peu active. Il n'y a pas de facteurs de risque personnels : cholestérol normal, pas d'hypertension artérielle, pas d'obésité. Parmi les antécédents familiaux, sa mère a été ménopausée à 52 ans, a fait un cancer du sein à 62 ans, mais vit en bonne santé : elle est en particulier indemne d'ostéoporose. Son père a été victime d'un infarctus du myocarde à 57 ans, son oncle paternel est hypertendu. Elle a deux sœurs qui vont bien. Elle a d'abord été voir son gynécologue qui lui a conseillé un T.H.S., qu'elle n'a pas voulu prendre en raison du cancer de sa mère. Elle vient en consultation pour solliciter notre avis sur les risques éventuels à ne prendre aucun traitement, et sur les autres possibilités thérapeutiques, en particulier le soja dont elle a entendu parler. Nous lui avons expliqué les avantages des isoflavones de soja, que nous lui avons d'ailleurs proposées, ainsi que quelques recommandations diététiques plus générales.

Commentaires : ce cas de figure se pose très régulièrement dans nos cabinets où des femmes viennent en consultation car elles ont de grosses réticences vis-à-vis d'un T.H.S. que veut leur donner ou que leur a déjà prescrit leur gynécologue. Cette peur des hormones est parfois illégitime mais elle existe et doit être respectée, surtout dans des cas comme celui-ci où la gêne est minime et la demande pour le moins subtile. Chacun des symptômes immédiats peut être traité par l'homéopathie et les plantes. La protection cardio-vasculaire, nécessaire en raison de l'antécédent paternel, relève surtout de recommandations diététiques (alimentation antioxydante).

traitement, nécessitent quelques ajustements qui les suppriment la plupart du temps, sont surtout très mal vécus par les femmes qui avaient accueilli avec soulagement l'arrêt définitif de la corvée des règles.
- la prise de poids, la sensation d'un gonflement, des œdèmes..., rapportés par la patiente au T.H.S., sont souvent des éléments rédhibitoires d'abandon des hormones.
- les douleurs dans les seins : elles sont une source d'inconfort voire de véritable souffrance et par conséquent d'abandon très rapide. Les antécédents de mastose ne sont pas une véritable contre-indication mais le T.H.S. est susceptible de réactiver des kystes et de déclencher ainsi des douleurs.

- les troubles du caractère : ils peuvent rappeler les signes observés lors du syndrome prémenstruel.
- la régression rapide des symptômes peut elle aussi conduire la patiente à interrompre son traitement, si les enjeux n'ont pas été parfaitement expliqués.

Les raisons d'abandonner le traitement hormonal sont donc pour les femmes au moins aussi nombreuses que celles de ne pas le prendre, ce qui aboutit aux résultats que nous connaissons et tout particulièrement à la mauvaise observance constatée par l'ensemble des observateurs.

Au total : nous pouvons considérer objectivement qu'un traitement aussi largement proposé depuis un quart de siècle, mais suivi durablement par seulement un quart des femmes est un échec relatif, même s'il a constitué une avancée indéniable dans la prise en charge de la ménopause. Des solutions nouvelles, offrant semble-t-il les avantages des hormones sans leurs inconvénients, ont suscité récemment beaucoup de curiosité et d'espoir chez les femmes, d'autant que les polémiques sur l'innocuité des hormones ont redoublé ces derniers mois depuis l'arrêt de l'étude américaine Whi.

DE NOUVELLES PISTES DE TRAITEMENT PROMETTEUSES

Nous trouvons ici pour le moment trois types de produits : les S.E.R.M, les plantes hormono-modulantes, la D.H.E.A.

Les S.E.R.M.,
un axe de recherche essentiel

De nombreux médecins, principalement des endocrinologues, s'intéressent activement aux modulateurs sélectifs des récepteurs des œstrogènes ou S.E.R.M., initiales en anglais de cette classe de produits (*Selective Estrogen Receptor Modulators*). Ces molécules, de structure chimique proche des œstrogènes, sont capables de se lier avec une grande affinité à leurs récepteurs. Dans certains tissus, elles agissent comme les hormones féminines, dans d'autres tissus, elles bloquent leur action : elles possèdent ainsi une action œstrogénique sur l'os et le métabolisme des graisses, et une activité anti-œstrogénique sur le sein. C'est d'ailleurs pour cette dernière particularité qu'un produit de cette première génération, le tamoxifène, est employé depuis plusieurs années contre le cancer du sein, malgré ses risques d'hyperplasie utérine. Parmi les produits de deuxième génération, le raloxifène non seulement prévient les fractures vertébrales de la femme ménopausée, mais diminuerait le risque de cancer du sein, sans effet délétère sur l'utérus : il est toutefois inefficace voire aggravant pour les bouffées de chaleur, et reconnaît comme contre-indication les antécédents thrombo-emboliques. Si les prochains S.E.R.M. venaient à tenir toutes leurs promesses, ils deviendraient une des classes thérapeutiques les plus importantes de ce début de millénaire, et se poseraient très rapidement comme des alternatives ou des relais au T.H.S. Un des problèmes principaux, non réglé pour le moment, est lié au fait qu'ils modulent leur action, agissant tantôt comme des antiœstrogènes, tantôt comme des œstrogènes, sur les récepteurs d'un même organe... ce qui est bien entendu fâcheux.

Les plantes hormono-modulantes

La déferlante

L'irruption des plantes hormono-modulantes dans le domaine médical en général et en gynécologie en particulier résulte de deux études épidémiologiques (voir «*Lexique*») effectuées l'une chez l'homme, l'autre chez l'animal, qui ont mis en évidence le rôle indiscutable de substances d'action de «type œstrogénique» apportées par l'alimentation. La première de ces études constate la fonction protectrice du soja consommé couramment sur la santé des femmes japonaises en général et ménopausées en particulier : un quart d'entre elles seulement souffrent de bouffées de chaleur, elles sont peu touchées par l'ostéoporose, elles font par conséquent moins de fractures que les femmes occidentales. La seconde étude réalisée par des vétérinaires australiens incrimine le rôle du trèfle, riche en coumestrol (voir plus loin), dans les nombreux cas d'infertilité observés parmi leurs troupeaux de brebis.
Ces deux études scientifiques, suivies de plusieurs centaines d'autres (plus de 400 en 1998) menées dans le monde entier et largement relayées par les médias, ont d'abord confirmé l'action «hormonale» ou plus exactement hormono-modulante de certains aliments, puis ont été très directement à l'origine d'une demande accrue de produits naturels (soja) aux gynécologues, en remplacement du très controversé T.H.S.

Procréation, hormones et plantes

Le mystère de la procréation qui interpelle toutes les civilisations depuis l'aube de l'histoire est entrevu à la fin du XIXe puis seulement éclairci au XXe siècle. La femme est longtemps le simple réceptacle de la semence de l'homme, le terme «gestation» dérivé du mot latin *gestare* = porter, en est l'illustration. Les œstrogènes sont découverts dans l'urine des femmes enceintes à la fin des années 20, la production de grandes quantités de progestérone par le placenta n'est confirmée qu'à la fin des années 30, ce dernier est d'ailleurs récupéré après l'accouchement pendant de longues années afin d'en extraire sa précieuse hormone.
Au début des années 50, des stérols (substances dont la formule chimique rappelle le cholestérol) à activité hormonale sont mis en évidence dans de nombreuses plantes, en particulier l'igname sau-

vage, ce qui marque véritablement le début de la fabrication industrielle de la progestérone et des progestatifs de synthèse prescrits par les gynécologues pour contrebalancer les effets délétères des œstrogènes sur l'utérus. Les plantes hormono-modulantes, en particulier celles qu'on nomme abusivement les phyto-œstrogènes, envahissent le marché et gagnent le grand public grâce à la vogue du soja, dont le rôle réellement bénéfique est sur le point d'être confirmé. C'est ainsi que les plantes, utilisées très empiriquement depuis l'Antiquité avec plus ou moins d'efficacité d'ailleurs, pour faciliter ou contrôler la reproduction, déclencher éventuellement des avortements, se sont trouvées ces dernières années propulsées sur le devant de la scène, pour prendre en charge la santé des femmes pré- et ménopausées.

Hormones et plantes hormono-modulantes

L'hormone, substance chimique fabriquée par le corps humain, est porteuse d'un message spécifique qui circule par voie sanguine vers ses organes cibles. Elle trouve à leur niveau des récepteurs capables de décoder l'information qu'elle véhicule et leur intime l'ordre d'effectuer une fonction particulière. Les hormones, sécrétées par nos glandes endocrines (ovaires, surrénales, testicules, thyroïde) ou nos tissus, sont strictement indispensables au fonctionnement de l'organisme et donc à la vie. Les œstrogènes et la progestérone sont des hormones sexuelles fabriquées par les ovaires : la diminution à la périménopause puis l'arrêt de leur sécrétion à la ménopause sont responsables ou facteurs aggravants des troubles constatés immédiatement et des complications à plus long terme.

Parmi les plantes hormono-modulantes, les «phyto-œstrogènes» représentent l'espoir naturel de pallier les conséquences de cette défaillance physiologique des ovaires. Ils possèdent une action voisine des œstrogènes ou plus exactement ils interfèrent avec eux, puisqu'ils se fixent sur leurs récepteurs de façon compétitive et réversible, empêchant alors leur liaison. Les «phyto-œstrogènes» agissent en prenant la place des œstrogènes et en modulant le fonctionnement du récepteur : ils ne sont donc ni des œstrogènes, ni des hormones, mais bien des plantes à activité hormono-modulante.

Lorsqu'il est parfois souligné que ces substances ont une puissance mille fois moins importante que l'estradiol, cette information est surtout destinée à tenter de minimiser leur intérêt et leur activité :

celle-ci ne dépend en effet aucunement de leur puissance mais de leur capacité variable à se lier aux récepteurs, et c'est elle seule qui rend compte des effets inconstants. Les plantes hormono-modulantes possèdent ainsi une action *œstrogénique* sur certains tissus (cerveau, os, poumon, vaisseaux, vessie...) et *anti-œstrogénique* sur certains autres (ovaire, sein, utérus...). Ils se comportent donc comme des modulateurs sélectifs, raison pour laquelle ils sont parfois assimilés par les chercheurs aux S.E.R.M. (voir plus haut).
L'intérêt de ces substances tient au fait qu'elles possèdent de façon naturelle des actions opposées adaptées aux situations rencontrées lors de la ménopause : elles protègent les tissus sur lesquels la stimulation œstrogénique est dangereuse (ovaire, sein, utérus), elles aident les tissus sur lesquels celle-ci est bénéfique (cerveau, os, vaisseaux). Elles n'ont pas, contrairement à une crainte tout à fait injustifiée, d'action féminisante et peuvent par conséquent parfaitement être prescrites à un homme, qu'elles protégeraient même du cancer de la prostate.

> *L'hormone, comme une clé qui ouvre la bonne serrure, se pose sur «son» récepteur et l'active de façon spécifique.*

Les plantes à activité œstrogénique ou «phyto-œstrogènes»

Classification des phyto-œstrogènes

Ces composés, identifiés dans plus de trois cents plantes, ont une structure chimique proche de l'estradiol : ils se comportent donc comme des œstrogènes, c'est-à-dire qu'ils sont capables d'induire l'œstrus chez l'animal impubère ou au moins d'interférer avec le processus normal de la reproduction. Mais seules trois grandes classes de ces polyphénols semblent exercer une activité phyto-œstrogénique définie et suffisante :

• Les **isoflavones**, surtout présentes dans les légumineuses (fève, haricot vert, pois chiche, graines de soja), mais aussi luzerne et trèfle, le thé... Les plus actives sont la génistéine, la formononétine, la daidzéine et biochanine A. Le trèfle rouge représente la source la plus importante de formononétine et de biochanine A. La teneur en isoflavones du soja et des produits dérivés dépend de la variété, des conditions de culture, du mode industriel d'extraction... mis en œuvre à partir de la matière première : elle peut ainsi varier dans des proportions considérables.

• Les **lignanes** sont des précurseurs de la lignine, indispensable à la constitution des parois cellulaires végétales. Elles sont surtout présentes dans les graines de céréales complètes, les oléagineuses (surtout le lin, olive, tournesol), mais également l'ail, le flageolet, la lentille, et certains fruits (cerise, pamplemousse, poire, pomme...). Les plus actives sont le matairésinol et le secoisolariciresinol.

• Les **coumestanes,** dont l'activité œstrogénique est pourtant supérieure aux flavones, revêtent une certaine importance... pour le bétail, car elles sont surtout concentrées dans les plantes fourragères, alfalfa principalement mais également luzerne et feuilles de trèfle. Le représentant principal est le coumestrol, retrouvé dans les pousses de soja, alors que la graine est surtout riche en isoflavones.

• D'autres phyto-œstrogènes existent mais sont de moindre importance : la lupulone du houblon, le bêtasitostérol de la réglisse, la quercétine des fruits et légumes. Citons simplement les **lactones** qui n'apparaissent qu'en cas d'infestation de la plante (blé, foin...) par une moisissure.

Métabolisme des phyto-œstrogènes

De nombreuses études, effectuées principalement sur le soja, permettent de suivre le devenir de ces substances dans l'organisme. Après absorption orale, les isoflavones naturelles sont en partie hydrolysées dans l'estomac, devenant alors actives, libérées dans l'intestin sous l'influence de sa flore, puis récupérées et dégradées par le foie. Leur concentration est maximale dans le sang, six à huit heures après leur ingestion. Leur excrétion est ensuite essentiellement rénale, les taux urinaires traduisant d'ailleurs fidèlement l'importance de leur consommation.

Certaines flores intestinales seraient plus aptes que d'autres à effectuer les transformations métaboliques nécessaires à l'activité de ces substances phyto-modulantes, ce qui pourrait rendre compte de leur efficacité inconstante (dans environ cinquante pour cent des cas). La consommation ou non de fibres alimentaires, leur prise régulière, les quantités absorbées, interviendraient entre autres pour expliquer l'effet ou l'absence d'action...

Différentes actions des phyto-œstrogènes

Il n'existe pour le moment pas de preuve formelle ou définitive d'une activité des plantes hormono-modulantes, car aucune étude n'a porté sur un nombre suffisant de patientes, ni sur une durée suffisamment longue. Les phyto-œstrogènes se comportent, nous l'avons vu plus haut, tantôt comme des œstrogènes faibles, tantôt comme des anti-œstrogènes, ce qui rend compte à la fois de leur intérêt et des résultats contradictoires régulièrement observés et longtemps mal compris.

• **Contre les bouffées de chaleur**

L'efficacité semble réelle, relativement rapide mais inconstante, puisque soixante-quinze mg d'isoflavones ne réduisent les symptômes que de moitié et dans seulement cinquante pour cent des cas. Deux notions sont importantes : la durée du traitement doit être d'environ deux mois avant de tirer des conclusions trop définitives ; il est en règle générale inutile de monter les doses si le résultat est insuffisant avec la dose moyenne de soixante-quinze mg.

• **Vis-à-vis de l'os**

Les isoflavones, en stimulant très légèrement les ostéoblastes (constructeurs) mais surtout en freinant les ostéoclastes (destructeurs) préviendraient la perte osseuse et pourraient rétablir un bilan calcique positif : les expériences chez l'animal montrent qu'il est toutefois très difficile d'enrayer le processus ostéoporotique lombaire surtout à très court terme, et que l'efficacité de ces substances serait peut-être plus importante sur le fémur, mais à long terme. Nous ne connaissons pas encore l'effet de ces compléments alimentaires démarrés chez nous très tard et absorbés finalement pendant une période relativement courte, alors que les femmes asiatiques en mangent beaucoup et depuis l'enfance, ce qui n'est pas strictement comparable. La conservation du statut osseux pourrait être réalisée avec quarante-cinq mg d'isoflavones par jour, un gain osseux de l'ordre de deux pour cent nécessiterait des doses d'environ quatre-vingt-dix mg, cela demande confirmation.

• **Contre le cholestérol**

L'effet hypocholestérolémiant d'une consommation de trente à cinquante grammes de protéines de soja est à présent bien établi : cet aliment prévient l'athérosclérose, améliore le profil lipidique grâce à son activité antioxydante et à l'augmentation de l'excrétion fécale des acides biliaires et l'épuration du L.D.L. (le mauvais cholestérol). La F.D.A. (Food and Drugs Administration) américaine, pourtant habituellement tatillonne, a autorisé ces produits à afficher la mention «anticholestérolémique».

• Contre le risque cardio-vasculaire

Les isoflavones le diminuent indiscutablement à la fois par l'action sur le cholestérol que nous venons de voir mais également par des effets propres sur les vaisseaux et la circulation. Les bénéfices du régime crétois (voir chapitre «*Hygiène de vie*») pourraient être liés à sa richesse en légumes secs et par conséquent en lignanes.

• Contre le vieillissement cutané

Les isoflavones pourraient jouer un rôle bénéfique, ne serait-ce que par leur activité antioxydante.

• Contre les autres symptômes de la ménopause

Les isoflavones ne semblent pas très actives sur l'anxiété, les maux de tête, les douleurs articulaires, les troubles du sommeil...

• Contre la maladie d'Alzheimer

Les phyto-œstrogènes par leur action sur les récepteurs cérébraux pourraient en théorie avoir une action positive et retarder l'apparition de la maladie, mais aucune étude n'est pour le moment venue confirmer ces hypothèses.

• Vis-à-vis du cancer du sein

Cette maladie, peu fréquente dans les régions traditionnelles asiatiques, progresse indiscutablement dès que l'alimentation se modernise, ce qui est le cas des populations migrantes qui adoptent rapidement les habitudes alimentaires, mais aussi les courbes statistiques de morbidité et de mortalité des pays d'accueil ! Chez les femmes asiatiques qui consomment du soja cent vingt fois par an, le risque de cancer du sein est réduit de trente pour cent par rapport à celles qui en consomment dix fois par an, quel que soit leur statut hormonal (période «d'activité génitale», périménopause ou ménopause confirmée). Les hypothèses sont nombreuses : pour certains, les phyto-œstrogènes, en allongeant la longueur des cycles, diminueraient le temps total d'exposition des cellules mammaires aux œstrogènes ; pour d'autres, l'effet protecteur serait indépendant de l'effet œstrogénique ; pour d'autres encore, les lignanes pourraient agir par une action antioxydante qui empêcherait la transformation des procarcinogènes en carcinogènes.

Les œstrogènes de soja sont pour le moment contre-indiqués chez des femmes qui ont fait un cancer du sein mais elles peuvent bien entendu continuer à se nourrir avec du soja, comme le font les

Japonaises auxquelles on ne demande pas de modifier leurs habitudes alimentaires en cas de maladie.

• **Vis-à-vis des autres cancers**

Les isoflavones du soja et les lignanes pourraient, grâce à leurs propriétés antioxydantes, prévenir les cancers hormono-dépendants (prostate, sein, utérus) et du côlon. La consommation de soja diminuerait en particulier d'environ cinquante pour cent le risque de cancer de l'endomètre. Mais la plupart des études concluraient à un retard d'apparition des tumeurs plutôt qu'à un empêchement de leur formation.

• **Vis-à-vis d'un saignement utérin**

Les isoflavones, peut-être par des propriétés anti-œstrogéniques sur l'utérus, ne provoquent aucun saignement : les femmes asiatiques ménopausées continuent à consommer leur soja sans ce type de problème.

Contre-indications

Aucune.

En pratique

Les phyto-œstrogènes de soja sont apparentés à des compléments alimentaires : la consommation quotidienne est d'environ cinq mg d'isoflavones en France, de vingt-cinq à quarante-cinq mg en Asie, et peut aller jusqu'à deux cents mg au Japon. Des apports quotidiens de cinquante mg d'isoflavones semblent optimaux, ce qui correspond à vingt grammes de protéines de soja (farine, concentrés, tofu...) ou un demi-litre de lait de soja, la teneur exacte dépendant de la variété, des conditions de culture, du procédé d'extraction, des marques... La partie germée du soja, que vous consommez dans les restaurants chinois, contient par contre très peu d'isoflavones.

Les plantes à activité progestative

Alors que la plupart des travaux scientifiques sont consacrés aux «phyto-œstrogènes», que les compléments alimentaires qui arrivent régulièrement sur le marché sont presque tous des isoflavones, un médecin américain, le docteur Lee, est le seul à parer la progestérone naturelle de toutes les vertus et à la recommander en lieu et place des œstrogènes. Notons qu'elle est la seule substance qui pourrait revendiquer l'appellation de phyto-hormone. Il ne semble néanmoins pas y avoir d'intérêt évident à recourir à ce produit qui, naturel ou pas, possède les inconvénients de la progestérone, en particulier sur l'endomètre.

Il existe de nombreuses plantes à activité de type progestérone (progestérone-like), la source la plus courante dans le monde étant l'igname sauvage encore appelé yam qui produit un stérol nommé diosgénine, facilement converti en progestérone. Une alimentation riche en igname, en fenouil... permettrait très théoriquement cette fabrication naturelle et jouerait ainsi un rôle tampon, surtout intéressant pendant la périménopause pour contrebalancer la «dominance» en œstrogènes. Mais de nombreux auteurs pensent qu'il y a là un abus de raisonnement, car l'organisme humain serait incapable de transformer cette diosgénine en progestérone. Le yam ne serait donc pas une plante d'action progestative, tout au plus se comporterait-il comme un phyto-modulateur, dont l'efficacité reste à démontrer.

Au total : les «phyto-œstrogènes» pour être efficaces doivent d'abord être parfaitement compris dans leur mécanisme d'action, ensuite bien indiqués, enfin correctement utilisés. Les arguments nous semblent actuellement suffisamment nombreux et convaincants pour pouvoir proposer ces substances non seulement aux femmes qui ne souhaitent pas de T.H.S, mais aussi à celles qui le prennent et pourraient ainsi en diminuer les doses, et enfin probablement d'étendre cette recommandation à l'ensemble d'entre elles, ménopausées ou non, pour la prévention des cancers féminins, et peut-être même aux messieurs pour la prévention des cancers du côlon et de la prostate. Les plantes hormono-modulantes gagnent progressivement une place de plus en plus privilégiée dans l'arsenal thérapeutique mis à la disposition des médecins et des femmes, et nous ne sommes certainement pas au bout de nos surprises.

La D.H.E.A.

La pilule de jouvence ?

Célébrée par les médias du monde entier, auréolée du surnom flatteur d'«élixir de jouvence», elle n'a pas encore obtenu pour le moment son droit de cité dans la pharmacopée française. En 1931, un chercheur allemand, Adolf Butenandt, prix Nobel de chimie, isole la D.H.E.A., abréviation de sa formule chimique au nom barbare de «Déhydroépiandrostérone». Par la suite, les professeurs Etienne-Emile Baulieu en France et Samuel Yen en Amérique publient à partir de 1960 des travaux sur le rôle de cette hormone stéroïde. Un essai actuellement en cours dans des services hospitaliers parisiens (Bicêtre, Broca) tente d'apporter les preuves scientifiques des effets de la D.H.E.A., étape préalable à une éventuelle mise sur le marché.

Origine et action principale

La D.H.E.A. est produite par les glandes surrénales à partir de l'âge de sept ans : elle atteint son niveau maximal vers vingt-cinq ans, décroît ensuite habituellement très progressivement d'environ deux pour cent par an pour n'être plus présente qu'à cinquante pour cent de sa valeur initiale vers quarante ans, puis à dix pour cent autour de soixante-quinze ans.

L'organisme l'utilise à la fois pour fabriquer les hormones femelles (œstrogènes, progestérone) et mâles (testostérone), ce qui lui procure son rôle apparemment si important dans la prévention des risques et symptômes liés à la ménopause, et plus modeste face à certains «désagréments» de l'andropause : les femmes, surtout de plus de soixante-dix ans, trouvent plus de bénéfices à sa prise que les hommes. La D.H.E.A. possède également de nombreuses autres actions puisqu'elle intervient sur la plupart des fonctions physiologiques de l'organisme : système nerveux (elle serait responsable d'une meilleure résistance au stress, d'un sommeil amélioré), immunité (elle combattrait la susceptibilité accrue aux infections), modulation hormonale (elle réduirait l'inconfort de la ménopause), os (elle freinerait l'ostéoporose, elle diminuerait les douleurs rhumatismales), libido (elle «stimulerait» les femmes de plus de 70 ans)... Elle préviendrait enfin, ce qui a fait sa célébrité, le vieillissement cutané en diminuant l'atrophie et la pigmentation de la peau, en améliorant son hydratation, en régulant sa production de sébum par les glandes sébacées. Elle semble surtout active sur le bien-être physique et psychologique et la vitalité.

Utilisation, contre-indications

Les bénéfices escomptés d'une supplémentation en D.H.E.A. sont : une plus belle peau, des os plus solides, un bien-être retrouvé, une sexualité réactivée. Interdite pour le moment en France car elle est un précurseur hormonal, elle est par contre en vente libre aux Etats-Unis comme un complément alimentaire depuis 1994, sans grand contrôle médical ou pharmacologique puisqu'elle est d'origine naturelle. Quarante millions d'Américains en consomment tous les jours, principalement contre la fatigue, sans qu'aucun incident ou accident n'ait été observé, alors que les doses absorbées sont largement supérieures aux recommandations. La D.H.E.A. est généralement inutile avant trente-cinq ans ; la grossesse et les cancers hormono-dépendants (prostate, sein) représentent ses seules contre-indications.

Posologie

Elle est utilisée à des doses comprises entre vingt-cinq et cent mg par jour : la prescription de cinquante mg pendant six mois restaure les taux observés à l'âge de vingt-cinq ans, ce qui améliore le bien-être physique et psychologique, augmente la masse et la puissance musculaires. La posologie moyenne actuellement préconisée est de 50 mg pour les femmes, 75 mg pour les hommes, à prendre de préférence le matin. Le traitement demande à être poursuivi quelques semaines avant que ne s'observe une amélioration notable. La supplémentation, qui semble plafonner après douze mois de traitement, ramène les taux de D.H.E.A. des personnes âgées à ceux d'adultes jeunes. La prise régulière de 50 mg pendant un an n'a pas d'effets nocifs, d'après les différentes études entreprises à ce jour, mais elle est œstrogénique.

Surveillance

Le dosage du sulfate de D.H.E.A., sa forme hydrosoluble dans le plasma (celle sous laquelle elle circule dans l'organisme), est plus intéressant pour surveiller le traitement (environ deux à trois mois après la première prise) que pour l'initier, ceci pour deux raisons : les taux de D.H.E.A., en dehors de quelques exceptions, descendent régulièrement avec l'âge : ils sont donc le plus souvent attendus bas ou très bas ; les produits que se procurent actuellement les patientes surtout aux Etats-Unis recèlent parfois des concentrations très variables de principe actif, ce qui rend utile une surveillance biologique au moins à distance du début du traitement. Il est souhaitable que la supplémentation restaure des chiffres compris entre 0,9 et 4,5 mcg/ml chez l'homme et 0,8 et 3,6 mcg chez la femme.

La D.H.E.A. posséderait, d'après le Pr Baulieu, les avantages des hormones sans leurs inconvénients. Elle devrait être prochainement à la disposition des médecins français, non pas comme la pilule du bonheur ou de l'éternelle jeunesse, mais comme une alternative, voire un complément aux traitements proposés actuellement. Elle peut être délivrée par le pharmacien sur prescription médicale, mais le Conseil de l'Ordre incite les médecins à une grande prudence, ce que nous comprenons.

Au total : nous disposons avec le T.H.S. d'une solution intéressante pour un certain nombre de femmes, nous possédons avec les S.E.R.M. et les plantes hormono-modulantes des solutions d'actualité pour toutes celles qui ne souhaitent pas ou ne relèvent pas des hormones, nous aurons peut-être bientôt à notre disposition la D.H.E.A. et probablement d'autres molécules issues de nouvelles classes thérapeutiques dénuées d'effets indésirables. Si l'on ajoute les «médecines douces» que nous allons à présent développer, nous pouvons dès à présent proposer aux femmes des traitements hautement personnalisés, efficaces et non agressifs.

LES MÉDECINES DOUCES

Un engouement grandissant

Les «médecines douces» font, dans le sillage des isoflavones de soja, un retour très remarqué sous les projecteurs de l'actualité, alors qu'elles ont toujours connu les faveurs des femmes ménopausées mais dans une plus grande discrétion : rappelons simplement que parmi les quatre-vingts à quatre-vingt-cinq pour cent d'entre elles qui refusent ou abandonnent plus ou moins rapidement le T.H.S., beaucoup se sont très régulièrement et massivement tournées vers ces méthodes naturelles, et en particulier l'homéopathie et la phytothérapie. Voyons d'abord ce que recouvre ce terme de «médecines douces», puis comment elles peuvent être utilisées de façon optimale pour traiter la ménopause.

Que recouvre ce terme de «médecines douces» ?

Malgré les progrès extraordinaires de la médecine moderne, nos compatriotes se sont attachés à une démarche médicale différente, vaguement rétro de prime abord, «les médecines douces», au point d'en faire depuis les années 1980 un véritable phénomène de société. L'engouement pour ces techniques ne se dément pas puisqu'un Français sur trois (le plus souvent une femme d'ailleurs) les utilise actuellement de façon régulière. L'oligothérapie et l'homéopathie (35 % des patients), la phytothérapie (20 %), l'acupuncture (15 %), les médecines manuelles (5 %) se détachent très nettement par l'attrait qu'elles exercent sur le public. La gynécologie est la spécialité médicale où ces méthodes sont de plus en plus largement employées car elles représentent un choix délibéré ou une excellente alternative au T.H.S., auquel, nous l'avons vu, les femmes ont beaucoup de mal à adhérer. Elles sont de plus en plus souvent utilisées en première intention, quitte à leur adjoindre, en cas de non-réponse ou d'action insuffisante, des médicaments allopathiques. Elles constituent, selon chaque situation particulière, le traitement principal ou un traitement de complément.

Comment les nommer ?

Plusieurs appellations successives sont apparues :

• Le terme **«médecines parallèles»**, longtemps le seul employé, englobe pêle-mêle des médecins, des «conseillers» de santé, des naturopathes, des guérisseurs... Il mélange aussi bien les méthodes éprouvées étayées par un long passé culturel que quelques pratiques plus discutables qui profitent de l'amalgame.

• Le terme **«médecines naturelles»** est surtout utilisé par des «naturopathes» pour la plupart non-médecins.

• Les dénominations **«médecines alternatives»** ou **«alternatives thérapeutiques»** sont plus explicites... pour les médecins, mais le public n'a pas suivi.

• C'est finalement le terme **«médecines douces»**, apparu en 1978, qui est plébiscité par les patients et retenu par de nombreux médecins dont nous faisons partie. L'adjectif «douces» suggère parfaitement des rapports privilégiés et le recours à des moyens thérapeutiques «non agressifs».

Combien sont-elles ?

A côté des différentes méthodes «majeures», bien structurées, gravitent une profusion de techniques «mineures», parfois dérivées des précédentes ou individualisées artificiellement.

Les «méthodes douces» sont au nombre de quatre pour les Anglo-Saxons : l'acupuncture, l'homéopathie, la phytothérapie, les thérapeutiques manuelles.

Pour les Français, la définition est beaucoup plus large puisqu'une quarantaine de techniques peuvent se retrouver ici, et accompagner les quatre grandes ; citons-en quelques-unes : aromathérapie (branche de la phytothérapie), auriculothérapie (branche de l'acupuncture), biothérapie, Qi-kong, chromathérapie, étiopathie, do-in, fasciathérapie, fleurs de Bach, iridologie, kinésiologie, macrobiotique, magnétothérapie, mésothérapie, méthode Mézières, musicothérapie, relaxation, shiatsu, sophrologie, taï-chi-chuan... utilisées plus ou moins régulièrement ou de façon marginale.

Comment les classer ?

Ebauchons une indispensable tentative de classification :

• Les méthodes basées sur la notion d'**énergie** : leur chef de file est l'acupuncture. Les aiguilles, les mains, des mouvements permettent de canaliser la circulation du flux immatériel. Nous retrouvons ici : l'électro-acupuncture et l'électro-stimulation transcutanée, l'auriculothérapie, la digitopuncture, les exercices corporels de la médecine chinoise...

• Les méthodes basées sur l'utilisation de **médicaments à très faibles doses** : leur chef de file est l'homéopathie. La biothérapie, la lithothérapie, l'organothérapie... en sont de simples variantes.

• Les méthodes basées sur l'utilisation des **plantes** : leur chef de file est la phytothérapie avec sa branche, l'aromathérapie. La méthode des élixirs floraux de Bach, très prisée des Anglo-Saxons, est moins utilisée en France.

• Les méthodes **manuelles** : leur chef de file est l'ostéopathie. La chiropraxie, l'étiopathie, le reboutage, la fasciathérapie, la kinésiologie, le «Mézières», la vertébrothérapie... en font partie.

• Les méthodes basées sur l'**alimentation** ou sa **supplémentation** : leur chef de file est l'oligothérapie. La nutrithérapie et la supplémentation vitaminique, très en vogue actuellement, trouvent bien entendu leur place ici.

• Les méthodes basées sur les **éléments** (eau, chaleur, froid, terre...) : elles entrent dans le cadre de la naturothérapie. Les bains de boue, la chromathérapie (utilisation des couleurs), les ions négatifs, la magnétothérapie (utilisation des aimants) se trouvent ici mais nous ne les développerons pas...

• Les méthodes mentales basées sur la **relaxation**. Nous trouvons ici la musicothérapie, la sophrologie, le yoga...

• Les méthodes **réflexes** font bien entendu partie des réflexothérapies. Nous trouvons ici la neuralthérapie, la réflexologie palmaire et plantaire, la sympathicothérapie... mais aussi la mésothérapie.

Parmi ces médecines douces, nous conseillons celles qui conviennent le mieux en fonction des différents symptômes, troubles ou complications de la ménopause, qui font l'objet du chapitre suivant.

Chapitre V

Ménopause et médecines douces

Les médecines douces, avec à leur tête l'homéopathie et la phytothérapie, ont investi largement et depuis fort longtemps la prise en charge des troubles et des complications de la ménopause. Elles ont toujours constitué une alternative thérapeutique très utilisée et régulièrement efficace pour l'immense majorité des femmes qui ne voulait pas de traitement hormonal, ne le supportait pas, souhaitait l'abandonner plus ou moins rapidement, envisageait de le remplacer par des produits plus naturels. Elles sont donc simplement réapparues de façon plus visible, profitant de l'intérêt suscité par le soja ou le yam. Nous avons classé les traitements selon nos habitudes, n'hésitant pas à associer les différentes méthodes et/ou les médicaments entre eux : c'est la synthèse de cette pratique que nous vous proposons dans les pages qui suivent.

MODE D'EMPLOI DES MÉDECINES DOUCES

Conseils pour l'ensemble des lectrices

Cet ouvrage vous apporte les moyens naturels les plus efficaces pour traiter les symptômes et troubles inhérents à la ménopause. Un diagnostic demande à être posé, aussi exact et précis que possible, étayé parfois par des examens complémentaires.

- L'homéopathie n'expose jamais au risque de surdosage, contrairement aux plantes et tout particulièrement aux huiles essentielles (H.E.), qui ne doivent en aucun cas être utilisées à long terme ou à doses supérieures à celles recommandées.
- Le choix de certains médicaments est arbitraire, d'autres produits d'action similaire, de composition voisine, d'efficacité identique auraient parfaitement pu être conseillés : nous avons laissé parler notre expérience et nos habitudes. Certaines «spécialités», dont nous ferons suivre le nom du signe ®, peuvent à tout moment être retirées du commerce ou modifiées dans leur présentation, votre pharmacien vous proposera un équivalent ou ajustera la posologie.

Conseils pour celles qui ne connaissent pas du tout les médecines douces

• **L'homéopathie** peut paraître complexe pour les non-initiés : les médicaments sont non seulement présentés sous forme de tubes de granules sur lesquels rien n'est indiqué mais sont en outre délivrés sous un nom latin suivi d'un chiffre et de la mention DH ou CH (suivant que la dilution est décimale ou centésimale) : *Nux Vomica* 7 CH est une préparation homéopathique de noix vomique, 7 indique la hauteur de la dilution (la substance végétale a subi dans cet exemple sept dilutions successives au centième), «C» est la première lettre de Centésimal, «H» fait référence à Samuel Hahnemann (le père de l'homéopathie) pour désigner le mode de préparation. Il existe également des dilutions «korsakoviennes», désignées par la lettre «K», mais beaucoup moins utilisées en France que les précédentes.

- Vous pouvez parfaitement mélanger des médicaments classiques (allopathiques) et homéopathiques, en évitant simplement de les absorber au même moment.

L'obtention de la ***teinture-mère*** *(T.M.), macération des produits d'origine animale ou végétale dans l'eau et l'alcool pour en extraire les principes actifs, représente le premier temps de fabrication du médicament homéopathique, les dilutions et dynamisations successives permettent ensuite d'aboutir au tube de* ***granules****, la forme spécifique de l'homéopathie. Ces petites sphères de saccharose et lactose imprégnées du principe actif sont déposées sous la langue, quatre en moyenne par prise, sucées comme des bonbons, à distance des repas.*

- Vous pouvez tout à fait toucher les granules avec les doigts sans leur ôter de leur efficacité.
- Vous pouvez continuer à vous laver les dents avec le dentifrice de votre choix ou même boire une menthe sans culpabiliser : il n'existe en effet aucune preuve scientifique d'un quelconque effet négatif du dentifrice à la menthe sur l'efficacité de votre traitement homéopathique.

• **La phytothérapie** ne pose aucun problème particulier : les médicaments à base de plantes sont préparés et conditionnés par votre pharmacien, la plupart du temps sur prescription médicale, délivrés le plus souvent sous forme de gouttes ou de gélules. La teinture-mère (T.M.) ou macération alcoolique d'une plante, dont nous venons de parler, est facile d'utilisation : elle s'absorbe le plus souvent par la bouche, diluée auparavant dans un demi-verre d'eau suivant la posologie précisée, en moyenne cinquante gouttes deux fois par jour. La forme S.I.P.F. (suspension intégrale de plante fraîche) qui restitue l'intégralité des propriétés de la plante a notre préférence, mais elle n'existe que pour quatorze d'entre elles : la dose moyenne est d'une cuiller à café dans un peu d'eau deux fois par jour pendant quelques jours.

• Attention par contre aux huiles essentielles (H.E.) de **l'aromathérapie** :
- vous ne devez les utiliser qu'en connaissant bien leurs effets, leurs indications, leur mode d'emploi,
- vous devez respecter impérativement les doses prescrites,
- vous devez vous abstenir dans le doute,
- vous devez éviter un traitement prolongé sans un avis médical très autorisé.

Des soucis de simplicité vont tout au long de l'ouvrage vous conseiller l'utilisation des H.E. dans un peu de miel : tous ceux qui, pour des raisons de goût ou des difficultés de digestion, auraient du mal à les supporter sous cette forme simple peuvent demander à leur pharmacien de les incorporer dans un gel oral ou sur de la *silice colloïdale* dans des gélules gastro-résistantes.
EXEMPLE : la recommandation «vous prenez deux gouttes d'H.E. de *cyprès* dans un peu de miel deux fois par jour pendant dix jours» peut être remplacée par :
- vous faites préparer par votre pharmacien le mélange de un gramme d'H.E. dans cent grammes de gel oral, dont vous prenez une demi-cuiller à café deux fois par jour,
ou bien
- vous faites préparer par votre pharmacien vingt gélules gastro-résistantes contenant chacune deux gouttes d'H.E. de *sarriette des montagnes* sur *silice colloïdale*, vous prenez une gélule deux fois par jour pendant dix jours».

Nous vous demandons d'agir vite et bien, de vous abstenir si un symptôme est nouveau pour vous ou vous inquiète, de solliciter un avis médical si l'amélioration tarde à se manifester.

LE COÛT DU TRAITEMENT
Les tubes unitaires et les teintures-mères homéopathiques, quelques spécialités de phytothérapie, quelques oligo-éléments... bénéficient pour le moment encore d'un remboursement par la Sécurité sociale : nous en avons bien entendu tenu compte dans nos choix et les avons privilégiés chaque fois que cela était possible, sans nuire à l'efficacité de nos recommandations. Mais la plupart des médicaments, spécialités ou produits que nous prescrivons quotidiennement et que nous préconisons dans cet ouvrage sont peu, plus ou pas remboursés : nous en sommes conscients et ne pouvons que le déplorer, d'autant que les traitements de la ménopause sont habituellement assez longs. L'objectif des pouvoirs publics de réduire encore les dépenses de santé ne laisse pourtant planer aucun doute : tous ces médicaments, même ceux qui sont actuellement remboursés, sont considérés comme des produits de confort (terme consacré) ou classés parmi les compléments alimentaires, et vont probablement tous se trouver, à terme, hors remboursement. Nous comprenons les difficultés ou le sacrifice qu'impose à certains le choix «médecines naturelles», mais nous sommes persuadé que les bénéfices obtenus en valent assurément la peine.

Nous avons classé les symptômes observés, décrits ou rapportés à la ménopause (chapitre «*Diagnostiquer les troubles et complications de la ménopause*») en quatre groupes que nous allons bien entendu retrouver ici :

- Les symptômes **immédiats** spécifiques : irrégularités du cycle avant l'arrêt complet des règles, bouffées de chaleur, problèmes de seins.
- Les symptômes **différés** mais indiscutablement liés à la chute hormonale : problèmes cutanés (peau, ongles, cheveux...), baisse de la libido, problèmes locaux vaginaux et urinaires, modifications de la voix.
- Les symptômes **contemporains** de la carence hormonale non ou peu spécifiques : troubles de l'humeur (anxiété, difficultés de concentration, déprime ou état dépressif, fatigue, insomnie, problèmes de mémoire, vertiges...), problèmes de poids ou de silhouette, maux de tête et douleurs diverses (arthralgies, dorsalgies, tendinites...), problèmes veineux.
- Les complications plus **lointaines** : principalement ostéoporose et risque cardio-vasculaire accru, mais aussi le vieillissement général avec pour crainte extrême la maladie d'Alzheimer.

SOULAGER OU SUPPRIMER LES SYMPTÔMES IMMÉDIATS

Les anomalies du cycle menstruel, les bouffées de chaleur, les boules et douleurs des seins apparaissent pendant la périménopause et constituent les troubles les plus précoces et les plus spécifiques de la ménopause.

Anomalies du cycle, troubles des règles

Ils sont souvent un des premiers symptômes de la ménopause en rapport avec la défaillance progressive de l'ovaire. La chute initiale de la progestérone est responsable de l'apparition de signes de «dominance» des œstrogènes, puisqu'elle n'est plus là en quantités suffisantes pour les contrôler. Ces troubles sont relativement difficiles à traiter ou à équilibrer, car la sécrétion hormonale, qui n'a pas encore totalement disparu, se manifeste de temps à autre pour interférer et perturber l'éventuel traitement proposé. La phytothérapie et l'homéopathie représentent la base de la prise en charge par les médecines douces.

PHYTOTHÉRAPIE

La compréhension nouvelle des plantes hormono-modulantes nous incite actuellement à proposer d'emblée des *isoflavones de soja*, dont vous avez à votre disposition des spécialités de plus en plus nombreuses : vous pouvez veiller à des apports alimentaires suffisants ou vous aider d'un des médicaments contenant du soja *(Biopause®, Evestrel®, Gynosoja®, Phytosoja®...)*.
Les plantes à action progestative sont intéressantes lorsque l'ovaire commence à fonctionner de façon irrégulière et laisse s'installer une «dominance» en œstrogènes. Vous pouvez faire appel à l'une des cinq plantes suivantes : *achillée millefeuille, alchemille, gattilier, salsepareille,* et peut-être *wild yam*. Nous les détaillerons plus loin.

EXEMPLE DE PRESCRIPTION

• Vous pouvez faire préparer par votre pharmacien un flacon de 60 ml de T.M. d'*achillée millefeuille* ou d'*alchemille* ; vous prenez 50 gouttes dans un peu d'eau, deux fois par jour.

• Vous pouvez vous aider de *Cyclo-Norme*® dont chaque comprimé contient 30 mg d'extrait d'*igname*, 110 mg d'extrait de *mélisse*, du *bêtacarotène*, de la *vitamine B6*.

- Posologie : un comprimé deux fois par jour en seconde partie de cycle.

LA MÉLISSE

La plante anti-spasme et sédative

Plante herbacée, originaire du Bassin méditerranéen où elle pousse dans les haies, au pied des murs, sur le bord des chemins. Elle est constituée d'une longue tige dressée portant de grandes feuilles ovales, dentées, dégageant une odeur de citron d'où son appellation de citronnelle. La floraison a lieu l'été, ses fleurs blanches, jaunâtres ou roses servent à la préparation des médicaments. Elle est également utilisée pour parfumer les potages, salades, harengs... des pays du Nord de l'Europe.

PROPRIÉTÉS

Cette plante hormono-modulante, dont le nom signifie abeille en grec, qui est surnommée «le piment des ruches», est utilisée depuis l'Antiquité comme «passeport de longévité» en raison de son action stimulante physique et intellectuelle. Elle est surtout célèbre en France parce qu'elle est le composant principal d'une préparation digestive fabriquée depuis le XVIIe siècle dans le Carmel de la rue de Vaugirard, et distribuée sous le nom de «*eau de mélisse des Carmes*». Ses vertus digestives la font également entrer dans la composition de deux liqueurs célèbres, la Chartreuse et la Bénédictine. Elle possède une action antispasmodique sur le tube digestif, ce qui la rend intéressante dans tous les épisodes douloureux gastriques ou coliques, elle stimule la vésicule biliaire, ce qui lui procure des propriétés digestives et laxatives. Elle possède une efficacité indiscutable contre l'anxiété, les troubles de l'humeur, les palpitations, l'insomnie. Elle est utile contre certains problèmes circulatoires : troubles de mémoire, vertiges, bourdonnements d'oreille. Elle possède enfin une action antispasmodique intéressante contre les règles douloureuses.

MODE D'EMPLOI

• Infusion : une cuiller à dessert de sommités fleuries pour une tasse d'eau bouillante que vous laissez infuser dix minutes avant de la boire ; vous pouvez également recourir à un sachet dose d'une tisane digestive *Boribel n° 6* ou sédative *Santane*® S12 : une tasse, deux fois par jour.

• Teinture-mère : vous pouvez faire préparer par votre pharmacien un flacon de 60 ml d'une T.M. de mélisse ; vous prenez 50 gouttes dans un verre d'eau ou dans une infusion digestive, deux fois par jour.
• S.I.P.F. (suspension intégrale de plante fraîche), forme qui restitue, grâce à une stabilisation par le froid, l'intégralité de l'action thérapeutique naturellement présente dans la plante : vous faites préparer par votre pharmacien un flacon de 60 ml de S.I.P.F. de *mélisse*, vous prenez une mesure dose ou une cuiller à café dans un demi-verre d'eau, matin et soir.

PLANTES PROGESTATIVES
(OU À ACTIVITÉ DE TYPE PROGESTÉRONE)

Elles sont surtout intéressantes en périménopause lorsque l'ovaire, qui commence à fonctionner de façon irrégulière, fabrique beaucoup moins de progestérone (celle-ci n'est en particulier pas libérée lors des cycles anovulatoires), ce qui entraîne plusieurs symptômes de «dominance» en œstrogènes bien connus des femmes : tendance aux saignements, seins tendus, kystes ou fibromes... Cinq plantes sont capables de stimuler ou de suppléer en partie la production de progestérone et peuvent être utilisées dans ces indications : *l'achillée millefeuille, l'alchemille, le gattilier, la salsepareille*, et peut-être *l'igname* ou *wild yam.*

L'ACHILLÉE MILLEFEUILLE

La plante anti-spasmes et cicatrisante

Cette plante herbacée, à l'odeur aromatique, aux tiges dressées terminées par des fleurs blanches ou rosées très découpées et étroites, pousse partout dans le monde principalement sur des terrains sablonneux et secs.

PROPRIÉTÉS

Elle est d'abord cicatrisante : son nom lui vient d'ailleurs du héros grec, Achille, dont elle aurait aidé à soigner le tendon ; son surnom d'herbe aux charpentiers est beaucoup plus explicite.
Mais elle est également à la fois tonique et sédative, antispasmodique et stimulante digestive, diurétique... Elle est anti-allergique, intéressante contre le rhume des foins. Elle soulage les spasmes de l'utérus et les règles douloureuses.

MODE D'EMPLOI

• Infusion : deux cuillers à café de parties actives (tige et fleurs) dans une tasse d'eau contre les saignements ou les douleurs des règles.
• Teinture-mère : vous pouvez faire préparer par votre pharmacien un flacon de 60 ml d'achillée millefeuille ; vous prenez 50 gouttes dans un peu d'eau deux fois par jour contre les troubles des règles (douleurs, saignements).

L'ALCHEMILLE COMMUNE (VULGARIS)

La plante la plus progestative

Cette plante vivace aux tiges courtes d'environ 30 centimètres de haut, aux feuilles grandes, arrondies et festonnées, aux fleurs petites, vert-jaune, pousse sur les terrains frais et humides. Elle a fasciné les alchimistes, d'où son nom d'ailleurs, qui ne pouvaient commencer une journée de travail sans recueillir sur ses feuilles une goutte de rosée probablement jugée indispensable parce qu'ils y voyaient ainsi la représentation du manteau de la Vierge de nombreux tableaux.

PROPRIÉTÉS

Elle est astringente et antidiarrhéique, hémostatique et anti-infectieuse, longtemps utilisée pour le traitement des blessures de guerre. Elle décongestionne le foie (dépurative) et les reins (diurétique), possède des propriétés sédatives. Mais elle est surtout la plus puissante des plantes d'action progestative, intéressante dans les cas de fibrome, de congestion pelvienne, de troubles des règles, de tension mammaire...

MODE D'EMPLOI

- Infusion : deux cuillers à café des parties aériennes à boire contre la diarrhée ou en bains de bouche contre le mal de gorge.
- Teinture-mère : vous pouvez faire préparer par votre pharmacien un flacon de 60 ml d'alchemille commune ; vous prenez 50 gouttes dans un peu d'eau deux fois par jour contre les troubles des règles ou les signes de dominance en œstrogènes.

LE GATTILIER (AGNUS CACTUS)

La plante à polarité sexuelle

Cet arbrisseau à odeur poivrée, aux tiges très droites hautes de un à deux mètres, aux feuilles lancéolées vertes, aux fleurs bleu-violet disposées en grappes à l'extrémité de la tige, aime surtout les terrains humides.

PROPRIÉTÉS

Il est sédatif et hypnotique, antispasmodique, équilibrant. Mais il possède surtout une activité progestative, anti-œstrogénique et anti-F.S.H. (voir chapitre «*Comprendre le fonctionnement du cycle menstruel*») : c'est la raison pour laquelle il est aussi surnommé «agneau chaste».

Rappelons que l'hypothalamus produit des neuro-hormones, les gonadotrophines, qui gagnent l'hypophyse où elles induisent la sécrétion de deux hormones, la F.S.H. et la L.H. : la première a pour fonction de stimuler les follicules ovariens, la seconde de faire sécréter les stéroïdes ovariens.

MODE D'EMPLOI

- Infusion : une cuiller à soupe pour une tasse d'eau, deux fois par jour.

• Teinture-mère : vous pouvez faire préparer par votre pharmacien un flacon de 60 ml de gattilier ; vous prenez 50 gouttes dans un peu d'eau deux fois par jour contre les troubles des règles et les irrégularités du cycle.
• Vous pouvez vous aider de *Amphosca® ovarine* qui contient entre autres *Agnus cactus* D4, *Ovarinum* D8... pour stimuler la fonction ovarienne déclinante.
- Présentation : boîte de 60 comprimés.
- Posologie : un comprimé à sucer trois fois par jour.

La salsepareille

La plante dépurative

Cette plante vivace, originaire d'Amérique centrale et du Sud, aux tiges grimpantes, épineuses, longues de un à deux mètres, aux feuilles vertes et lancéolées, aux fleurs blanches, jaunes ou vertes, pousse sur les terrains incultes de la région méditerranéenne depuis le XVIe siècle. Seule sa racine sert à la préparation des médications.

Propriétés

Autrefois utilisée pour soigner les manifestations cutanées de la syphilis, elle aide actuellement à la prise en charge de certains cas de psoriasis et d'eczémas. Elle est dépurative et diurétique. Elle stimule les défenses de l'organisme, est active dans les épisodes infectieux aigus et fébriles. Mais elle possède également une petite activité progestative.

Prescription

• Teinture-mère : vous pouvez faire préparer par votre pharmacien un flacon de 60 ml de *salsaparilla* ; vous prenez 50 gouttes dans un peu d'eau deux fois par jour contre les troubles des règles.

Le yam sauvage (Dioscorea mexicana)

La plante la plus riche en précurseurs de la progestérone

Cette plante pousse en Amérique centrale, souvent en haute altitude. Il n'existe pas un yam mais près de huit cent espèces de yams qui contiennent des quantités variables d'hormones végétales. Seuls les yams d'altitude possèdent une bonne concentration en diosgénine, le précurseur de la progestérone : l'igname comestible des marchés africains ne possède, elle, strictement aucune activité hormonale.

Propriétés

L'igname sauvage a longtemps été utilisée empiriquement en Amérique centrale pour soulager les douleurs d'ovaires et les douleurs menstruelles. C'est seulement en 1936 que des chercheurs japonais ont expliqué son efficacité en mettant en évidence une substance chimique contenue dans les racines et les tubercules, la diosgénine, le précurseur de la progestérone naturelle. En 1943, un chimiste américain, Russel Marker, fabrique d'ailleurs de la progestérone à partir de diosgénine, issue d'igname mexicaine (dioscorea mexicana). Cette plante contient peut-être les précurseurs de la D.H.E.A. (voir chapitre «*Choisir les différents traitements de la ménopause*»), produite par les glandes surrénales.

PRESCRIPTION

• Vous pouvez à présent trouver le yam sous forme orale ou pour des applications locales.
• Vous pouvez vous aider de *Cyclo-Norme®* :
- Composition : chaque comprimé contient 30 mg d'extrait d'igname, 110 mg d'extrait de mélisse, du bêtacarotène, de la vitamine B6.
- Posologie : un comprimé deux fois par jour en seconde partie de cycle.
• Ou recourir à *Ergy-Yam®* pour une utilisation transdermique.
- Présentation et posologie : tube de 100 ml de crème en applications locales, deux fois par jour, trois semaines par mois.

Il est probable que l'efficacité de ces plantes, et en particulier du yam qui fait beaucoup parler de lui depuis peu, est due à leur action hormono-modulante générale (voir chapitre «*Choisir les différents traitements de la ménopause*»).

HOMÉOPATHIE

De nombreux médicaments homéopathiques peuvent prétendre traiter les troubles des règles, nous avons sélectionné ceux dont l'action nous semble la plus régulièrement fidèle. Les médicaments symptomatiques demandent d'abord à être bien choisis puis associés au traitement de fond, seul susceptible d'assurer une amélioration à plus long terme.

TROIS MÉDICAMENTS SYMPTOMATIQUES

Sabina

- Origine végétale : un arbrisseau, juniperus sabina.
- Action générale : métrorragies abondantes de sang rouge, accompagnées de douleurs d'intensité comparable à des «coups de canif» qui seraient portés du sacrum au pubis.
- Modalités caractéristiques : aggravation par la chaleur, le moindre mouvement, amélioration par le froid, le grand air.

- Posologie : quatre granules en 5 CH, à sucer comme des bonbons, en dehors des repas, trois fois par jour. Espacer les prises dès l'amélioration.

Secale cornutum

- Origine végétale : l'ergot de seigle.
- Action générale : règles irrégulières, prolongées, de sang foncé.
- Symptômes associés fréquents : engourdissements, fourmillements.
- Modalités caractéristiques : aggravation par la chaleur, le moindre mouvement, amélioration par le froid.
- Posologie : quatre granules en 5 CH, à sucer comme des bonbons, en dehors des repas, trois fois par jour. Espacer dès l'amélioration.

Les symptômes de ces deux médicaments sont voisins mais le sang clair fait préférer *Sabina,* le sang foncé choisir *Secale.*

Viburnum opulus

- Origine végétale : le sureau d'eau.
- Action spécifique gynécologique : irritation congestive du pelvis avec spasmes douloureux ou lourdeurs qui irradient souvent vers les cuisses, les règles sont en retard et courtes.
- Modalités spécifiques : aggravation par les secousses, amélioration par le repos, la pression.
- Posologie : quatre granules en 5 CH, à sucer comme des bonbons, en dehors des repas, trois fois par jour. Espacer dès l'amélioration.

• Vous pouvez vous aider de *Cimicifuga complexe Lehning®* qui contient entre autres *Sabina* D8, *Secale* D3, *Lilium tigrinum* T.M.
- Présentation : flacon de 30 ml de gouttes buvables.
- Posologie : 20 gouttes dans un peu d'eau trois fois par jour.

Trois médicaments «hormonaux»

Ils sont utiles pour tenter de réguler la production hormonale défaillante de la périménopause, jusqu'à son arrêt définitif qui signe alors la ménopause.

Folliculinum

- Posologie : quatre granules en 7 CH, à sucer comme des bonbons, en dehors des repas, une fois par jour, pendant quelques semaines.

Progesteronum

- Posologie : quatre granules en 5 DH, à sucer comme des bonbons, en dehors des repas, deux fois par jour, à partir de l'ovulation jusqu'à l'arrivée des règles.

Luteinum

- Posologie : quatre granules en 5 DH, à sucer comme des bonbons, en dehors des repas, deux fois par jour, à partir de l'ovulation jusqu'à l'arrivée des règles.

Vous pouvez, à l'aide de cet exemple, parfaitement comprendre la démarche homéopathique : le tableau est donc celui d'une dominance en œstrogènes, liée à la diminution de sécrétion de la progestérone par un ovaire de plus en plus défaillant : le médecin homéopathe prescrit à la fois des œstrogènes en haute dilution pour freiner leur dominance et de la progestérone en basse dilution pour stimuler sa production.

EXISTE-T-IL UN TRAITEMENT HORMONAL HOMÉOPATHIQUE ?

Si l'on s'en tient à la stricte définition de cette méthode thérapeutique, la réponse est «non» puisque aucun médicament en dehors du T.H.S. ne peut prétendre remplacer une substance qui n'est plus sécrétée : il n'en reste pas moins que des traitements à base d'hormones diluées selon la méthode homéopathique peuvent être proposés et qu'ils se montrent régulièrement efficaces. Comprenons bien que cette «hormonothérapie homéopathique» est un abus de langage, qu'elle n'a rien d'un traitement hormonal substitutif ou végétal, mais qu'elle joue simplement un rôle de régulation.

Comprendre la prescription des «hormones diluées» homéopathiquement

C'est le mode de préparation, comprenant entre autres une importante dilution puis sa dynamisation par succussions successives, et non la substance initiale qui définissent le médicament homéopathique. Celui-ci peut donc, pour certains cas et indications bien précis, être préparé à partir des hormones sexuelles. La préparation leur fait perdre leurs propriétés initiales mais leur en confère d'autres, qu'il est important de connaître. La prescription dépend uniquement des lois de l'homéopathie (loi des contraires) qui demandent à être comprises et assimilées pour envisager la pleine efficacité de cette méthode en apparence complexe.
Rappel physiologique : l'hypothalamus produit des neuro-hormones,

les gonadotrophines, qui gagnent l'hypophyse où elles entraînent la sécrétion de deux hormones, la F.S.H. et la L.H. : la première a pour fonction de stimuler les follicules ovariens, la seconde de faire sécréter les stéroïdes ovariens. Les hormones sexuelles sont au nombre de trois : les œstrogènes, la progestérone, les androgènes ou hormones mâles (testostérone). La régulation de ce système est complexe, ce qui explique la fréquence de ses dérèglements.

Les substances d'origine hormonale utilisées en homéopathie

LH-RH

- Origine : les hormones sécrétées par l'hypothalamus, qui contrôlent la sécrétion de F.S.H. et de L.H.
- Indication privilégiée : les bouffées de chaleur.
- Choix des dilutions : les règles homéopathiques de prescription indiquent que les basses dilutions (4-5 CH) seraient stimulantes, les moyennes dilutions (7-9 CH) régulatrices, les hautes dilutions (15-30) plutôt freinatrices ou seulement régulatrices.

• Si l'on veut diminuer les bouffées de chaleur, il faut essayer de freiner les sécrétions de F.S.H. et de L.H. (augmentées à la ménopause) : ceci peut être fait au moyen de hautes dilutions (15 ou 30 CH).

FSH

- Origine : une des hormones sécrétées par l'hypophyse.
- Indication privilégiée : les bouffées de chaleur.
- Choix des dilutions : en basse dilution, elle favoriserait la stimulation des follicules ovariens, en haute dilution, elle la freinerait.

• Pour le traitement des bouffées de chaleur de la ménopause (voir chapitre suivant), le traitement homéopathique fait d'abord appel à des hautes dilutions de F.S.H., puis, si ce traitement ne se montre pas (suffisamment) efficace, à des dilutions de L.H.-R.H.

LH

- Origine : une des hormones sécrétées par l'hypophyse.
- Indication privilégiée : certains symptômes de virilisation tels la perte de cheveux de type androgénique (voir chapitre suivant).
- Choix des dilutions : en basse dilution, elle stimulerait les stéroïdes ovariens s'ils sont en insuffisance ; en haute dilution, elle les freinerait.

Folliculinum

Ce produit, la première hormone féminine découverte, est largement utilisé en gynécologie homéopathique depuis 1977.

- Origine biologique : l'estrone (anciennement folliculine), hormone fabriquée en très petites quantités par les cellules qui accompagnent un ovule en développement dans l'ovaire. Elle provient essentiellement de la transformation métabolique de l'estradiol au niveau du tissu graisseux et du foie.
- Indication privilégiée : les manifestations liées aux variations des œstrogènes.
- Choix des dilutions : elle freine en haute dilution, ce qui lui confère un intérêt dans les tableaux de dominance en œstrogènes (périménopause) ; elle stimule par contre en basse dilution, ce qui la rend intéressante au moment où les œstrogènes chutent (ménopause).

Progesteronum

- Origine : la progestérone sécrétée par le corps jaune.
- Indication privilégiée : les manifestations de «dominance» en œstrogènes.
- Choix des dilutions : en basse dilution (4 ou 5 DH), elle stimule la sécrétion de progestérone.

Luteinum

- Origine : le corps jaune lui-même (et pas sa simple sécrétion).
- Indication privilégiée : les manifestations de «dominance» en œstrogènes.
- Choix des dilutions : en basse dilution (4 ou 5 DH), elle stimule la sécrétion de progestérone.

Ce produit, fabriqué à partir du corps jaune qui contient non seulement de la progestérone, mais également des œstrogènes, des graisses, des vitamines..., possède une action semble-t-il plus complète que *Progesteronum*.

Testosterone

- Origine : l'hormone mâle.
- Indication privilégiée : la masculinisation (hyperandrogénie) avec hyperpilosité, modification de la voix... liée à la chute des hormones œstro-progestatives.
- Choix des dilutions : en haute dilution (15 ou 30 CH) pour freiner la dominance d'hormone mâle.

EN PRATIQUE

Une femme en périménopause ou sous T.H.S. trop dosé peut présenter des signes de dominance en œstrogènes (douleurs ou kystes dans les seins, troubles du caractère avec irritabilité, maux de tête ou migraines, nausées ou ballonnements, rétention d'eau et/ou jambes lourdes...) qui vont être améliorés par la prescription de

Folliculinum, ou des signes d'hyper-progestéronémie (saignement intermittent («spotting»), prise de poids, troubles veineux avec lourdeurs des jambes...) qui vont eux être soulagés par la prescription de *Progesteronum*.

Le(s) médicament(s) de fond

Le traitement de fond, habituellement choisi après une consultation avec un médecin-homéopathe, est le plus souvent nécessaire voire indispensable. Deux médicaments reviennent souvent en début de ménopause.

Actaea racemosa

- Origine végétale : le cimicifuga.
- Traits de caractère évocateurs : femme craintive, nerveuse, facilement déprimée, hypochondriaque, fatigable, très angoissée par tout et pour tout. Elle a besoin de beaucoup de sécurité... qui la sécurise à peine. Elle est très aggravée par le temps qui passe.
- Trois mots caractéristiques : hypersensibilité nerveuse, loquacité, tendance à la dépression.
- Une modalité évocatrice : aggravation des symptômes au moment des règles.
- Prescription : quatre granules en 7 CH, à sucer comme des bonbons, une fois par jour, en dehors des repas.

Sepia officinalis

- Origine animale : l'encre de seiche.
- Traits de caractère significatifs : sérieuse, soucieuse voire grave avant de devenir dépressive. Elle a mauvais caractère, est impatiente, autoritaire, très indifférente aux gens et aux choses, triste et solitaire, souvent fatiguée. Elle réussit habituellement bien sa vie professionnelle mais les sorties, les loisirs l'ennuient. Peu attirée par les choses du sexe, elle est souvent frigide.
- Modalités caractéristiques : aggravation par la consolation, le bruit ; amélioration en position assise, les jambes croisées.
- Prescription : quatre granules en 7 CH, à sucer comme des bonbons, une fois par jour, en dehors des repas.

• Si la patiente est une «vraie» *Sepia*, la dilution choisie doit être plus haute et les prises moins fréquentes, soit quatre granules en 15 CH, trois fois par semaine.

Mme C. consulte en 1996 pour un allongement de ses cycles menstruels qui sont passés de 28 à 40 jours. Les règles sont peu abondantes, quelques bouffées congestives apparaissent épisodiquement au niveau du visage. Elle est également gênée par des tensions dans les seins, et surtout par des jambes lourdes qu'elle décrit «en poteau» à l'approche des règles, symptôme qu'elle ne connaissait pas jusque-là. Elle ne souhaite pas de traitement hormonal car elle en a une peur bleue. L'examen clinique et les antécédents personnels et familiaux ne révèlent rien de particulier. Le premier traitement prescrit consiste en quatre granules de Folliculinum 7 CH un jour sur deux, auxquels sont ajoutés quatre granules de Luteinum 5 CH une fois par jour à partir du quatorzième jour du cycle et Sepia 9 CH, deux fois par semaine (une certaine lassitude morale et physique a fait retenir Sepia comme médicament de fond). Ce traitement stabilise ses symptômes avant que ses règles ne s'arrêtent définitivement en 1997. Une spécialité phytothérapique, Biopause®, lui est proposée ensuite trois semaines par mois. Elle va bien actuellement avec ce médicament, une dose de Sepia tous les quinze jours, et des conseils d'hygiène de vie.

Commentaires : les médicaments homéopathiques d'action «hormonale» sont intéressants pour tenter d'atténuer les variations hormonales de la périménopause, période la plus difficile à équilibrer. Ils vont réguler des ovaires encore fonctionnels jusqu'à l'arrêt naturel de leur sécrétion. Ils ne vont ni retarder ni empêcher la ménopause mais permettre un parfait contrôle des symptômes gênants.

OLIGOTHÉRAPIE

Le *magnésium* est indispensable au traitement des irrégularités du cycle et aux troubles des règles, car sa carence aggrave les symptômes.

LE MAGNÉSIUM

L'oligo-élément le plus sédatif

Son nom provient d'une ville d'Asie Mineure, connue depuis l'Antiquité pour ses mines de magnésie blanche. Il est utilisé dès le Moyen Age pour ses propriétés laxatives, qui ne sont qu'un petit pan de son importante activité thérapeutique... et surtout d'ailleurs un effet secondaire le plus souvent indésirable. Il est surtout connu pour sa remarquable action neurosédative ; il est essentiel au phénomène de la contraction musculaire, à la régularisation du rythme cardiaque, à la transmission de l'influx nerveux, au stockage et à l'utilisation de l'énergie.

SOURCES

Présent dans presque **tous les aliments**, mais malheureusement surtout dans ceux qui sont riches en calories... : il se trouve principalement dans les agrumes, la banane, les céréales complètes (flocons d'avoine, son...), le cacao et le **chocolat** (290 mg pour 100 g), les crustacés (bigorneau, crevette, huître, palourde...) et poissons gras, les escargots, la figue, les fromages durs, les **fruits secs** (amande, cacahuète, noisette, noix...), les légumes (épinard, haricot sec et vert, maïs, pois cassés, soja...), le pain complet (90 mg pour 100 g contre 30 mg pour le pain blanc)...

• La principale source de magnésium est fournie en France par les céréales ; viennent ensuite les laitages, les légumes, la viande.

• Les aliments les plus riches en magnésium (pour 100 g de produit frais) : cacao en poudre = 410 mg, soja = 300 mg, amande = 250 mg, arachide, haricot blanc = 170 mg, noix = 140 mg, pain complet = 130 mg...

• Une portion moyenne d'amandes apporte 80 mg de magnésium, une portion de haricots verts = 55 mg, de noix = 40 mg, de lentilles = 40 mg, de pain complet = 35 mg, de pommes de terre = 30 mg...

BESOINS

300 à 500 mg par jour chez l'adulte, mais ils peuvent aller jusqu'à 700 mg en fonction de l'âge et de différents facteurs tels le stress, le sport, l'alcoolisme, les régimes carencés, la prise de certains médicaments (diurétiques, pilule, traitement hormonal...). La supplémentation s'impose dans toutes ces situations et tout particulièrement si la patiente est stressée, sportive, sous certains médicaments et s'alimente mal.

CARENCE

Elle toucherait 50 à 60 % de la population française, fournit une des symptomatologies les plus riches et variées qui soient puisqu'il est possible d'observer :

- des signes nerveux d'hyperexcitabilité motrice : fasciculations, crampes musculaires, contractures, spasmes, secousses musculaires, clignements de paupière...,
- des signes d'hyperexcitabilité sensitive : fourmillements des extrémités et autour de la bouche,
- des troubles neurovégétatifs : anxiété, déprime ou dépression, insomnie, fatigue, vertiges, problèmes de concentration, sensations d'oppression ou de boule à la gorge...,
- des troubles gastro-intestinaux avec spasmes, coliques, alternance de constipation et de diarrhée...,
- des troubles cardio-vasculaires : palpitations, arythmie, douleurs pseudo-angineuses, spasmes vasculaires...,
- des troubles trophiques avec fragilité des ongles, tendance aux caries...

La carence en magnésium ne nécessite aucun dosage sanguin de confirmation, à partir du moment où les signes cliniques sont évocateurs. La spasmophilie, contestée par certains, ne serait d'ailleurs pas à proprement parler une réelle carence en magnésium, mais un trouble de son fonctionnement dans la cellule : ses symptômes, même s'ils sont spectaculaires, chroniques, désespérants ou inquiétants, se traitent relativement facilement, à condition de bien choisir son sel de magnésium, de répartir judicieusement les prises et d'associer des éléments (minéraux, vitamines...) qui aident à le fixer.

QUELQUES INDICATIONS DU MAGNÉSIUM

Troubles neurovégétatifs : spasmophilie, déprime, insomnie ; cardioprotection, troubles du rythme ; moindre résistance aux infections ; arthrose, arthrite...

Le magnésium est probablement l'élément à prescrire (presque) systématiquement chez la femme ménopausée.

INTERACTIONS

Un organisme carencé l'assimile aux trois quarts contre un quart seulement s'il ne l'est pas vraiment ; les sels organiques (pidolate, aspartate, orotate) sont mieux absorbés que les sels minéraux ; la vitamine D à fortes doses (alors qu'elle la favorise à faibles doses), les protéines végétales, les graisses saturées, les sucres, les fibres alimentaires, l'alcool, l'acide phytique, les diurétiques, les hormones thyroïdiennes, les acidifiants, un excès de phosphore (attention aux sodas et autres boissons industrielles)... s'opposent à son absorption ; la vitamine B la favorise, d'où l'intérêt de certaines spécialités (*Magné-B6*®...) ; les protéines animales et les graisses insaturées ont également cet effet bénéfique.

TOXICITÉ

Surtout rénale si l'apport quotidien est supérieur à un gramme par jour, avec risques de précipitation de sels phospho-magnésiens dans les urines.

EN PHARMACIE

Il existe sous de nombreuses formes et présentations : *Granions*® (ampoules buvables), *Oligo-essentiels*® (gouttes buvables), *Oligogranul*® (granules à sucer), *Oligosol*® (ampoules perlinguales), *Oligostim*® (comprimés à sucer)...

- Posologie : une dose de l'un de ces produits, une à deux fois par jour.

• Vous pouvez également vous aider d'un magnésium plus dosé en recourant à des médicaments tels que *Mag*® *2*, *Magnogène*®, *Mégamag*®, *Spasmag*®... La posologie moyenne est de 2 à 4 ampoules, comprimés ou gélules par jour.

Plus de 20 millions d'unités, ampoules ou comprimés (qui apportent entre 50 et 100 mg par dose), sont vendus chaque année en France. Des cures répétées sont un des excellents moyens de lutte contre le stress ; le tandem qu'il forme avec le calcium est un bon régulateur nerveux... à recommander tout particulièrement à la femme ménopausée.

Vitamines

Les trois vitamines antioxydantes *A, C* et *E* sont surtout intéressantes dans une perspective-santé à plus long terme.

Vitamine A (ou Rétinol)

Un intérêt grandissant dans les indications nouvelles

Elle est utilisée empiriquement depuis la nuit des temps puisqu'elle est déjà conseillée sur des papyrus égyptiens vieux de trente-cinq siècles et par Hippocrate à ses compatriotes grecs à travers la consommation de foie pour le traitement des cécités. Longtemps cantonnés à leur rôle sur l'œil, la vitamine A et son précurseur le bêtacarotène ont vu leur champ thérapeutique s'élargir et leur intérêt grandir, sans que soient pour le moment perçues toutes leurs limites : elles interviennent sur la croissance, le développement et la protection de la peau (les «rétinoïdes», substances dont la formule chimique est proche du rétinol, ont d'ailleurs investi la prise en charge de l'acné), elles font partie des trois vitamines douées de propriétés antioxydantes.

Sources

On la trouve dans les aliments d'**origine animale**, prête à être utilisée directement par l'organisme, mais également dans les **végétaux** sous forme de bêtacarotène ou provitamine A, qui, en présence de graisses, est transformée en vitamine A.

- La **vitamine A** est présente principalement dans les **foies animaux** (bœuf, lapin, porc, veau...), les **huiles de foies de poissons** (**flétan**, hareng, morue, requin...), les laitages (beurre, crème, lait entier, yaourt...) et fromages gras (Emmenthal, Gorgonzola...), le jaune d'œuf...
- Le **bêtacarotène** se trouve surtout dans les **végétaux** : **abricot**, brocoli, **carotte**, céleri, chou, courge, courgette, épinard, feuilles vertes des salades (laitue), lentille, mangue, melon, mûre, myrtille, orange, pamplemousse rose, papaye, pastèque, patate douce, pêche jaune, persil, piment rouge, pissenlit, poivrons jaune et rouge, potiron, prune, **tomate**...

Teneur en bêtacarotène des fruits (en mg pour 100 g de fruit) : mangue fraîche = 2,9 mg, melon = 2, abricot sec = 1,6 mg, abricot frais, kaki, mangue en boîte = 1,5 mg, pruneau = 1, papaye fraîche = 0,9 mg, fruit de la passion = 0,6 mg, clémentine, pastèque, pêche = 0,5...
Teneur en bêtacarotène des légumes (en mg ou mcg pour 100 g) : carotte crue, pissenlit = 8 mg, carotte cuite = 7,5 mg, épinard, persil, mâche, patate douce = 4, paprika, poivron rouge = 3,5 mg, chou = 3, oseille, potiron = 2,5 mg, thym = 2...
- Le **lycopène**, variété de caroténoïde, est surtout apporté par la tomate et ses dérivés (sauces, concentrés) mais aussi par la papaye, la pastèque, le pamplemousse rose. Il possède un rôle essentiel dans la chasse aux radicaux libres, puisqu'il est plus puissant que le bêtacarotène. Il a besoin de graisses pour être pleinement efficace, ce qui explique que la sauce tomate ou la tomate cuite et mijotée soient plus protectrices que la tomate crue.
Les fruits riches en lycopène (en mg pour 100 g) :
goyave fraîche = 4,5 mg, goyave (jus de), pamplemousse rose, pastèque = 3, abricot sec = 0,6...
Les légumes riches en lycopène (en mg pour 100 g) :
jus de tomate = 10, tomate = 6, échalote = 1,5 mg, basilic frais = 0,6...

PRINCIPALES SOURCES DES APPORTS ALIMENTAIRES
- En **rétinol** : poisson, viande, œuf, produits laitiers.
- En **bêtacarotène** : fruits et légumes.
Le pain et les céréales ne représentent que 0,5 % de l'apport en vitamine A, ce qui explique les cas de carence dans les pays d'Asie où le riz constitue la base de l'alimentation.

BESOINS ET SUPPLÉMENTATION
- L'activité vitaminique a longtemps été exprimée en U.I. (Unité Internationale) ; les experts préfèrent actuellement la notion d'équivalent-rétinol ou «E-R» qui a l'avantage de pouvoir être utilisé à la fois pour la vitamine A et le bêtacarotène. Une U.I. = 0,3 E-R. Certains continuent toutefois de compter en mg, 1000 U.I. = 0,6 mg = 600 mcg = 30 E-R.
- Les besoins quotidiens sont de 1000 E-R pour un homme adulte, 800 E-R pour une femme. Les carences ne sont pas rares, surtout chez les personnes qui suivent des régimes pauvres en matières grasses.
- 15 à 20 mg de bêtacarotène par jour (ce qui est très supérieur aux doses recommandées) sont nécessaires pour prévenir les maladies cardio-vasculaires, diminuer les conséquences du tabac... alors que la dose moyenne apportée n'est que de 4 mg par jour.
Principales sources de vitamine A (en U.I et en E-R pour 100 g) :
huile de foie de morue = 85 000 U.I ou 25 000 E-R
foie de veau (cuit) = 75 000 U.I. ou 22 000 E-R

œuf frais = 1800 U.I ou 550 E-R
fromage gras = 1000 U.I ou 300 E-R
lait entier = 130 U.I. ou 40 E-R
La dose moyenne d'huile de foie de morue ingurgitée par toute la génération des enfants de l'après-guerre correspond environ à 33 000 U.I.

Teneur en vitamine A de quelques aliments courants
(en mcg pour 100 g) **:**
beurre = 1000, crème = 300, fromage à pâte molle = 225, lentille = 60, lait entier = 30, yaourt = 15.
3/4 de litre de lait entier : 250 mcg
25 g de beurre : 250 mcg
35 g de fromage : 90 mcg

STATUT NUTRITIONNEL

D'après les différentes enquêtes réalisées, 35 à 45 % des adultes ont des apports en vitamine A très inférieurs aux doses préconisées (environ le tiers) : nous consommons en effet de plus en plus de graisses, pauvres en vitamines, sans que la consommation de fruits et légumes ne progresse de façon spectaculaire.

CARENCE

Le manque de vitamine A est responsable d'une atteinte de la **rétine** (dont la perte de la vision nocturne est un des premiers signes) et de la **cornée** qui va s'opacifier et entraîner la cécité, la peau devient sèche et rugueuse, des signes d'anémie peuvent s'installer, même si le régime est riche en fer, une grande fragilité aux infections peut apparaître car le manque de vitamine A déprime le système immunitaire ; les fumeuses, les alcooliques chroniques, les patientes atteintes de maladie d'Alzheimer ont des taux trop bas de vitamine A et ses dérivés.

TRAITEMENT PRÉVENTIF

Il repose sur une alimentation équilibrée qui couvre facilement les besoins.

QUELQUES INDICATIONS DE LA VITAMINE A

La dermatologie principalement : dermites sèches, fissurées (avec crevasses et gerçures), eczéma, acné, problèmes de cicatrisation ; la prévention et la prise en charge des maladies cardio-vasculaires et du cancer ; les personnes à risques : alcool, tabac... ou simplement âgées.

TOXICITÉ

L'hypervitaminose, par surconsommation médicale le plus souvent (au-delà de 15 000 E-R par jour pendant une longue période) est responsable de fatigue, de maux de tête, d'irritabilité, de nausées et de vomissements mais surtout de troubles hépatiques graves (cirrhose) ou cutanés et d'anomalies fœtales. Mais il faut, dans ces cas-là, absorber des doses importantes autour de 3500 E-R par jour, comme cela se voit parfois aux Etats-Unis.

• Les mélanges de vitamines du commerce contiennent très vite trop de vitamine A : il est donc tout à fait prudent de vérifier d'abord leur concentration, d'éviter leur prise continue sans avis médical, et stopper immédiatement dès les premiers symptômes décrits ci-dessus, car un apport excessif est toxique.

ATTENTION

Le bêtacarotène apporté en excès n'est pas transformé en vitamine A par l'organisme : il se dépose dans les tissus et donne une coloration orangée de la peau.

BONNES ASSOCIATIONS

Vitamines C et E, et zinc, pour l'action antioxydante.

ANTAGONISTES

Laxatifs huileux : la paraffine ; pansements gastriques.

EN PHARMACIE

• Vous pouvez vous aider de *Rovigon*® :

- Présentation : tube de 30 comprimés, un comprimé = 3333 U.I. (associé à 70 mg de vitamine E).
- Posologie : un comprimé par jour en cures de vingt et un jours, deux fois par an.

• Vous pouvez vous procurer en pharmacie des compléments d'origine naturelle de bêtacarotène dosés à 25 000 U.I. (soit 15 mg) par gélule, ou de lycopène dosés à 10 mg par gélule.

LA VITAMINE C OU ACIDE ASCORBIQUE

La vitamine la plus stimulante

Une des substances les plus connues du grand public, impliquée dans la bonne marche de la plupart des fonctions de l'organisme, ce qui dépasse très largement son cadre historique initial de traitement du scorbut : elle possède en effet un rôle essentiel sur l'immunité, la croissance, la résistance et la santé des tissus, elle diminue la fatigue, l'anxiété, le stress, elle combat la dépression, elle réduit l'allergie, elle est le cofacteur indispensable de nombreuses réactions chimiques du fonctionnement endocrinien (surrénales...)... Elle fait surtout partie des trois vitamines douées de puissantes propriétés antioxydantes, c'est-à-dire qu'elle joue un rôle dans la prévention et la prise en charge des maladies cardio-vasculaires et du cancer, et qu'elle peut intervenir pour retarder, minimiser voire empêcher certains symptômes du vieillissement.

SOURCES

Elle est surtout présente dans les **agrumes** (citron, orange, pamplemousse...), les fruits (ananas, **cassis**, **églantier**, goyave, **kiwi**, mangue, papaye, poire, pomme...) surtout rouges (cerise, fraise, framboise, groseille, tomate...), les légumes verts (céleri, chou(x), épinard, estragon, oseille, persil, poivron, raifort...), la pomme de terre, les salades (cresson, mâche), les abats (foie, rognon)...

Principales sources des apports alimentaires de la vitamine C :

- légumes et fruits frais
- pomme de terre

Teneur en vitamine C des fruits (en mg pour 100 g de fruit) **:**
cassis = 200, goyave = 180, kiwi = 80, papaye = 65, fraise, litchi, orange = 60, citron = 50, clémentine, groseille, mangue fraîche, pamplemousse = 45...

Teneur en vitamine C des légumes (en mg pour100 g) **:**
persil = 200, poivron rouge = 170, estragon, oseille, poivron vert, raifort = 120, chou de Bruxelles = 100, chou chinois, chou rouge, vert, fleur = 75...

BESOINS

Ils sont très diversement appréciés selon que l'on souhaite simplement prévenir une carence ou optimiser les réactions de défense de l'organisme et varient bien entendu en fonction de l'âge, l'état de santé, l'activité, le mode de vie... : une femme de cinquante ans a besoin d'environ 100 mg par jour.

STATUT NUTRITIONNEL

10 à 50 % des Français reçoivent des quantités insuffisantes.

CARENCE

Les signes du scorbut sont bien connus : fatigue, hémorragies, dents qui se déchaussent, œdèmes, mort par épuisement ou infection. Les états de subcarence entraînent des signes non spécifiques avec fatigue, irritabilité, perte de l'appétit, moindre résistance aux infections, difficultés de cicatrisation, tendance aux hématomes... avant les hémorragies.

TRAITEMENT PRÉVENTIF

Il repose sur une alimentation équilibrée qui couvre facilement les besoins.

QUELQUES INDICATIONS DE LA VITAMINE C

Moindre résistance aux infections, fatigue, anxiété, stress, déprime ; périodes de convalescence ; prévention et prise en charge des maladies cardio-vasculaires et du cancer, des personnes à risques : alcool, tabac... ou simplement âgées.

• La vitamine C est bonne pour la santé et par conséquent pour la femme ménopausée.

CONTRE-INDICATIONS
Aucune pour des doses inférieures à un gramme par jour.

BONNES ASSOCIATIONS
Les autres antioxydants : bêtacarotène, vitamine E, sélénium ; zinc, calcium, magnésium ; vitamine B1.

ANTAGONISTES
L'aspirine inhibe son absorption, poids pour poids : si vous prenez 500 mg d'aspirine, vous devez prendre 500 mg de vitamine C, l'alcool, certains médicaments (antibiotiques, cortisone, pilule...).

INTERACTIONS MÉDICAMENTEUSES
Amphétamines et antidépresseurs, anticoagulants, cuivre et fer : il faut absolument éviter de donner ou d'absorber des complexes multivitaminiques et minéraux qui contiennent ensemble de la vitamine C, du cuivre et du fer, car ils sont potentiellement dangereux.

TOXICITÉ
Absente mais l'ingestion massive peut provoquer des troubles digestifs, des signes d'excitation nerveuse avec insomnie, des calculs rénaux (c'est d'ailleurs discuté) et des réactions allergiques, rarement.

EN PHARMACIE
• Vous pouvez trouver des suppléments de vitamine C sous de nombreuses formes, présentations et dosages ; citons quelques spécialités :
- *Laroscorbine®* : un comprimé = 500 mg.
- *Midy vitamine C®* : un comprimé = 500 mg , un sachet = 1 g.
- *Vitamine C Arkovital®* : une gélule = 250 mg.
- *Vitamine C Oberlin®* : un comprimé = 500 mg.

LA VITAMINE E (OU TOCOPHÉROL)

La vitamine la plus antioxydante

Extraite de l'huile de germe de blé, préparée pour la première fois en 1936, elle est synthétisée deux ans après. Elle reste pendant longtemps cantonnée à son rôle sur la fécondité, comme le souligne son nom «tocophérol» dérivé des mots grecs *tocos* = descendance et *pherein* = porter, ce qui pourrait signifier «permet une gestation normale». Elle est certes indispensable aux fonctions de reproduction, mais elle améliorerait également les performances des athlètes, «doperait» le tonus sexuel en association avec le sélénium et le zinc, stimulerait l'immunité, aurait une action anti-inflammatoire intéressante contre les douleurs de rhumatologie, inhiberait l'adhésion des plaquettes, ce qui fluidifierait le sang... Elle acquiert son statut d'élément nutritionnel essentiel lorsque sont mises en évidence ses extraordinaires propriétés antioxydantes : elle est en effet la plus puissante des vitamines protectrices.

SOURCES

Elle est apportée à la fois par les **aliments d'origine animale et végétale**, surtout présente dans le beurre et la margarine, les céréales complètes, les fromages gras et les laitages, l'huile de tournesol mais aussi, bien qu'en moindre concentration, dans les huiles d'olive, de maïs, de colza.... Elle se trouve également dans les **germes de blé**, les légumes (asperge, avocat, maïs, soja, tomate...) et légumes verts à feuilles (chou, persil...), les oléagineux (amande, noisette, noix, noix de coco, pistache), les poissons gras (thon à l'huile)...

Principales sources des apports alimentaires en vitamine E :

- matières grasses végétales
- fruits et légumes
- œufs, poissons, viandes.

Teneur en vitamine E des aliments (en mg pour 100 g) **:**

huile de germes de blé = 135, huile de tournesol = 50, amande, noisette = 25, germes de blé = 22, huile de foie de morue = 20, huile d'arachide, huile de maïs, huile de soja = 17, pop-corn nature = 10...

10 g d'huile de germes de blé, ou 20 g d'huile de tournesol, ou 30 g d'huile d'amande, ou 40 g d'huile de pépins de raisins, ou 60 g d'huile de colza, ou 100 g d'huile d'arachide ou de maïs, ou 120 g d'huile d'olive... couvrent la ration quotidienne en vitamine E.

Il faudrait 600 grammes de beurre, ou plus d'une douzaine de gros œufs, ou un kilo de légumes, ou plus d'un kilo de poisson, ou deux kilos de viande, ou plus de deux kilos de fruits, ou douze litres de lait entier pour couvrir les besoins quotidiens en vitamine E.

BESOINS

12 à 15 U.I. pour un adulte mais ces chiffres devraient être revus à la hausse car ils sont notoirement insuffisants.

CARENCE

Elle s'inscrit toujours dans un tableau de malnutrition globale ou dans une situation pathologique particulière (prématuré, maladie génétique...) et se manifeste alors par des signes neurologiques et musculaires, une atteinte de la rétine.

TRAITEMENT PRÉVENTIF

Une alimentation équilibrée couvre facilement les besoins mais les traitements chimiques que subissent les aliments de la part de l'industrie agro-alimentaire détruisent une grande partie des vitamines et principalement la vitamine E.

QUELQUES INDICATIONS DE LA VITAMINE E
Prévention et prise en charge des maladies cardio-vasculaires et du cancer, des personnes à risques : alcool, tabac... ou simplement âgées.
• La vitamine E est bonne pour la santé en général et par conséquent pour la femme ménopausée.

CONTRE-INDICATION
Aucune.

BONNES ASSOCIATIONS
Les autres antioxydants : caroténoïdes, vitamine C, sélénium, zinc.

ANTAGONISTES
L'huile de paraffine qui empêche sa réabsorption, les antiacides.

INTERACTIONS MÉDICAMENTEUSES
Pilule, anti-épileptiques, cuivre et fer.

TOXICITÉ
Aucune en principe, même à des doses supérieures à cent fois les apports recommandés.

• Vous pouvez vous aider de *Bétasélen*® :
- Composition : bêtacarotène, vitamines C et E, sélénium, zinc.
- Présentation : boîte de 50 gélules.
- Posologie : une capsule par jour.

Bouffées de chaleur

Elles sont tout à la fois le symbole de la ménopause et le motif de plainte principal, même si elles ne sont pas présentes chez toutes les femmes et que leur intensité et la gêne occasionnée sont variables. Les médecines douces, avec à leur tête et loin devant les autres méthodes, l'homéopathie et la phytothérapie (plantes et huiles essentielles), devraient toujours être proposées en première intention.

HOMÉOPATHIE

Près de cinquante médicaments homéopathiques peuvent prétendre traiter les bouffées de chaleur. Nous avons sélectionné ceux dont l'action nous semble la plus régulièrement fidèle. Les médicaments symptomatiques demandent d'abord à être bien choisis puis associés au traitement de fond, seul susceptible d'assurer une amélioration à plus long terme.

TROIS MÉDICAMENTS SYMPTOMATIQUES

Glonoinum

- Origine chimique : la trinitrine.
- Action générale : elle est bien sûr explosive !
- Caractéristiques des bouffées : elles commencent brutalement au niveau de la poitrine, montent rapidement au visage, sont accompagnées de battements violents des temporales et des carotides, avec l'impression que la tête est sur le point d'éclater.
- Modalités spécifiques : aggravation par la chaleur, amélioration par le froid, des applications froides, en plein air.
- Posologie : quatre granules en 5 CH, à sucer comme des bonbons, plusieurs fois par jour, en dehors des repas. Espacer dès l'amélioration.

Melilotus officinalis

- Origine végétale : le mélilot.
- Action générale : phénomènes de congestion intense de la tête avec rougeurs du visage.
- Caractéristiques des bouffées : elles sont accompagnées de douleurs battantes qui donnent parfois l'impression que du sang pourrait jaillir... et améliorerait !
- Posologie : quatre granules en 5 CH, à sucer comme des bonbons, plusieurs fois par jour, en dehors des repas. Espacer dès l'amélioration.

Sanguinaria canadensis

- Origine végétale : la sanguinaire du Canada.
- Caractéristiques des bouffées : elles sont localisées au visage, accompagnées de rougeurs, d'une sensation de chaleur et de douleurs battantes. La paume des mains, la plante des pieds sont chaudes, les oreilles bourdonnent.
- Trois signes psychiques évocateurs : anxiété, agitation, irritabilité.
- Modalités spécifiques : aggravation par les odeurs, le mouvement, amélioration en dormant.
- Posologie : quatre granules en 7 CH, à sucer comme des bonbons, plusieurs fois par jour, en dehors des repas. Espacer dès l'amélioration.

Les symptômes de *Melilotus* et *Sanguinaria* se ressemblent, le psychisme «tourmenté» fait pencher la balance en faveur du second.

Deux médicaments d'action «hormonale»

Les bouffées sont dues à la diminution puis à l'arrêt de la sécrétion des œstrogènes ; la stimulation de leur production est par conséquent intéressante et peut être réalisée efficacement grâce aux deux médicaments suivants :

Folliculinum

- Origine biologique : l'estrone.
- Action : ce médicament donné à basse dilution stimule l'action des œstrogènes.
- Posologie : quatre granules en 5 DH, à sucer comme des bonbons, deux fois par jour, en dehors des repas. Passer à une fois par jour dès l'amélioration, puis espacer en fonction des symptômes.

FSH

- Origine : une des hormones sécrétées par l'hypophyse.
- Action : donnée en haute dilution, elle freine la stimulation ovarienne.
- Posologie : quatre granules en 15 CH, à sucer comme des bonbons, en dehors des repas, deux fois par jour, jusqu'à la disparition des symptômes.

Rappelons que l'hypothalamus produit des neuro-hormones, les gonadotrophines, qui gagnent l'hypophyse où elles induisent la sécrétion de deux hormones, la F.S.H. et la L.H. : la première a pour fonction de stimuler les follicules ovariens, la seconde de faire sécréter les stéroïdes ovariens.

Trois médicaments de fond

Le traitement de fond, habituellement choisi après une consultation avec un médecin-homéopathe, est le plus souvent nécessaire voire indispensable. Abordons-le sous l'angle des bouffées de chaleur, pour vous en faciliter le choix.

Lachesis mutus

- Origine animale : le venin du serpent du même nom.
- Traits de caractère évocateurs : femme plutôt maigre, nerveuse, colérique, très loquace...
- Caractéristiques des bouffées de chaleur : elles sont à la fois diurnes et nocturnes, responsables d'une chaleur intense qui monte de la poitrine vers le visage, elles sont accompagnées d'une congestion importante et d'une impression de serrement du cou avec sensation de suffocation...

- Modalités caractéristiques : aggravation par le grand froid, la forte chaleur, un serrement autour de la taille (ceinture) ou du cou (collier, écharpe), amélioration par l'air frais, ce qui entraîne la nécessité d'ouvrir grand les fenêtres.
- Prescription pour le symptôme bouffée de chaleur : quatre granules en 7 CH, à sucer comme des bonbons, deux fois par jour, en dehors des repas.
• Si la patiente est une «vraie» *Lachesis*, la dilution choisie doit être plus haute et les prises moins fréquentes, soit quatre granules en 15 CH, trois fois par semaine.

Lachesis est un des médicaments «incontournables» de la ménopause : il est utilisé un jour ou l'autre pour traiter les bouffées de chaleur, ou pour soulager des maux de tête ou des troubles nerveux.

Sepia

- Origine animale : l'encre de seiche.
- Traits de caractère spécifiques : femme pessimiste, indifférente à tout et à tous, solitaire, sans envies, qui voit tout en noir.
- Action générale : lourde congestion du petit bassin.
- Caractéristiques du symptôme bouffées de chaleur : elles sont surtout matinales, partent du bassin ou de l'abdomen, s'accompagnent de sueurs et d'une sensation de malaise (faiblesse physique et morale, maux de tête, froid dans le dos...) au fur et à mesure qu'elles montent vers le haut du corps et le visage. Une alternance de chaud et froid est notée au niveau des extrémités.
- Modalités caractéristiques : aggravation par le froid, les vêtements serrés, l'air confiné, amélioration par la chaleur du lit et le grand air.
- Prescription pour le symptôme bouffées de chaleur : quatre granules en 5 CH, à sucer comme des bonbons, deux fois par jour, en dehors des repas. Espacer les prises dès l'amélioration.
• Si la patiente est une «vraie» *Sepia*, la dilution choisie doit être plus haute et les prises moins fréquentes, soit quatre granules en 15 CH, trois fois par semaine.

Sulfur

- Origine minérale : le soufre.
- Aspect caractéristique : peau «vilaine», moite, qui sent souvent mauvais, couverte d'éruptions diverses.
- Action générale : troubles de la thermorégulation avec alternance de zones du corps chaudes ou froides.
- Caractéristiques du symptôme bouffées de chaleur : elles sont plutôt nocturnes avec sensation de grande chaleur voire de brûlure du visage et

des extrémités (mains, pieds), elles sont accompagnées de sueurs profuses, et font rechercher des endroits frais.

- Modalités caractéristiques : aggravation par la chaleur du lit d'où la nécessité de sortir les pieds, amélioration par le temps sec et chaud, le grand air.
- Prescription pour le symptôme bouffées de chaleur : quatre granules en 5 CH, à sucer comme des bonbons, deux fois par jour, en dehors des repas. Espacer les prises dès l'amélioration.

• Si la patiente est une «vraie» *Sulfur*, de hautes dilutions peuvent être responsables d'une aggravation cutanée.

• Vous pouvez vous aider de *Lachesis complexe Lehning® n° 122* qui contient entre autres *Lachesis* D10, *Cactus* D3, *Glonoinum* D8...

- Présentation : flacon de 30 ml de gouttes buvables.
- Posologie : 20 gouttes dans un peu d'eau trois fois par jour.

Mme D., 51 ans, divorcée, mère de deux enfants, responsable de communication dans une agence, vient consulter pour le symptôme bouffées de chaleur. Elle ne veut pas de T.H.S. car souhaite un traitement naturel, et n'a pas envie d'exhiber un patch devant ses partenaires sexuels. «Je me fiche de ne plus avoir mes règles, au contraire cela m'arrange, mais je ne peux plus supporter la montée imprévisible d'une vague de transpiration lors d'un entretien ou d'une réunion que je suis amenée à animer quasi quotidiennement pour mon travail.» «J'en viens à redouter toute forme d'exposé public ou tout rendez-vous car il peut m'arriver brutalement de commencer à transpirer, et de mouiller littéralement ma chemise, ce qui ne m'était jamais arrivé auparavant.» «Vous imaginez, j'emporte à présent des affaires de rechange au bureau, c'est insupportable !» «Il m'arrive en outre de me lever trois fois par nuit pour changer de chemise et parfois de drap.» «Je demande à mon ami de rentrer dormir chez lui, car il m'arrive fréquemment d'être obligée de me rouler dans un peignoir en coton pour terminer la nuit.» «Vous devez m'aider car je suis sur le point de craquer !» Les symptômes sont rapidement améliorés par la prescription de Folliculinum 5 DH deux fois par jour et de Lachesis 7 CH l'après-midi. Le traitement d'entretien est assuré en grande partie par des isoflavones de soja.

Commentaires : Folliculinum est souvent le médicament de première intention. Lachesis, le remède de fond, l'accompagne ici en raison de la présence de signes psychiques discrets (loquacité...) et de la gêne éprouvée lors du port d'un vêtement serré. Les isoflavones de soja sont presque incontournables actuellement.

Pour la transpiration excessive

Beaucoup de femmes souffrent de bouffées de chaleur, certaines se plaignent simplement de suées ou d'une transpiration excessive. Plusieurs des médicaments précédents sont bien entendu utilisables, mais les trois médicaments suivants possèdent une plus grande spécificité :

Calcarea carbonica

- Origine animale et minérale : le calcaire d'huître.
- Action générale : phénomènes de congestion localisée.
- Constitution et traits de caractère évocateurs : femme douce, indolente, volontiers qualifiée de «molle», trapue à grosse ossature.
- Caractéristiques du symptôme transpiration : sueurs importantes du visage et du cuir chevelu, d'odeur aigre.
- Modalités caractéristiques : grande sensibilité au froid avec aggravation par l'humidité, amélioration par le temps sec.
- Posologie : quatre granules en 5 CH, à sucer comme des bonbons, plusieurs fois par jour, en dehors des repas, jusqu'à disparition du symptôme.

L'expérimentation initiale de ce produit avait été faite par Samuel Hahnemann à partir du calcaire d'huître, qu'il pensait être du carbonate de chaux d'où le nom de Calcarea carbonica. Les médicaments actuels sont d'ailleurs toujours préparés à partir de calcaire d'huître, mais le nom d'origine est resté : ce médicament devrait en fait s'appeler Calcarea ostreica.

Sulfuricum acidum

- Origine chimique : l'acide sulfurique.
- Trait de caractère évocateur : femme toujours pressée, qui a tendance à tout faire en hâte.
- Caractéristiques du symptôme transpiration : les bouffées de chaleur ou la transpiration volontiers aigre et visqueuse s'accompagnent d'une sensation de tremblement intérieur, parfois de frissons, et sont suivies d'une fatigue intense.
- Modalité caractéristique : aggravation par la prise de boissons alcoolisées qui sont régulièrement mal supportées.
- Posologie : quatre granules en 5 CH, à sucer comme des bonbons, plusieurs fois par jour, en dehors des repas, jusqu'à disparition du symptôme.

Thuya occidentalis

- Origine végétale : un petit sapin du même nom.
- Action générale : infiltration des tissus.
- Aspect et traits de caractère évocateurs : obésité gynoïde dite en «poire» avec néo-formations cutanées et muqueuses chez une femme frileuse, facilement déprimée, très obsessionnelle.
- Caractéristiques du symptôme transpiration : les bouffées de chaleur ou la transpiration, d'une odeur forte et douceâtre comparable au moisi ou au poireau cuit, sont plutôt nocturnes, localisées principalement aux lèvres, aux aisselles, à la région génitale.
- Modalités générales : aggravation par le froid humide, amélioration par la chaleur.
- Posologie : quatre granules en 5 CH, à sucer comme des bonbons, trois fois par jour, en dehors des repas, jusqu'à disparition du symptôme.

• Vous pouvez vous aider contre le symptôme transpiration ou bouffées de chaleur de *Climaxol®* qui contient entre autres *Hamamélis, Nux vomica, Viburnum...*
- Présentation : flacon de 30 ml de gouttes buvables.
- Posologie : 20 gouttes dans peu d'eau trois fois par jour.

AUTRE CLASSIFICATION POUR FACILITER LE CHOIX DU MÉDICAMENT LE PLUS SPÉCIFIQUE

Bouffées accompagnées de battements cardio-vasculaires :

• *Glonoinum, Melilotus* que nous avons déjà vus.

Bouffées accompagnées de sueurs chaudes :

• *Jaborandi*
- Origine végétale : plante brésilienne, *Pilocarpus jaborandi.*
- Caractéristiques du symptôme bouffées de chaleur : sueurs profuses avec tendance fréquente à mouiller ses vêtements.
- Signe d'accompagnement spécifique : l'hypersalivation.
- Posologie : quatre granules en 5 CH, à sucer comme des bonbons, trois fois par jour, en dehors des repas, jusqu'à disparition du symptôme.

• *Opium*
- Origine végétale : le suc extrait du *Papaver somniferum*, l'opium.
- Caractéristiques du symptôme bouffées de chaleur : elles entraînent une sensation de grande chaleur bien que les extrémités restent froides, et sont accompagnées ou suivies d'un sentiment d'obnubilation.
- Modalités spécifiques : aggravation par la chaleur, amélioration par le froid.

- Posologie : quatre granules en 5 CH, à sucer comme des bonbons, trois fois par jour, en dehors des repas, jusqu'à disparition du symptôme.

Bouffées accompagnées de sueurs froides :
• *Sulfuricum acidum* déjà étudié.

Bouffées aggravées par le froid :
• *Sepia* déjà étudié.

Bouffées avec grande intolérance à la chaleur :
Outre *Lachesis* et *Sulfur* étudiés plus haut, nous trouvons également :

• *Lilium tigrinum*
- Origine végétale : le lis tigré.
- Action générale : sensation de congestion de l'utérus et des ovaires, voisine de *Sepia.*
- Traits de caractère évocateurs : femme très nerveuse, volontiers déprimée, agitée voire hystérique, présentant une certaine excitation mentale et sexuelle.
- Caractères du symptôme bouffées de chaleur : elles s'accompagnent de palpitations, de tachycardie, d'une sensation de cœur serré comme dans un étau, et de pulsations ressenties dans tout le corps.
- Modalités caractéristiques : aggravation par la consolation, la chaleur, amélioration en plein air.
- Posologie : quatre granules en 7 CH, à sucer comme des bonbons, trois fois par jour, en dehors des repas, jusqu'à disparition du symptôme.

Comment distinguer *Sepia* et *Lilium tigrinum* : la première est aggravée par le froid, indifférente ou dégoûtée par la sexualité, la seconde est aggravée par la chaleur, très attirée par les ébats sexuels.

PHYTOTHÉRAPIE

L'avènement des *isoflavones de soja* est une réalité incontournable qui vient de bouleverser la prise en charge thérapeutique de la femme ménopausée.

CINQ PLANTES ŒSTROGÉNIQUES (OU À ACTIVITÉ DE «TYPE ŒSTROGÈNE»)

Les cinq plantes les plus efficaces et par conséquent le plus souvent utilisées sont : *l'actée à grappes, l'avoine, le houblon, la sauge, le soja.*

L'ACTÉE À GRAPPES (CIMICIFUGA RACEMOSA)

Une plante fort utile pour la femme

Cette plante herbacée vigoureuse pousse en Amérique du Nord (Canada, USA) dans les bois peu touffus et au bord des champs. Elle peut atteindre deux mètres de haut, porte de grandes feuilles sur lesquelles poussent de petites fleurs blanches disposées en grappes. Les rhizomes et les racines séchées à la consistance fibreuse, à l'odeur narcotique, à la saveur âcre, servent à la fabrication des préparations médicinales. Cette plante a longtemps été considérée comme une panacée, utilisée empiriquement par les Indiens pour traiter les troubles des règles, accélérer les accouchements trop lents, soulager les manifestations rhumatismales, améliorer les affections pulmonaires, voire calmer l'hystérie... Elle était totalement tombée dans l'oubli, avant que des travaux réalisés par une équipe allemande pour en comprendre les effets ne l'en sortent récemment : elle fait partie depuis 1960 des traitements «doux» de la ménopause.

PROPRIÉTÉS

Antispasmodique et antimigraineuse, anti-inflammatoire et antirhumatismale, efficace contre les vertiges et l'hypertension modérée, sédative, elle est surtout intéressante pour son efficacité en gynécologie.

MODE D'EMPLOI

• Teinture-mère : vous pouvez faire préparer par votre pharmacien un flacon de 60 ml de cimicifuga ; vous prenez une dose (50 gouttes) dans un peu d'eau deux fois par jour, contre les bouffées de chaleur.

• Vous pouvez recourir à *Lehning® L 25*, médicament fréquemment utilisé en automédication contre les bouffées de chaleur, qui contient entre autres *Cimicifuga* D3...

- Présentation : flacon de 30 ml de gouttes buvables.
- Posologie : 25 gouttes dans un peu d'eau, trois fois par jour.

L'AVOINE

Une plante très stimulante

Céréale traditionnelle du Nord de l'Europe, cette plante herbacée cultivée en plein champ partout dans le monde sert en effet à fabriquer les célèbres flocons ou le très nourrissant porridge. Elle fait partie de la famille des graminées, bien connues pour leur responsabilité dans le rhume des foins. Elle possède de longues tiges fines terminées par des panicules florales. Les grains sont obtenus par battage de l'avoine, les flocons sont issus de leur pressage, le son et la farine proviennent de la mouture des grains. Toutes les parties de cette plante servent à des fins médicinales.

PROPRIÉTÉS

L'avoine, qui avait perdu sa place en médecine, a retrouvé une seconde jeunesse lorsque ont été redécouvertes les vertus des céréales pour la santé :
- elle est active contre la nervosité et la déprime,
- elle est fortifiante, renforce l'appétit et les réactions de défense de l'organisme : elle est donc tout particulièrement intéressante pour les périodes de convalescence,
- elle joue un rôle plus modeste en gynécologie.

MODE D'EMPLOI

• L'infusion de deux cuillers à café d'avoine par tasse d'eau peut être utilisée, mais l'extrait fluide ou la T.M. sont beaucoup plus concentrés et efficaces.

• Teinture-mère : vous pouvez faire préparer par votre pharmacien un flacon de 60 ml d'une T.M. d'avoine ; vous prenez une dose (50 gouttes) dans un peu d'eau, matin et soir pendant quelques semaines, contre des bouffées de chaleur qui seraient épuisantes.

• Un produit classique d'automédication, *Lehning® L 72*, qui contient entre autres *Avena sativa* (l'avoine) T.M., *Ignatia* D4, *Valeriana* D3... est calmant sans être trop sédatif.
- Présentation : flacon de 30 ml de gouttes buvables.
- Posologie : 20 gouttes dans peu d'eau trois fois par jour.

LE HOUBLON

Une plante très sédative

Introduite en France au XIIe siècle, cette plante herbacée grimpante, légèrement velue, dont la souche ramifiée et la longue tige enroulée peuvent atteindre dix mètres de long, porte des feuilles dentelées comme la vigne. Elle pousse dans des lieux frais et humides (lisières des forêts). Elle contient une espèce de résine, la lupuline, qui lui donne son odeur et son goût amer. Le houblon sert à la fabrication de la bière depuis des siècles, les fleurs servent à la préparation des médications.

PROPRIÉTÉS

Quasiment abandonné sur le plan médicinal, presque totalement réservé à la fabrication de la bière, le houblon est de nouveau réintroduit en pharmacie depuis quelque temps.

Il est sédatif et légèrement hypnotique, comme peuvent malheureusement le constater les ouvrier(e)s agricoles qui travaillent dans les houblonnières : séché, il a d'ailleurs longtemps été placé sous les oreillers pour favoriser un meilleur sommeil. Mais il peut par contre aggraver les états dépressifs, qui représentent donc une mauvaise indication.

Il est tonique, apéritif, digestif, anti-acide et diurétique.

Il possède une activité œstrogénique et anti-androgénique : il coupe efficacement la libido (il était autrefois utilisé à cet effet dans les prisons ou les camps de prisonniers), il a la réputation d'aider et de freiner les éjaculateurs précoces ou rapides, il permet de lutter contre le duvet que déplorent certaines femmes à la ménopause.

MODE D'EMPLOI

• Infusion : une à deux cuillers à café de cônes pour une tasse d'eau, laisser infuser cinq minutes.

• Teinture-mère : vous pouvez faire préparer un flacon de 60 ml de T.M. de houblon ; vous prenez 50 gouttes deux fois par jour en cas de tension nerveuse ou d'anxiété, ou 50 gouttes le soir au coucher contre l'insomnie.

• Poudre totale de fleurs cryobroyées : vous pouvez prendre deux gélules, deux fois par jour, d'*Arkogélules® houblon* contre les bouffées de chaleur.

LA SAUGE OFFICINALE

La plante de la prévention

Cet arbrisseau à tige rameuse, originaire des pays méditerranéens, couvert de feuilles ovales ou lancéolées et ridées, terminé par des fleurs blanches ou violettes disposées en épis, pousse dans les lieux arides et chauds. Ses feuilles qui possèdent une odeur aromatique épicée servent à la préparation des médications occidentales, la racine en décoction sert en Chine au traitement des règles douloureuses. Il existe près de cinq cents variétés de sauge : les deux plus connues sont la sauge officinale du Midi de la France et la sauge sclarée (voir H.E.).

PROPRIÉTÉS

Elle est depuis très longtemps considérée comme une véritable panacée assurant une longue vie, ce que confirme son nom issu de «salvia» = sauver. Elle est sédative et favorise les digestions difficiles. Elle stimule les défenses immunitaires, permet de mieux lutter contre les inflammations de la bouche, de la gorge et des voies respiratoires, réduit les périodes de convalescence. Elle est extrêmement utile contre la transpiration excessive, les bouffées de chaleur et les sueurs nocturnes. Elle calme les douleurs menstruelles, régularise le cycle, augmente la libido chez les femmes.

MODE D'EMPLOI

• Infusion : une cuiller à café par tasse d'eau bouillante, dont vous prenez une tasse à chaque repas.
• Teinture-mère : vous pouvez faire préparer par votre pharmacien un flacon de 60 ml de sauge ; vous prenez une dose (50 gouttes) dans un peu d'eau deux trois fois par jour.
• Poudre de feuilles cryobroyées : vous pouvez prendre deux gélules deux fois par jour de *Arkogélules® sauge.*

« *Qui a la sauge dans son jardin n'a pas besoin de médecin*», vieux dicton méridional.

LE SOJA

La plante de référence pour la femme

Plante de culture grimpante, avec une tige dressée et des feuilles trimères, sur lesquelles poussent des fleurs blanches à violettes. D'origine subtropicale, il est probablement né en Mandchourie et a brutalement gagné l'Occident au XVIIIe siècle après cinq mille ans de tradition asiatique. Sa culture a supplanté le maïs dans de nombreux Etats des Etats-Unis, qui en sont d'ailleurs devenus le premier producteur mondial. Le soja est à présent cultivé de façon intensive presque partout dans le monde mais il nécessite toutefois un climat chaud pour pousser. Sa période de végétation de trois ou quatre mois permet des rotations rapides et un approvisionnement toute l'année, d'autant qu'il se conserve très facilement. Le fruit est une gousse renfermant des graines, celles-ci sont battues à maturation, les haricots de soja contiennent les principes actifs. Si, en France, sa consommation en tant que légume reste modeste en dehors des restaurants et traiteurs chinois, il s'implante doucement mais sûrement sous des formes diverses et variées : biscuits, crèmes dessert, galettes, lait, yaourts...
- Propriétés : voir le chapitre «*Choisisr les différents traitements de la ménopause*».
- Prescription : des produits nouveaux apparaissent chaque semaine et contiennent le plus souvent entre 30 à 75 mg d'isoflavones de soja.
• Vous pouvez vous aider de *Gynosoja®* :
- Présentation : boîte de trente comprimés, dont chacun contient 37,5 mg d'isoflavones.
- Posologie : un comprimé par jour.

SOJA ET O.G.M.
Les O.G.M. (voir «*Lexique*») sont connus depuis une trentaine d'années, exploités depuis une dizaine d'années, médiatisés depuis deux ou trois ans et surmédiatisés depuis la récente conférence mondiale de Seattle. Ils sont issus des biotechnologies qui permettent de transgresser les barrières d'espèces en introduisant par exemple dans une plante un gène qui lui confère un caractère spécifique ou modifie sa fonction. Le développement de ces techniques, dicté par des considérations sanitaires, socio-démographiques... mais surtout économiques, est tel qu'aux Etats-Unis, la moitié des surfaces cultivées en soja et 40 % des surfaces réservées au maïs sont issues de cette agriculture transgénique. Les opposants avancent des risques d'allergie ou de résistance aux antibiotiques et considèrent qu'il s'agit là d'une véritable roulette russe, tant subsistent d'inconnues sur le devenir et la reproduction des plantes ainsi modifiées. Un principe de précaution semble pour le moins devoir s'imposer, nous donnons ainsi la préférence aux produits sans O.G.M. Si un produit ou un médicament ne contient pas d'O.G.M., cela est mentionné sur l'emballage et devient souvent un argument commercial. Si le produit ou le médicament ne contient qu'entre 0 et 1% de substance transgénique, l'étiquetage n'est pas obligatoire. Tout produit alimentaire ou tout plat préparé avec plus de 1% de soja doit afficher la mention «contient du soja génétiquement modifié».

• **En pratique**, trois de ces plantes se détachent des autres pour la prise en charge des bouffées de chaleur : les femmes ont en effet tendance actuellement à commencer par les *extraits de soja* ou l'*actée à grappes* (qui fait partie de plusieurs spécialités prescrites dans cette indication), la *sauge* est réservée aux suées ou aux transpirations excessives, en particulier nocturnes, l'*avoine* et le *houblon* se situent en retrait et font le plus souvent partie de prescriptions complémentaires.

• Vous pouvez essayer de pallier la fonction ovarienne défaillante en recourant à l'association d'une plante œstrogénique et d'une plante progestative, ce que fait par exemple *Sojyam*®, dont chaque gélule contient 150 mg de soja et 235 mg de yam.
- Présentation : boîte de 45 gélules.
- Posologie : une gélule par jour en deuxième partie de cycle en périménopause, deux gélules par jour trois semaines par mois en ménopause avérée.

• Vous pouvez également choisir d'associer l'*onagre*, très largement utilisée avant l'arrivée du soja, et qui conserve tout son intérêt grâce à son activité anti-inflammatoire et sa polarité gynécologique.

L'ONAGRE

La plante (presque) indispensable à la femme

Originaire de Virginie en Amérique du Nord, cette plante tachetée de rouge, à feuilles allongées et ondulées, fait au XVIIe siècle sa première apparition en Europe dans un jardin de Padoue, avant d'être importée en France. Elle est surnommée «Belle de nuit» car ses fleurs jaunes, que recherchent tout particulièrement les abeilles, s'ouvrent dans la soirée. Répandue dans la plupart des régions tempérées, elle pousse sur les sols en friche ou sablonneux (dunes). Elle est cultivée pour l'huile extraite de ses graines.

PROPRIÉTÉS

Parée de propriétés curatives quasi magiques, elle est d'abord réservée au roi, avant de voir son usage se démocratiser très progressivement. Elle est actuellement surtout utilisée chez la femme grâce à son activité anti-inflammatoire naturelle qui lui permet à la fois d'être efficace contre les symptômes gênants du syndrome prémenstruel (déprime, irritabilité, tension mammaire, douleurs abdominales, rétention d'eau, maux de tête...) ou de la ménopause (bouffées de chaleur, problèmes de peau, troubles de l'humeur...). Elle réduirait des kystes dans les seins en quelques mois de traitement. Elle pourrait faire baisser les chiffres du cholestérol et de la tension artérielle (mais de façon modeste), elle réduirait l'agrégation plaquettaire, fluidifierait le sang, et améliorerait ainsi la circulation sanguine. Son action anti-inflammatoire lui procure une certaine efficacité en rhumatologie (rhumatismes, tendinites...). Elle peut également aider au traitement des affections cutanées (principalement l'eczéma) mais son action semble là moins puissante que la bourrache.

MODE D'EMPLOI

• Huile : extraite par première pression à froid de la graine. Elle se présente le plus souvent sous forme de capsules que vous vous procurez en pharmacie et qui contiennent chacune entre 400 et 600 mg d'huile.
- Posologie : deux capsules par jour en période de ménopause.

• Vous pouvez vous aider de *Bionagrol® Plus* qui contient entre autres de l'huile d'onagre (440 mg par capsule), des huiles de poissons, de la vitamine E.
- Présentation : boîte de 120 capsules.
- Posologie : une capsule deux fois par jour.

HUILES ESSENTIELLES DE PLANTES

Principalement la *sauge sclarée.*

LA SAUGE SCLARÉE

«L'essence» de la gynécologie

L'huile essentielle est obtenue par distillation à la vapeur d'eau des sommités fleuries de cette plante, longtemps considérée comme une véritable panacée.

- Action : c'est l'huile essentielle des problèmes gynécologiques de la femme car elle posséderait une activité de type œstrogénique : elle agit sur les troubles physiques et nerveux de la ménopause, mais elle est tout particulièrement intéressante contre les suées et les bouffées de chaleur.
- Posologie : vous vous procurez en pharmacie un flacon de 2 ml ; vous prenez une goutte dans un peu de miel ou de fromage blanc quatre fois par jour. Si vous avez le palais délicat ou si vous souhaitez simplement rendre la prise de ce produit plus agréable, vous demandez à votre pharmacien de préparer le mélange suivant : un gramme d'H.E. de sauge sclarée dans cent grammes de gel oral, dont vous prenez une demi-cuiller à café avec un peu d'eau, trois fois par jour, en fonction des symptômes.
- Attention : cette essence est épileptogène à fortes doses.

OLIGOTHÉRAPIE

• Le ***magnésium*** est indispensable au traitement des bouffées de chaleur car sa carence aggrave les symptômes (voir plus haut).
• Chez la femme de plus de 50 ans, les risques de déficit en ***calcium, cuivre, fluor, phosphore, sélénium, zinc,*** entraînent un retentissement sur les différents métabolismes et doivent absolument être compensés. Les apports de ces oligo-éléments se font habituellement par l'alimentation qui doit être variée et de qualité.

LE SÉLÉNIUM

L'antioxydant indispensable

Alors que sa toxicité était connue depuis le siècle dernier, son rôle d'élément indispensable à la vie est apparu depuis un quart de siècle : il neutralise les toxines, protège le système immunitaire, prévient le vieillissement, favorise la fabrication des spermatozoïdes, fluidifie le sang, aide à éliminer les métaux toxiques (plomb, mercure).

Il fait partie avec le zinc et les vitamines A, C et E des substances antioxydantes (voir chapitre «*Hygiène de vie*»).

Sources
Il se trouve surtout dans les **aliments d'origine animale**, la viande (foie, rognons), les poissons de mer (hareng, thon...) et les crustacés (huîtres), l'œuf... mais également dans les céréales complètes, les germes de blé, la levure de bière, la noix du Brésil, certains légumes (ail, brocoli, carotte, champignon) ; les fruits par contre en sont pauvres, tout comme le lait et les produits laitiers.
Les végétaux ont des teneurs en sélénium très variables, fonction de la nature des sols sur lesquels ils sont cultivés.

Besoins
Ils se situeraient autour de 60 mcg pour les femmes et 80 mcg pour les hommes (autour de 1 mcg par kilo de poids). La supplémentation est particulièrement indiquée chez les personnes sportives, mais aussi toutes celles dont la résistance et l'endurance diminuent (âgées ou simplement fatiguées).

Carence
Elle est responsable de problèmes cardio-vasculaires (hypertension artérielle, accidents vasculaires cérébraux, insuffisance cardiaque...) et d'une diminution des défenses immunitaires.

Excès
C'est un poison à fortes doses : l'intoxication aiguë observée en milieu industriel lors de l'inhalation de fumées et poussières riches en sélénium entraîne maux de tête, troubles digestifs (nausées, vomissements), lésions oculaires et cutanées ; l'intoxication chronique entraîne troubles digestifs et cutanés.

Interactions
L'absorption est favorisée par les vitamines A,C, E et est diminuée par argent, cuivre, cobalt. Il protège contre les effets des métaux lourds.

Toxicité
Peut-être pour des doses élevées.

Quelques indication du sélénium
Prévention du vieillissement, personnes à risques : alcool, tabac..., porteuses de nombreux plombages en bouche, très exposées aux radicaux libres (voir chapitre «*Hygiène de vie*»).

En pharmacie
• Vous pouvez vous aider de *Sélénium ACE Richelet*® :
- Composition : 75 mcg de sélénium par comprimé et vitamines A, C, E.
- Présentation : boîte de 30 comprimés.
- Posologie : un comprimé par jour.

Vitamines

Les trois vitamines antioxydantes ***A***, ***C*** et ***E*** s'inscrivent dans une perspective-santé à plus long terme (voir p. 138).

Alimentation

Les Japonaises sont peu sujettes aux bouffées de chaleur, probablement parce qu'elles consomment beaucoup de soja et de haricots bouillis, légumes qui contiennent tous deux de bonnes quantités de phyto-œstrogènes. Ceux-ci sont retrouvés dans plusieurs légumes et céréales complètes, le haricot vert, le lin, le pois chiche, les légumineuses et principalement les pousses de soja..., et des boissons comme la bière ou le thé vert.

Le **lait de soja,** ou plus exactement le jus de soja, est une boisson à la composition voisine du lait mais il est dépourvu de calcium, ce qui impose de le supplémenter : il est en outre fade au goût, ce qui nécessite de l'aromatiser pour qu'il puisse être consommé par les Occidentaux. Le **tofu** est un caillé de lait de soja formé et pressé, dont il possède par conséquent les propriétés : il s'intègre à de nombreux plats qu'il enrichit mais ne parfume pas car il est lui aussi très fade.

• **En pratique**, vingt grammes par jour de protéines de soja contiennent environ 50 mg d'isoflavones, ce qui constitue la dose moyenne recommandée pour la femme ménopausée.

Acupuncture

Elle est plus efficace pour traiter certains des autres symptômes observés à cette période (troubles du caractère, douleurs diverses, prise de poids...) que contre les bouffées de chaleur, mais elle a le mérite de la simplicité et de l'innocuité.
- Protocole : une séance tous les quinze jours, à moduler en fonction des symptômes.

Boules et douleurs dans les seins

Les seins sont très dépendants du climat hormonal comme ont pu le constater les nombreuses femmes qui ont souffert d'un syndrome prémenstruel. Les modifications hormonales liées à la périménopause sont elles aussi responsables de ces symptômes peu graves, gênants mais très fréquents, puisqu'ils touchent près de la moitié des femmes et les amènent rapidement à consulter. Elles se plaignent alors très volontiers de douleurs accompagnées de phénomènes de congestion (seins gonflés, lourds) et/ou d'indurations (boules, nodules). Le traitement proposé a pour objectif de réguler au point de vue hormonal et de diminuer les conséquences du dysfonctionnement.

PHYTOTHÉRAPIE

• Vous pouvez choisir une des cinq plantes progestatives (voir p. 126).
• Vous pouvez également recourir aux huiles d'*onagre* ou de *bourrache* pour leurs activités anti-inflammatoires et leurs polarités gynécologiques.

HOMÉOPATHIE

De nombreux médicaments homéopathiques peuvent prétendre traiter les douleurs et kystes des seins. Nous avons sélectionné ceux dont l'action nous semble la plus régulièrement fidèle. Les médicaments symptomatiques ou locaux demandent d'abord à être bien choisis puis associés au traitement de fond, seul susceptible d'assurer une amélioration à plus long terme.

DEUX MÉDICAMENTS SYMPTOMATIQUES

Belladona

- Origine végétale : la belladone.
- Action générale : l'intensité des phénomènes de congestion à début brutal et violent.
- Symptôme caractéristique : seins gonflés, rouges, chauds, siège de douleurs battantes.

- Modalités caractéristiques : aggravation par le froid, les courants d'air, le mouvement, le toucher, amélioration par la chaleur, le repos.
- Posologie : quatre granules en 5 CH, à sucer comme des bonbons, quatre fois par jour, en dehors des repas, jusqu'à disparition du symptôme.

> *Belladona* n'est pas seulement, comme on l'imagine trop souvent, un remède de fièvre ou de mal de gorge. Il est également fort utile dans tous les épisodes de congestion intense à début brutal... et en particulier contre les douleurs dans les seins.

Bryonia alba

- Origine végétale : la bryone blanche.
- Symptôme caractéristique : douleurs piquantes, lancinantes, fulgurantes dans des seins lourds et tendus.
- Modalités caractéristiques : aggravation par le moindre mouvement et le toucher léger, amélioration par l'immobilité, la compression (soutien-gorge), les applications froides.
- Posologie : quatre granules en 5 CH, à sucer comme des bonbons, quatre fois par jour, en dehors des repas, jusqu'à disparition du symptôme.

> *Bryonia* est souvent le médicament du second stade de l'inflammation à utiliser après *Belladona* qui est surtout le médicament du début, mais ils peuvent être utilisés en alternance, chacun d'entre eux quatre fois par jour. N'hésitez pas à répéter les prises, vous ne risquez rien avec les médicaments homéopathiques qui sont très dilués.

Trois médicaments spécifiques

Conium maculatum

- Origine végétale : la ciguë officinale.
- Terrain évocateur : ralentissement général, physique et psychique.
- Symptômes caractéristiques : douleurs piquantes ou lancinantes dans des seins petits, mous, comme flétris, mais pleins de nodosités très denses et dures.
- Modalités caractéristiques : aggravation par la continence sexuelle, l'alcool.
- Posologie : quatre granules en 7 CH, à sucer comme des bonbons, matin et soir, en dehors des repas, jusqu'à disparition du symptôme.

Lac caninum

- Origine animale : lait de chienne allaitante.
- Symptôme évocateur : douleurs piquantes, déchirantes, fulgurantes dans des seins lourds et tendus.
- Modalité caractéristique : aggravation par le moindre toucher et les secousses, avec besoin absolu du soutien-gorge.
- Posologie : quatre granules en 5 CH, à sucer comme des bonbons, trois fois par jour, en dehors des repas, jusqu'à disparition du symptôme.

> Les signes de *Lac caninum* sont voisins de *Bryonia* mais la congestion est plus importante, et les douleurs passent volontiers d'un côté à l'autre.

Phytolacca decandra

- Origine végétale : la phytolaque.
- Symptômes caractéristiques : noyaux douloureux, indurés, scléreux dans des seins congestionnés et tendus.
- Modalités caractéristiques : aggravation par le mouvement, la pression, le froid humide, amélioration par le repos et la chaleur.
- Posologie : quatre granules en 5 CH, à sucer comme des bonbons, trois fois par jour, en dehors des repas, jusqu'à disparition du symptôme.

• Vous pouvez vous aider de *Agnus cactus complexe Lehning® n° 2* qui contient entre autres *Agnus cactus* D3, *Belladona* D 4, *Glonoinum* D3, *Phytolacca* D3...

- Présentation : flacon de 30 ml de gouttes buvables.
- Posologie : 20 gouttes dans un peu d'eau trois fois par jour.

LES MÉDICAMENTS HOMÉOPATHIQUES D'ACTION «HORMONALE»

Les douleurs et kystes dans les seins constituent des symptômes de «dominance» en œstrogènes, liés au fait que la progestérone, qui n'est pas sécrétée lors des cycles anovulatoires de la périménopause, ne contrebalance plus leur action hormonale. Il est donc intéressant de freiner les œstrogènes tout en stimulant la progestérone (voir en début de chapitre).

Folliculinum

- Origine biologique : l'estrone.
- Action : donné en haute dilution, ce médicament freine l'action des œstrogènes.

- Posologie : quatre granules en 15 CH, à sucer comme des bonbons, en dehors des repas, une fois par jour.

Progesteronum
- Origine : la progestérone sécrétée par le corps jaune.
- Action : prescrite en basse dilution, elle stimulerait la production de progestérone.
- Posologie : quatre granules en 5 DH, à sucer comme des bonbons, en dehors des repas, deux fois par jour, à partir de l'ovulation jusqu'à l'arrivée des règles.

Luteinum
- Origine : le corps jaune.
- Action : donné en basse dilution, ce médicament stimule la production de progestérone.
- Posologie : quatre granules en 5 DH, à sucer comme des bonbons, en dehors des repas, deux fois par jour, à partir de l'ovulation jusqu'à l'arrivée des règles.

> *Luteinum est une dilution du corps jaune lui-même et pas sa simple sécrétion comme progesteronum : le corps jaune contient en effet non seulement de la progestérone, mais également des œstrogènes, des graisses, des vitamines... ce qui lui confère une action semble-t-il plus complète.*

Trois médicaments de fond

Le traitement de fond, habituellement choisi après une consultation avec un médecin-homéopathe, est le plus souvent nécessaire voire indispensable. Etudions sous l'angle des douleurs dans les seins, trois médicaments souvent retrouvés et prescrits.

Calcarea carbonica
- Origine animale et minérale : le calcaire d'huître.
- Action générale : phénomènes de congestion localisée.
- Traits de caractère évocateurs : femme douce, indolente, voire molle.
- Caractéristiques du symptôme : seins très développés, souvent nodulaires.
- Modalités évocatrices : grande sensibilité au froid avec aggravation par le froid surtout humide, amélioration par le temps sec.
- Posologie : quatre granules en 9 CH, à sucer comme des bonbons, une fois par jour, en dehors des repas, pendant quelques semaines.

Pulsatilla

- Origine végétale : l'anémone pulsatille.
- Traits de caractère évocateurs : tristesse, timidité, caractère doux, facile, mais humeur changeante avec grand besoin de consolation.
- Aspect de la peau évocateur : marbrée, en raison du ralentissement veineux et des troubles capillaires.
- Symptômes caractéristiques : les seins sont tendus, douloureux, parcourus de veines apparentes qui leur donnent un aspect violacé et infiltré, les douleurs sont changeantes, très variables dans leur siège, leur intensité, leur durée.
- Modalités spécifiques : aggravation par la chaleur, le repos, amélioration au grand air, par le mouvement.
- Posologie : quatre granules en 7 CH, à sucer comme des bonbons, une fois par jour, en dehors des repas, pendant quelques semaines.

Thuya occidentalis

- Origine végétale : un petit sapin du même nom.
- Action générale : infiltration des tissus.
- Aspect évocateur : obésité gynoïde dite en «poire» avec néo-formations cutanées et muqueuses.
- Quelques traits de caractère : femme frileuse, facilement déprimée, volontiers obsessionnelle.
- Symptômes locaux : seins «gonflés» dans un tableau d'infiltration générale.
- Modalités générales spécifiques : aggravation par le froid humide, amélioration par la chaleur.
- Posologie : quatre granules en 7 CH, à sucer comme des bonbons, une fois par jour, en dehors des repas, pendant quelques semaines.

• Vous pouvez vous aider de *Thuya complexe Lehning® n° 37* qui contient entre autres *Phytolacca* D4, *Pulsatilla* D4, *Thuya* D4...
- Présentation : flacon de 30 ml de gouttes buvables.
- Posologie : 20 gouttes dans un peu d'eau, trois fois par jour.

> *Ce médicament est conseillé par le laboratoire pour le traitement des verrues, mais sa composition en fait un produit également utile à la prise en charge des formations kystiques dans les seins.*

Mme K. consulte son gynécologue pour des bouffées congestives avec sueurs importantes, une gêne dans les seins avec l'impression d'avoir des kystes. Elle est mise sous progestatifs, prend trois kilos en moins d'un mois, et souhaite par conséquent arrêter ce traitement, ce qui motive sa consultation d'homéopathie. Elle est de constitution «robuste», assez bavarde, se dit très gênée par les écarts de température. Le premier traitement consiste en une association de Folliculinum et Lac caninum en 7 CH pour ses douleurs dans les seins ainsi que Calcarea carbonica 9 CH comme médicament de fond. Il est ajouté un traitement de drainage comportant en particulier de l'orthosiphon. Elle est rapidement améliorée par ce traitement qui est conservé puis aménagé : elle prend actuellement une dose de Folliculinum une fois par semaine et Calcarea carbonica deux fois par semaine.

Commentaires : la prise de poids occasionnée par un traitement progestatif est un motif fréquent de demande de consultation homéopathique. Les remèdes locaux, un «traitement hormonal homéopathique», le(s) médicament(s) de fond, sont souvent suffisants pour faire disparaître les symptômes gênants, tout en évitant le traitement hormonal redouté ou mal toléré. Les plantes représentent une des méthodes les plus intéressantes pour effectuer un drainage ou éliminer un excédent d'eau.

OLIGOTHÉRAPIE

• Le ***magnésium*** est indispensable au traitement des boules et douleurs dans les seins car sa carence aggrave les symptômes (voir p. 135).

VITAMINES

Les trois vitamines antioxydantes ***A***, ***C*** et ***E*** s'inscrivent dans une perspective-santé à plus long terme (voir p. 138).

• Vous pouvez vous aider de *Sélénium ACE Richelet*® :
- Composition : 75 mcg de sélénium par comprimé et vitamines A, C, E.
- Présentation : boîte de 30 comprimés.
- Posologie : un comprimé par jour.

SOULAGER OU SUPPRIMER LES SYMPTÔMES (PLUS OU MOINS) DIFFÉRÉS

Nous allons trouver principalement ici les problèmes de peau, la baisse de la libido, les troubles uro-génitaux. Ces symptômes ou ces tableaux cliniques sont plus ou moins différés d'ailleurs, car certains peuvent en fait apparaître assez vite : nous les avons cependant distingués des précédents pour la simple raison qu'ils sont rarement inaugurateurs ou annonciateurs de la ménopause. Ils n'en restent pas moins fort importants puisque beaucoup de femmes décident de se traiter pour avoir une belle peau ou conserver une sexualité satisfaisante.

Problèmes de peau

Ils débutent très tôt mais ne deviennent souvent véritablement préoccupants qu'autour de la cinquantaine, car la ménopause intervient pour accélérer brutalement le processus de vieillissement de la peau : ils sont d'ailleurs parfois l'unique raison des femmes de se précipiter sur le T.H.S. ou la D.H.E.A. (voir chapitre «*Choisir les différents traitements de la ménopause*»). Le traitement consiste à veiller aux mesures de prévention cutanée, à fournir les éléments à présent bien identifiés nécessaires à sa bonne santé, tout en rééquilibrant sur un plan hormonal pour éviter son vieillissement trop rapide ou prématuré. Il nous semble tout à fait abusif de considérer que la beauté de la peau passe nécessairement par la prescription d'hormones.

Prévention

Les mesures préventives sont essentielles comme le soulignait avec beaucoup de pertinence le professeur Aron-Brunetière : «C'est à vingt ans que l'on prépare la peau que l'on aura à quarante.» Vous devez par conséquent :

- éviter les expositions solaires intenses et prolongées,
- faire attention aux cosmétiques qui embellissent mais abîment,
- éviter le tabac qui libère des radicaux libres (voir chapitre «*Hygiène de vie*»),

- faire attention aux régimes amaigrissants trop carencés ou aux variations de poids car le phénomène du yoyo est préjudiciable pour la peau,
- éviter de confondre «graisser» la peau et l'hydrater : des crèmes trop grasses l'asphyxient, aggravent en fait la perte en eau, ce qui accélère le vieillissement,
- apporter au moins un litre et demi de boisson chaque jour,
- adopter une hygiène de vie saine car la peau est le miroir de la santé.

VITAMINES

• Principalement ***A, B, C*** et ***E*** :
- la *vitamine A* préserve l'élasticité de la peau, favorise la cicatrisation, aide l'épiderme à résister aux infections,
- les *vitamines B* jouent un rôle majeur dans la santé de la peau, la lutte contre la séborrhée et les points noirs,
- la *vitamine C* a des vertus anti-infectieuses,
- la *vitamine E* accélère les processus de cicatrisation et prévient le vieillissement de la peau (voir p. 138 les *vitamines A, C* et *E*).

• Vous pouvez vous aider de *Biocébé*®, mélange de vitamines A, B, C, D, E et de zinc.
- Présentation : boîtes de 50 et 100 capsules.
- Posologie : deux capsules par jour pendant quelques semaines.

OLIGOTHÉRAPIE

De nombreux minéraux sont indispensables à la santé de la peau et tout particulièrement le ***sélénium***, le ***soufre*** et le ***zinc*** : les apports de ces éléments se font habituellement par l'alimentation qui doit être variée et de qualité. Lorsque existe une carence, ils peuvent être administrés sous forme de médicaments.

LE SOUFRE

L'oligo-élément de la peau et des muqueuses

Présent dans toutes les cellules de l'organisme dont il est un des constituants, il participe à de nombreuses réactions chimiques qui lui ont valu d'être considéré au siècle dernier comme la panacée efficace sur des maux divers et variés touchant principalement à la «détoxication».

RÔLE

Utilisé empiriquement depuis fort longtemps pour les voies respiratoires, la peau et les phanères (poils, ongles), le foie, les articulations, il intervient dans de nombreuses fonctions, est présent au cœur même des cellules, est nécessaire à de multiples réactions chimiques, possède entre autres une activité anti-infectieuse au niveau des muqueuses et un rôle indiscutable sur le cartilage, dont il est un élément structurel.

MÉTABOLISME

Présent dans toutes les cellules dont il est un des éléments constitutifs.

SOURCES

Surtout présent dans les acides aminés soufrés, donc dans les protides : on le trouve ainsi principalement dans les **œufs** (165 mg pour 100 g de jaune), la viande et le poisson, mais aussi dans ail, oignon, haricots secs...

BESOINS

Autour de 850 mg par jour, un œuf entier en apporte environ 70 mg soit un peu moins du dixième des besoins quotidiens.

PRINCIPALES UTILISATIONS MÉDICALES DU SOUFRE

Problèmes de peau et des phanères, rôle anti-infectieux surtout ORL, arthrose, arthrite.

TOXICITÉ

Essentiellement d'origine industrielle avec pour cibles préférées la peau et les poumons.

EN PHARMACIE

Il existe sous de nombreuses formes : *Granions*® (ampoules buvables), *Microsol*® (flacons unidoses buvables), *Oligo-essentiels*® (gouttes buvables), *Oligogranul*® (granules à sucer), *Oligosol*® (ampoules perlinguales), *Oligostim*® (comprimés à sucer)

- Posologie : une dose de l'un de ces produits une à deux fois par jour.

LE ZINC

Une action métabolique très complète

Il réalise une protection considérable de l'organisme par sa présence dans quelque deux cents réactions chimiques, en particulier celles nécessaires à la synthèse des protéines et au métabolisme des acides nucléiques. Il est également actif sur la croissance, la synthèse du collagène, la respiration, le système endocrinien, l'immunité, l'inflammation, la cicatrisation, la reproduction, la sexualité (libido)... Longtemps méconnu, c'est l'élément sur lequel travaillent actuellement le plus les chercheurs du monde entier.

SOURCES
Il est présent dans de très nombreux aliments mais surtout les huîtres et coquillages, le poisson. Il se trouve aussi dans les céréales, le foie gras, le gingembre, le jaune d'œuf, quelques légumes (brocoli, champignon, épinard, haricot), la levure de bière, la noix, le pain complet, le pâté de foie, la viande.
Les aliments les plus riches en zinc (en mg pour 100 g de produit frais) : huître = 16 mg, foie de veau, foie de porc = 9, germes de blé = 7, pain complet, noix de cajou grillée = 5, amande grillée, graines de tournesol, jaune d'œuf, viande de bœuf, = 4 mg.

BESOINS
Ils sont de l'ordre de 15 mg chez l'adulte, probablement pas strictement couverts par une alimentation même variée.

CARENCE
Elle serait plus fréquente qu'annoncée, aggravée par la consommation d'alcool, de diurétiques, certaines maladies intestinales ou rénales, un régime végétarien ou la prise exclusive de pain complet : elle entraîne des troubles digestifs, des ulcérations cutanées, la chute des cheveux, des ongles cassants, une sensibilité aux infections, des troubles de la vue, du goût, de l'odorat, tous signes qui doivent y faire penser.

INTERACTIONS
- Les aliments riches en phytates, surtout le pain complet et le pain au son, mais aussi l'alcool, le café, les germes de blé, le haricot, le maïs, le soja, le thé... diminuent son absorption, tout comme certains antibiotiques, la pilule...
- Le vin et les protéines riches en acides aminés soufrés facilitent son absorption.
- Il entre en compétition avec calcium, cuivre et fer.
- Un régime riche en cuivre entraîne une diminution du zinc et inversement.
Les céréales complètes sont riches en zinc mais leur contenu en fibres et en acide phytique nuit à son absorption. Il est, avec le fer, l'oligo-élément que l'organisme a le plus de mal à absorber (moins de dix pour cent des quantités ingérées) mais notons que le zinc des protéines animales est mieux assimilé que celui des végétaux, ce qui explique les carences souvent observées chez les végétariens.

CONSEILS PRATIQUES
- Donnez la préférence au pain au levain plutôt qu'au pain complet qui inhibe son absorption.
- Evitez au même repas pain complet (ou au son), maïs, soja.
- Si vous supplémentez, éloignez les prises de zinc, de fer et de vitamine C.

EXCÈS
Aucun signe dans les conditions normales.

TOXICITÉ
Aucune si les doses ne dépassent pas 150 mg par jour : au-delà, il n'est pas bien absorbé et des troubles digestifs apparaissent.

QUELQUES INDICATIONS DU ZINC
La prévention des maladies cardio-vasculaires, du cancer, du vieillissement pathologique..., d'où l'intérêt de la prise en charge des personnes et des comportements à risques (alcool, tabac...) ; problèmes de peau (acné, psoriasis, taches blanches sur les ongles) et de cicatrisation ; arthrite (grâce à son rôle anti-inflammatoire) ; décalcification, ostéoporose.

EN PHARMACIE
Il existe sous de nombreuses formes : *Granions*® (ampoules buvables), *Microsol*® (flacons unidoses buvables), *Oligo-essentiels*® (solution buvable), *Oligogranul*® (granules à sucer), *Oligosol*® (ampoules perlinguales), *Oligostim*® (comprimés à sucer)...
- Posologie : une dose de l'un de ces produits, une à deux fois par jour.
• Vous pouvez vous aider de *Influ-Zinc*® :
- Composition : mélange de *zinc* et de *vitamine C*.
- Présentation : flacon de 90 comprimés à sucer.
- Posologie : deux comprimés par jour.

D'autres oligo-éléments peuvent être utiles à la femme ménopausée ; nous avons surtout insisté sur ceux qui intervenaient le plus souvent ou de façon très spécifique.

PHYTOTHÉRAPIE

Les deux plantes les plus intéressantes ici sont la *bourrache* et la *bardane* :

LA BOURRACHE
La plante de l'inflammation de la peau
Originaire du Bassin méditerranéen, très présente dans le Maghreb et le sud de l'Espagne, cette plante herbacée annuelle, recouverte d'un fin duvet, à tige ramifiée, à grandes feuilles ovales et belles fleurs bleues, est cultivée principalement pour l'huile extraite de ses graines par première pression à froid. La récolte se fait à la main, avec des gants, en coupant

la partie supérieure de la tige. La bourrache peut se déguster en salade, assaisonnée d'aneth.

Propriétés

Elle est intéressante chez la femme pour son activité anti-inflammatoire naturelle, ce qui lui permet de traiter aussi bien le syndrome prémenstruel, où elle est semble-t-il moins efficace que l'onagre, que certains symptômes gênants de la ménopause. Elle aurait des propriétés antigonadotropes, anti-F.S.H et L.H. (voir chapitre «*Comprendre le cycle menstruel*»). Elle est sudorifique, ce qui peut aggraver la sueur, la transpiration et par conséquent les bouffées de chaleur. Elle possède une action essentielle contre la plupart des problèmes cutanés, protégeant aussi bien des effets du soleil que des outrages du temps : elle évite le dessèchement de la peau, la rend plus souple et résistante, améliore la qualité des ongles et des cheveux. Elle agit contre l'infection des voies respiratoires en calmant la toux et en diminuant l'irritation des bronches : la présence de vitamine C dans ses jeunes feuilles la rend d'ailleurs intéressante dans la plupart des autres problèmes infectieux. Elle est enfin neurosédative, ce qui est souvent utile.

Mode d'emploi

• Infusion : dix grammes pour un quart de litre d'eau, deux fois par jour, pour son action sudorifique et anti-infectieuse lors d'un épisode de fièvre par exemple.

• Huile : elle se présente le plus souvent sous forme de capsules que vous vous procurez en pharmacie. Pour un usage interne : une capsule deux fois par jour pendant quelques jours, contre les problèmes cutanés, infectieux ou gynécologiques. Pour un usage local : une capsule ouverte et appliquée sur la peau pour traiter l'eczéma et certaines affections dermatologiques pruriantes.

• Vous pouvez vous aider de *Eltéans*® qui contient un mélange d'huile de bourrache (170 mg par capsule), d'huile de saumon, de carotte et de soja.

- Présentation : boîte de 60 capsules.
- Posologie : une capsule deux fois par jour pendant deux mois.

De nombreuses huiles végétales (amande, jojoba, noyau d'abricot, olive, onagre...) ont de tout temps été utilisées pour les soins de la peau, mais la bourrache nous semble la plus efficace.

• Vous pouvez vous aider de *Bioptimum® peau* :

- Composition : huile de bourrache, sélénium, zinc, vitamine E, bêtacarotène.

- Présentation : boîte de 80 comprimés.
- Posologie : deux comprimés par jour.

La bardane

La plante du drainage de la peau

Plante herbacée poussant sur les terrains incultes. Sa racine robuste notamment riche en huile essentielle et en tanins possède des vertus médicinales. Ses tiges hautes d'un mètre environ sont rigides et dressées, ses feuilles blanchâtres sont larges et finement dentelées, ses fleurs pourpres s'accrochent facilement aux cheveux et aux vêtements.

Propriétés

Utilisée depuis des siècles, elle doit une partie de sa renommée au roi Henri III qui guérit grâce à elle ses problèmes de peau. Elle est effectivement très active sur les affections cutanées, même infectieuses (staphylocoques) mais elle est également dépurative, sudorifique, digestive et même diurétique.

Mode d'emploi

• Décoction de racines : en applications locales contre les problèmes de cheveux ou l'eczéma.
• Teinture-mère : vous pouvez faire préparer par votre pharmacien un flacon de 60 ml d'une T.M. de bardane ; vous prenez 50 gouttes (une dose) dans un verre d'eau, deux fois par jour.
• S.I.P.F. (suspension intégrale de plante fraîche) : cette forme restitue, grâce à une stabilisation par le froid, l'intégralité de l'action thérapeutique naturellement présente dans la plante. Vous faites préparer chez votre pharmacien un flacon de 60 ml de S.I.P.F. de bardane ; vous prenez une mesure dose ou une cuiller à café dans un peu d'eau deux fois par jour.
• Extrait de plante activé à l'huile essentielle : vous pouvez vous aider de *Phytentielles® Bardane* :
- Présentation : flacon de 84 biogranules à sucer.
- Posologie : 1 biogranule à sucer 3 fois par jour.

Homéopathie

De nombreux médicaments homéopathiques peuvent prétendre traiter les problèmes de peau ; nous avons sélectionné ceux dont l'action nous semble la plus régulièrement fidèle. Les médicaments locaux demandent d'abord à être bien choisis puis associés au traitement de fond, seul susceptible d'assurer une amélioration à plus long terme.

TROIS «GRANDS» MÉDICAMENTS CUTANÉS

Arsenicum album

- Origine chimique : l'anhydride arsénieux.
- Action générale : le produit d'origine d'où est tiré le médicament homéopathique est très toxique puisqu'il s'agit d'un poison, l'arsenic. Il entraîne de nombreux symptômes dont la sécheresse de la peau et des éruptions squameuses fréquentes.
- Profil caractéristique : femme méticuleuse, soigneuse jusqu'à la maniaquerie, tirée à quatre épingles, d'humeur variable oscillant entre l'excitation et la déprime.
- Caractéristiques des signes cutanés : peau sèche, épaisse, cartonnée.
- Posologie : quatre granules en 7 CH, à sucer comme des bonbons, deux fois par jour, en dehors des repas, pendant quelques semaines.

Graphites

- Origine minérale : la mine de plomb.
- Morphologie et traits de caractère spécifiques : femme plutôt enveloppée, triste, anxieuse, déprimée, hypersensible.
- Symptômes cutanés spécifiques : peau sèche, épaisse mais fragile, malsaine, couverte de petites croûtes d'où peut suinter un liquide collant, ressemblant à du miel.
- Modalités caractéristiques : aggravation par la chaleur, amélioration par le frais.
- Posologie : quatre granules en 7 CH, à sucer comme des bonbons, une fois par jour, en dehors des repas, pendant quelques semaines.

Sepia officinalis

- Origine animale : l'encre de seiche.
- Traits de caractère spécifiques : femme pessimiste, indifférente à tout et à tous, solitaire, sans envies, qui voit tout en noir.
- Symptômes cutanés caractéristiques : peau couverte de taches brunes, parfois d'éruptions vésiculeuses ; une transpiration peu abondante est responsable d'une sensation de brûlure ou de lésions irritantes des plis de flexion.
- Modalités caractéristiques : aggravation par le froid, par les vêtements serrés, par l'air confiné, amélioration par la chaleur du lit, par le grand air.
- Posologie : quatre granules en 5 CH, à sucer comme des bonbons, deux fois par jour, en dehors des repas. Espacer dès l'amélioration.

• Si la patiente est une «vraie» *Sepia*, la dilution choisie doit être plus haute, soit quatre granules en 9 CH, une fois par jour, en dehors des repas.

• Vous pouvez vous aider de *Paeonia complexe Lehning® n° 104* qui contient entre autres *Graphites* 6 DH, *Sulfur* 4 DH...

- Présentation : flacon de 30 ml de gouttes buvables.
- Posologie : 20 gouttes dans un peu d'eau, trois fois par jour, en dehors des repas.

Trois médicaments de fond

Psorinum

- Origine biologique : lysat de sérosités provenant de vésicules de gale.
- Une particularité : extrême frilosité de la femme, toujours vêtue de plusieurs «couches» même en été.
- Caractéristiques des signes cutanés : peau soit rugueuse, soit grasse, parfois malodorante, d'aspect sale, par excès de séborrhée.
- Modalités spécifiques : aggravation par le contact de la laine, l'hiver, par le lavage à l'eau froide, amélioration par la chaleur, l'été.
- Posologie : quatre granules en 9 CH, à sucer comme des bonbons, en dehors des repas, trois fois par semaine.

Sulfur

- Origine minérale : le soufre.
- Signes caractéristiques : antécédents d'élimination par la peau, les muqueuses, les articulations...
- Caractéristiques du symptôme cutané : peau rouge, brûlante, pruriante surtout au niveau des orifices, rugueuse, grasse, malodorante. Mais tout problème cutané récidivant justifie de ce médicament homéopathique.
- Modalités spécifiques : prurit aggravé par l'eau, la chaleur du lit, amélioration par le froid, par le grattage.
- Posologie : quatre granules en 9 CH, à sucer comme des bonbons, en dehors des repas, trois fois par semaine.

Attention : ce médicament homéopathique est à prescrire prudemment car il peut entraîner de façon transitoire une aggravation des symptômes cutanés.

Thuya occidentalis

- Origine végétale : le thuya, un arbre de la famille des conifères.
- Physique et traits de caractère évocateurs : femme épaisse, à la peau grasse et luisante, inquiète, émotive, pessimiste... qui se fait du souci pour un rien.
- Symptômes cutanés caractéristiques : peau grasse et luisante, pores dilatés, varicosités volontiers présentes, ainsi que des taches rubis ou brunes.
- Posologie : quatre granules en 9 CH, à sucer comme des bonbons en dehors des repas, trois fois par semaine.

• Vous pouvez vous aider de *Sulfur complexe Lehning® n° 12* qui contient entre autres *Arsenicum album* 4 DH, *Sulfur* 3 DH...
- Présentation : boîte de 80 comprimés.
- Posologie : un comprimé à sucer deux fois par jour.

L'ALIMENT NATUREL DE LA PEAU

La **levure de bière** est un champignon microscopique qui servait de ferment à la fabrication de cette boisson : elle est un complément alimentaire riche en *vitamines* du *groupe B* et en minéraux, tout particulièrement en *chrome*, pauvre en sucre et en calories, intéressante pour améliorer l'état de la peau et freiner le vieillissement.
- Vous la trouvez dans les magasins diététiques et en pharmacie sous forme de comprimés, capsules, paillettes...

• Vous pouvez vous aider de *Levure de bière 500 mg Tablets Solgar®*.
- Présentation : flacon de 250 tablets.
- Posologie : quatre par jour.

UNE SUBSTANCE MINÉRALE

L'**argile** est une roche sédimentaire utilisée ici pour son rôle d'éponge : elle «nettoie» l'épiderme en profondeur, piège comme un buvard toutes les impuretés, resserre en séchant les pores dilatés de la peau.
- Conseils d'utilisation : vous pouvez vous procurer sous forme concassée, en granulés, en poudre... une argile d'excellente qualité dans les magasins diététiques et les pharmacies.
- Prescription : vous prenez trois ou quatre cuillers à soupe d'argile finement concassée que vous ajoutez lentement à l'eau, vous tournez doucement pour éviter les grumeaux (et pas l'inverse), vous laissez reposer le mélange au moins une heure avant de l'utiliser deux fois par jour en applications locales sur le visage. Ce masque, auquel vous pouvez rajouter deux gouttes d'H.E. de lavande, tonifie la peau, la régénère, la tend, renforce ses défenses naturelles.

Problèmes de cheveux

Le souci d'une belle chevelure, symbole de séduction, est constant tout au long de l'histoire et de la vie de la femme, son aspect terne ou sa chute étant toujours vécus comme un désastre. Ceci peut malheureusement se produire au moment de la ménopause puisque les cheveux sont sous contrôle hormonal. Vous en perdez en moyenne autour de cinquante par jour, phénomène tout à fait normal, mais il doit bien sûr en repousser autant : si cela n'est pas le cas, vous pouvez développer une calvitie qui touche à un degré plus ou moins grand environ dix pour cent des femmes.

Quelques conseils importants

Contrairement à une fausse idée largement répandue, vos cheveux ont besoin d'être lavés souvent... mais avec un produit doux :
- vous devez utiliser peu de shampooing, ne pas masser votre cuir chevelu avec, puis le rincer rapidement,
- vous devez éviter l'eau trop chaude qui les abîme,
- vous devez les sécher doucement de préférence à l'air libre, sinon en maintenant votre sèche-cheveux à une distance de quinze centimètres,
- vous devez éviter au moment du brossage les tractions trop fortes qui favorisent les pellicules,
- votre brosse, de préférence en soie naturelle, ne doit pas être trop dure.

> *Un shampooing pour bébé n'est pas un shampooing doux, mais simplement un produit qui ne pique pas les yeux.*

Quelques recommandations nutritionnelles indispensables

La peau et les cheveux sont le reflet de votre santé, vous devez veiller à une alimentation saine, variée, équilibrée, supplémentée (voir chapitre «*Hygiène de vie*»).

VITAMINES

Principalement ***B5*** et ***H*** que vous trouvez dans les céréales, la gelée royale, les germes de blé, les légumes verts, les fruits, la levure de bière, le lait, le pain complet, la viande (abats)...

• Vous pouvez vous aider de l'association classique dans cette indication de *Bépanthène*® (vitamine B5) et de *Biotine*® (vitamine B8).
- Présentation : étuis de 20 ou 60 comprimés.
- Posologie : trois comprimés de chaque par jour pendant deux mois.

Il n'y a aucun intérêt particulier à proposer ces deux vitamines en injections intramusculaires, ça ne marche pas mieux !

ACIDES AMINÉS SOUFRÉS

Ils freinent le développement de la calvitie et donnent des cheveux plus beaux.

• Vous pouvez vous aider de *Bioptimum® cheveux* qui contient cystine, vitamine B6, zinc...
- Présentation : boîte de 80 comprimés.
- Posologie : deux comprimés au milieu du petit déjeuner et du dîner.

OLIGOTHÉRAPIE

De nombreux minéraux participent à la bonne santé des cheveux, tout particulièrement le ***silicium*** et le ***soufre***. Les apports de ces éléments se font habituellement par l'alimentation qui doit être variée et de qualité : lorsque existe une carence, ils peuvent être administrés sous forme de médicaments.

LE SILICIUM

L'oligo-élément des phanères

Il donne son nom à la Silicon Valley, le fief de la recherche en informatique aux Etats-Unis.

RÔLE

Aussi indispensable à la croissance des bactéries qu'à celle des plantes et des animaux, essentiel à la fois pour le développement de l'embryon, la formation du squelette (minéralisation) et sa croissance, ceci indépendamment de la vitamine D ; c'est l'un des éléments actifs de lutte contre l'athérosclérose puisque l'on constate une diminution de la mortalité coronarienne dans les régions où l'eau est la plus riche en silicium ; il joue un rôle fondamental dans la biosynthèse du collagène et du tissu conjonctif, on peut en effet observer, lorsqu'il est carencé, des troubles des phanères et de la peau avec des ongles et des cheveux cassants, des vergetures par perte de l'élasticité des tissus et un processus de vieillissement de la peau.

MÉTABOLISME
Pas bien connu, l'élimination est essentiellement urinaire.

SOURCES
Les **végétaux** en sont riches, on le trouve surtout dans les parties externes des légumes et céréales (sauf le maïs et le seigle), les agrumes, les champignons, les olives, les radis, le son (++)... mais les habitudes alimentaires modernes tendent à réduire sensiblement son apport.

BESOINS
Compris entre 10 et 30 mg, normalement couverts par l'eau et les aliments végétaux.

CARENCE
Une alimentation pauvre en *silicium* est responsable chez l'animal de malformations des os et des cartilages, sa diminution chez l'homme entraîne le vieillissement des artères, des articulations, du tissu conjonctif.

EXCÈS
Jamais responsable de troubles.

TOXICITÉ
Dans l'industrie, lors de l'inhalation de poussières de silice.

PRINCIPALES UTILISATIONS MÉDICALES DU SILICIUM :
Protection de la peau, période de croissance, problèmes de minéralisation...

EN PHARMACIE
• La prêle est la plante qui contient le plus de silice.
• Elle peut également être apportée au moyen de *Dissolvurol*®, spécialité à base de silice.
- Présentation : flacon de 45 ml de solution buvable.
- Posologie : 30 gouttes dans un peu d'eau deux fois par jour.

PHYTOTHÉRAPIE

Les deux plantes les plus intéressantes sont la ***bourrache*** (voir p. 172) et la ***bardane*** (voir p. 174).

• Vous pouvez recourir à *Bio-Borago® Pharma Nord* :
- Présentation : boîte de 60 capsules.
- Posologie : deux capsules par jour pendant deux mois.

HUILES ESSENTIELLES DE PLANTES

Vous pouvez faire préparer par votre pharmacien le mélange d'H.E. ou d'eaux végétales (hydrolats) de *sauge officinale, romarin, thym sauvage, sarriette des montagnes*, vous déposez quelques gouttes sur les cheveux, vous massez doucement une minute par jour pendant quelques jours.

HOMÉOPATHIE

Il est nécessaire de dégager le médicament de fond en consultation spécialisée avec votre médecin homéopathe qui retrouve souvent ici *Arsenicum album, Sulfur, Thuya...*

Arsenicum album

- Origine chimique : l'anhydride arsénieux.
- Profil caractéristique : femme méticuleuse, soigneuse jusqu'à la maniaquerie, tirée à quatre épingles, d'humeur variable oscillant entre l'excitation et la déprime.
- Caractéristiques des signes cutanés : la sécheresse.
- Posologie : quatre granules en 9 CH, à sucer comme des bonbons, en dehors des repas, trois fois par semaine, pendant quelques semaines.

Sulfur

- Origine minérale : le soufre.
- Signes caractéristiques : antécédents d'élimination par la peau, les muqueuses, les articulations...
- Caractéristiques du symptôme cutané : tout problème cutané récidivant justifie de ce médicament homéopathique.
- Posologie : quatre granules en 9 CH, à sucer comme des bonbons, en dehors des repas, trois fois par semaine, pendant quelques semaines.

Thuya occidentalis

- Origine végétale : le thuya, un arbre de la famille des conifères.
- Physique et traits de caractère évocateurs : femme volontiers épaisse, à la peau grasse et luisante, inquiète, émotive, pessimiste... qui se fait du souci pour un rien.
- Symptôme cutané caractéristique : cuir chevelu d'aspect «sale», couvert de pellicules.
- Posologie : quatre granules en 9 CH, à sucer comme des bonbons, en dehors des repas, trois fois par semaine, pendant quelques semaines.

UNE FORMULE SANTÉ POUR LES CHEVEUX

- un comprimé par jour de *polyvitamines.*
- un mélange de *vitamines B* ou une cure de *levure de bière.*
- des *germes de blé.*
- un gramme de *vitamine C.*
- de l'*huile d'olive* et de *bourrache.*
- de la *cystéine.*
- de la *silice.*
- une décoction d'*écorces de bois de Panama* (quinze grammes pour un litre d'eau) en guise de shampooing.

Troubles de la libido

La ménopause, par la chute des hormones ovariennes, peut être responsable d'une baisse notable et durable de la libido, surtout si s'associent des signes psychologiques, un contexte difficile, des troubles locaux, la prise de médicaments (antihypertenseurs, tranquillisants, antidépresseurs, anti-ulcéreux, hypocholestérolémiants...), ce qui est régulièrement le cas autour de la cinquantaine. Le désir est en effet une combinaison chimique subtile, complexe, fragile, aussi intense qu'il peut être éphémère, sous le contrôle des hormones mâles... que nous hésitons toutefois à donner aux dames. Les solutions douces existent et méritent d'être proposées en première intention car elles sont efficaces, faciles à mettre en œuvre, sans effets indésirables.

En matière d'amour, il est difficile d'établir des règles ou des statistiques ; le rapport Simon, publié il y a plusieurs années, sert pourtant encore de référence : entre 20 et 30 ans, les rapports sont quotidiens dans un tiers des cas, entre 30 et 40 ans, la fréquence diminue autour de deux à trois fois par semaine, entre 40 et 50 ans, elle diminue encore vers deux à trois fois par mois..., la tendresse, le bonheur affectif, le regard de l'autre... prennent régulièrement le pas sur le rapport purement physique.

Conseils généraux

Ils sont essentiels :
- restez en bonne condition physique grâce à la pratique d'une activité régulière et modérée (trop intense, elle fatiguerait et aurait l'effet inverse),
- mangez juste et équilibré (voir chapitre «*Hygiène de vie*»),
- méfiez-vous de l'alcool qui est un faux dopant de la sexualité,
- n'hésitez pas à terminer un repas avec un thé vert à la menthe ou deux carrés de chocolat noir, qui traditionnellement stimulent le désir.

OLIGO-ÉLÉMENTS ET VITAMINES

Plusieurs d'entre eux ont une action stimulante ou équilibrante sur la libido, en particulier le ***sélénium*** et le ***zinc***, les ***vitamines C*** et ***E***.
- Sources alimentaires : vous les trouvez préférentiellement dans l'ail, les brocolis, les agrumes, les légumes verts, les fruits rouges, les céréales complètes, les champignons, les germes de blé, les poissons et fruits de mer, la viande (foie, rognons), la levure de bière.... Les apports de ces oligo-éléments et vitamines se font habituellement par une alimentation variée et de qualité.
- En pharmacie : lorsque existe une carence, ils peuvent être administrés sous forme de médicaments : *Granions*®, *Oligogranul*®... pour le sélénium, *Oligo-essentiels*®, *Oligosol*®, *Oligostim*®... pour le zinc, *Laroscorbine*® (un comprimé = 500 mg, un comprimé effervescent = un gramme) pour la vitamine C, *Ephynal*® (un comprimé = 100 mg) pour la vitamine E.
- Posologie : une dose de *zinc* et de *vitamine C* le matin, une dose de *sélénium* et de *vitamine E* l'après-midi pendant quelques semaines.

Phytothérapie

Les plantes depuis les périodes les plus anciennes ont toujours fait partie de la composition de la plupart des philtres d'amour, avec le *ginseng* en tête.

Ginseng panax

La plante de la vitalité

Plante mythique, connue et vénérée depuis quatre mille ans, longtemps réservée en Chine à l'empereur et aux grands seigneurs. Marco Polo le premier signale ses vertus, les jésuites de la Compagnie de Jésus font connaître ses qualités à leur retour en Europe. La révolution culturelle ouvre au monde les portes de la Chine et assure la diffusion universelle de cette plante, partie intégrante de sa médecine traditionnelle voire même de son patrimoine.

Le ginseng croît en Extrême-Orient dans des régions montagneuses et boisées de la zone tempérée, sur des terrains riches et humides. Sa consommation intensive a quasiment fait disparaître la forme sauvage et rendu son prix inabordable. La presque totalité du ginseng consommé comme aliment ou utilisé par les laboratoires pharmaceutiques est donc cultivé, principalement en Chine et en Corée mais également en Russie, en Bulgarie et aux Etats-Unis dans les plaines du Wisconsin : de nombreux cultivateurs de l'Ouest américain se sont en effet reconvertis dans sa culture, beaucoup plus rentable que celle du maïs. Six années de culture sont nécessaires avant de pouvoir récolter une plante médicalement efficace dont les principes actifs sont concentrés dans la racine et les fines radicelles. Sa composition est complexe, seuls des tests sophistiqués de laboratoire permettent de reconnaître sa qualité et ainsi prévoir son efficacité. Le ginseng contient principalement des ginsénosides, dont la concentration totale et les proportions relatives lui procurent son activité et sa spécificité. Il contient également des vitamines du groupe B, de la vitamine C, des éléments minéraux, des oligo-éléments, des acides aminés...

Propriétés

Le mot «gin-sen» peut se traduire par «homme racine», ce qui rend déjà compte de son importance quasi vitale, le terme «panax» vient de panacée pour souligner encore son grand domaine d'action. Le ginseng est réputé fortifiant, revitalisant, stimulant physique, dynamisant des réactions naturelles de défense (immunostimulant), préconisé durant les phases de surmenage ou les périodes de convalescence. Il est très efficace pour lutter contre la fatigue physique et intellectuelle, fort prisé par les sportifs, d'autant qu'il permet une meilleure adaptation à l'effort et diminue les temps de récupération. Il est antistress et antidépresseur. Il est considéré comme aphrodisiaque mais c'est probablement son action contre la fatigue physique qui explique ses effets stimulants sur la libido : les dames peuvent donc tout à fait l'utiliser. Il a toujours été considéré comme «la plante de la vie», capable de freiner le vieillissement.

MODE D'EMPLOI

Seul le ginseng coréen, Panax Meyer, est autorisé en France. Les racines sont achetées par les industriels pour fabriquer les médicaments préparés sous de nombreuses présentations : poudre, comprimés, gélules, liquides...

• Teinture-mère : vous pouvez faire préparer par votre pharmacien un flacon de 60 ml d'une teinture-mère (T.M.) de ginseng, vous prenez 50 gouttes (une dose) dans un peu d'eau le matin et à midi.

• Poudre de racines broyées : vous pouvez prendre deux gélules le matin et à midi pendant quelques jours, en fonction des indications.

• Vous pouvez vous aider de *Gérimax® Tonique* : extrait standardisé de la variété *panax*.

- Présentation : flacon de 250 ml de solution buvable.
- Posologie : une cuiller à dessert dans un demi-verre d'eau le matin et à midi, pendant quelques jours.

ATTENTION

Le ginseng est habituellement parfaitement toléré mais peut entraîner à fortes doses (au-dessus de deux grammes de poudre) des signes d'agitation, de nervosité, d'insomnie. Il peut également être responsable d'hypertension artérielle avec vertiges et maux de tête, voire déclencher des réactions allergiques cutanées. Il est par conséquent contre-indiqué en cas d'hypertension artérielle.

HUILES ESSENTIELLES DE PLANTES

• *Origan d'Espagne, romarin* pour leur action stimulante.

• La *sarriette* avait autrefois la réputation d'attiser violemment les «feux de l'amour».

- Posologie : deux gouttes de l'une d'entre elles dans un peu de miel avant un rendez-vous galant.

HOMÉOPATHIE

Le traitement se résume à un seul médicament :

Agnus cactus
- Origine végétale : le fruit du gattilier.
- Action spécifique : il stimule la fonction sexuelle.
- Posologie : quatre granules en 5 CH, à sucer comme des bonbons, deux ou trois fois par jour pendant quelques jours.

• Vous pouvez vous aider de *Amphosca® ovarine* pour les dames.
- Présentation : boîte de 60 comprimés.
- Posologie : un comprimé à croquer ou sucer, trois fois par jour en dehors des repas.

ACUPUNCTURE

Elle est largement proposée et tout à fait efficace grâce à ses deux actions rééquilibrante et stimulante.
- Protocole : des séances bihebdomadaires ou hebdomadaires sont les bienvenues en période de difficultés.

Mme N. , âgée de 58 ans, a longtemps vécu une sexualité active et épanouie avec son mari. Au moment de la ménopause, elle décide de prendre un T.H.S., surtout, dit-elle, pour conserver une peau de belle qualité, mais aussi, ajoute-t-elle, pour continuer à avoir des rapports sexuels dans de bonnes conditions. Son mari est, peu de temps après, amené à suivre un traitement antihypertenseur qui affecte progressivement sa libido et ses capacités sexuelles. Leurs rapports s'espacent, puis deviennent totalement insatisfaisants, car les troubles de l'érection de M. N. ne les permettent quasiment plus. Des tiraillements apparaissent dans le couple : elle compense par de la boulimie et bascule dans une déprime. Elle continue néanmoins son traitement hormonal qui a été prescrit il y a plus de cinq ans. Il est décidé de l'arrêter, de lui proposer un traitement nerveux à base de plantes et d'oligo-éléments, tout en l'incitant à mettre en place quelques mesures d'hygiène de vie.

Commentaires : Mme N. n'avait plus de rapports sexuels avec son mari depuis quelques années mais n'envisageait pas d'autre partenaire. Elle continuait néanmoins par habitude un traitement hormonal qui n'avait plus de raison d'être en l'état actuel, d'autant que sa peau était belle et qu'un léger embonpoint la protégeait au point de vue osseux. Nous lui donnerons vraisemblablement des isoflavones de soja lors d'un prochain rendez-vous.

Troubles génito-urinaires

Ils sont fréquents et régulièrement une des raisons d'entamer un T.H.S. : ils sont non seulement fort désagréables par eux-mêmes mais ils ont en outre le plus souvent un retentissement familial ou social fâcheux.

Cystites à répétition

Les périodes de bouleversement hormonal fragilisent la vessie et l'appareil urinaire : la ménopause est par conséquent une période où apparaissent volontiers des problèmes infectieux locaux à répétition. La cystite est l'infection la plus connue et la plus fréquente du bas appareil urinaire : elle entraîne des brûlures à la miction, des urines troubles, des envies fréquentes d'uriner avec éventuellement une impériosité, mais elle ne s'accompagne ni de fièvre ni de saignement. Le colibacille est retrouvé dans 80 % des cas, le protéus dans 10 % des cas, des germes divers dans les autres cas : leur concentration plus ou moins importante dans l'E.C.B.U. (examen cytobactériologique des urines) peut imposer les antibiotiques, ou permettre un traitement par les médecines douces.

Quelques conseils et avertissements

Vous devez :
- boire entre un litre et demi et deux litres par jour pour diluer vos urines, vite faire pipi et se laver après les rapports,
- éviter les bains moussants prolongés,
- vous essuyer d'avant en arrière après la selle,
- préférer les sous-vêtements en coton,
- absolument consulter si les symptômes durent plus de vingt-quatre heures et s'accompagnent de fièvre.

Homéopathie

De nombreux médicaments homéopathiques peuvent prétendre traiter les troubles urinaires, nous avons sélectionné ceux dont l'action nous semble la plus régulièrement fidèle. Les médicaments symptomatiques demandent d'abord à être bien choisis puis associés au traitement de fond, seul susceptible d'assurer une amélioration à plus long terme.

Trois médicaments symptomatiques

Cantharis

- Origine animale : la mouche cantharide.
- Symptômes urinaires caractéristiques : envies fréquentes d'uriner rendues très difficiles par des douleurs violentes et cuisantes donnant l'impression d'une muqueuse à vif.
- Posologie : quatre granules en 4 CH, à sucer comme des bonbons, en dehors des repas, cinq fois par jour. Espacer dès l'amélioration.

Formica rufa

- Origine animale : la fourmi rouge.
- Symptômes urinaires caractéristiques : envies fréquentes d'uriner rendues très difficiles par des douleurs violentes et cuisantes et une sensation de fourmillement de tout l'appareil urinaire.
- Posologie : quatre granules en 4 CH, à sucer comme des bonbons, en dehors des repas, cinq fois par jour. Espacer dès l'amélioration.

Mercurius corrosivus

- Origine chimique : le bichlorure de mercure ou sublimé corrosif.
- Symptômes caractéristiques : envies fréquentes d'uriner avec brûlures intenses et sensation de tension dans la vessie.
- Posologie : quatre granules en 5 CH, à sucer comme des bonbons, en dehors des repas, cinq fois par jour. Espacer dès l'amélioration.

• Vous pouvez vous aider de *Juniperus complexe Lehning® n° 6* qui contient entre autres *Belladona* D3, *Cantharis* D8, *Mercurius corrosivus* D6, *Thuya* D3.

- Présentation : flacon de 30 ml de gouttes buvables.
- Posologie : 20 gouttes dans un peu d'eau, trois fois par jour.

Un médicament spécifique

Sérum anticolibacillaire

Médicament à la fois curatif et préventif car il permet de combattre le colibacille, germe responsable huit fois sur dix des infections urinaires.

- Posologie : une ampoule par jour en 6 DH, à prendre dans un peu d'eau, pendant six semaines.

DEUX MÉDICAMENTS DE FOND

Sepia officinalis

- Origine animale : l'encre de seiche.
- Symptômes urinaires caractéristiques : pesanteur du bas-ventre, sur un terrain psychologique bien particulier.
- Posologie : quatre granules en 9 CH, à sucer comme des bonbons, une fois par jour, en dehors des repas, pendant quelques semaines.

Staphysagria

- Origine végétale : la staphysaigre ou herbe aux poux.
- Symptômes urinaires caractéristiques : envies fréquentes d'uriner avec douleurs brûlantes, souvent déclenchées par les rapports sexuels.
- Posologie : quatre granules en 9 CH, à sucer comme des bonbons, une fois par jour, en dehors des repas, pendant quelques semaines.

• Vous pouvez vous aider de *Sepia complexe Lehning® n° 20* qui contient entre autres *Calcarea carbonica* D3, *Sepia officinalis* D8...
- Présentation : flacon de 30 ml de gouttes buvables.
- Posologie : 20 gouttes dans peu d'eau, trois fois par jour.

PHYTOTHÉRAPIE

Une plante, l'*échinacée*, possède des propriétés anti-infectieuses tellement remarquables qu'elle peut être proposée (presque) systématiquement, mais sur des périodes courtes (15 jours).

L'ÉCHINACÉE

La plante de l'infection

Cette plante originaire d'Amérique du Nord possède de remarquables propriétés anti-infectieuses et anti-allergiques : les Sioux et les Comanches l'utilisaient d'ailleurs contre les morsures de serpent, les blessures, les fièvres.

PROPRIÉTÉS

Elle est à la fois antibactérienne, antivirale, antifongique et stimulante des défenses immunitaires, ce qui la rend absolument sans égale.

MODE D'EMPLOI

• Décoction : une cuiller à soupe de racines dans une demi-tasse d'eau, trois fois par jour, en soins locaux.

• Racine de poudre en gélules, que vous achetez en pharmacie : deux gélules deux fois par jour, pendant quelques jours.

• Teinture-mère de racine : vous pouvez faire préparer par votre pharmacien un flacon de 60 ml d'échinacée, vous prenez 50 gouttes dans un verre d'eau, trois fois par jour.

HUILES ESSENTIELLES DE PLANTES

L'*origan d'Espagne* est très antiseptique urinaire.
- Posologie : vous vous procurez en pharmacie un flacon de 2 ml, vous prenez deux gouttes dans un peu de miel deux fois par jour.

• Si vous avez le palais délicat ou si vous souhaitez rendre la prise de ce produit plus agréable, vous demandez à votre pharmacien de préparer le mélange : un gramme d'H.E. d'*origan d'Espagne* dans cent grammes de gel oral, dont vous prenez une demi-cuiller à café avec un peu d'eau, trois fois par jour, en fonction des symptômes.

OLIGOTHÉRAPIE

Vous pouvez surtout utiliser le *cuivre* seul ou combiné à l'*argent* et à l'*or*.

LE CUIVRE

L'oligo-élément le plus anti-infectieux

Il est presque spécifique et systématique des états infectieux.

RÔLE

Anti-allergique et **anti-infectieux** majeur (++), il active la formation des anticorps, freine le développement des bactéries et virus, est actif sur la fièvre, est indispensable à la croissance des cellules. Il possède une activité **anti-inflammatoire** utile en rhumatologie (les bracelets de cuivre sont appréciés par de nombreux douloureux chroniques), est essentiel à la fabrication des globules rouges, joue un rôle dans les mécanismes de protection de la peau en favorisant la formation de la mélanine (d'où son utilisation dans le vitiligo et les troubles de la pigmentation), intervient dans les métabolismes des lipides et des glucides, la synthèse de nombreuses hormones.

SOURCES

Présent en petites quantités presque **partout** sauf dans le lait qui en contient très peu : on le trouve surtout dans le foie ++ (veau, mouton), les produits de la mer (algue, homard, huître, coquille Saint-Jacques, œufs de poissons), l'amande, l'avocat, le cacao, les céréales (blé entier et riz complet), les champignons, les fruits secs, les légumes verts, la noix, la prune, le soja, le thé...

Besoins

2 mg par jour, en général apportés en quantité suffisante par notre alimentation (entre 2 et 5 mg d'apport), mais tout se passe comme si l'organisme avait parfois du mal à l'utiliser.

Carence

Elle peut se voir chez les patientes qui suivent un régime végétarien ou amaigrissant, ou qui sont soumises à un traitement prolongé par la cortisone. Elle peut entraîner des troubles de l'ossification (retard ou fracture), une anémie, des problèmes cutanés, des symptômes nerveux.

Excès

Il est beaucoup plus fréquent que la carence : il est nocif, que l'origine soit accidentelle ou en rapport avec un trouble héréditaire du métabolisme (maladie de Wilson). L'excès de cuivre est responsable d'un durcissement des artères mais pourrait entraîner ou aggraver certaines dépressions. La carence en vitamines B3 et C peut augmenter le cuivre et entraîner des troubles neuro-psychiques.

Interactions

Un régime riche en zinc entraîne un déficit en cuivre ; le plomb diminue la concentration en cuivre, zinc, fer du cerveau ; un régime pauvre en cuivre entraîne une anémie par manque de fer ; les œstrogènes, la pilule augmentent le cuivre, ce qui n'est pas obligatoirement une bonne chose.

Principales utilisations médicales du cuivre

Anti-infectieux surtout, mais aussi anti-inflammatoire.

Toxicité

Elle n'existe pas aux doses thérapeutiques recommandées car les sels de *cuivre*, s'ils sont utilisés à doses trop élevées, font vomir, ce qui limite tout risque de surdosage ; celui-ci peut par contre être occasionné par des canalisations en mauvais état, des distributeurs de boissons défectueux... Les symptômes sont ceux observés avec la plupart des métaux lourds : vomissements, diarrhée, douleurs abdominales, grande faiblesse, cancer des poumons et cirrhose du foie avec jaunisse si l'intoxication est chronique.

En pharmacie

Il existe sous de nombreuses formes : *Granions*® (ampoules buvables), *Oligo-essentiels*® (gouttes buvables), *Oligogranul*® (granules à sucer), *Oligosol*® (ampoules perlinguales), *Oligostim*® (comprimés à sucer).

- Posologie : trois prises par jour les quatre premiers jours, puis deux fois par jour pendant la durée de l'épisode infectieux.

Sécheresse vaginale

Ce symptôme cutané est assez fréquent et rapidement gênant par l'inconfort et la gêne qu'il occasionne à la femme et le retentissement qu'il peut avoir sur la vie de couple.

Les traitements classiques

- Le **T.H.S.** a la préférence de nombreux gynécologues.
- Des **gels** d'action purement lubrifiante sont parfois suffisants : *Sensilube®*, *Try®*...
- Les traitements **locaux** à base d'œstrogènes (*Colpotrophine®*, *Physiogyne®*, *Trophicrème®*, *Trophigil®*...) redonnent souplesse et humidité à la muqueuse, ils reconnaissent pour nos collègues gynécologues peu de contre-indications, ce qui ne semble pas du tout certain.

Ils peuvent être conseillés seuls ou associés aux traitements suivants.

HOMÉOPATHIE

Plusieurs médicaments homéopathiques peuvent prétendre traiter la sécheresse vaginale ; nous avons sélectionné ceux dont l'action nous semble la plus régulièrement fidèle. Les médicaments symptomatiques demandent d'abord à être bien choisis puis associés au traitement «hormonal» et surtout au traitement de fond, seul susceptible d'assurer une amélioration à plus long terme.

UN MÉDICAMENT D'ACTION «HORMONALE», PRESQUE SYSTÉMATIQUE

Folliculinum

- Posologie : quatre granules en 5 DH, à sucer comme des bonbons, deux fois par jour, en dehors des repas. Passer à une fois par jour dès l'amélioration.

UN MÉDICAMENT SYMPTOMATIQUE

Bryonia alba

- Origine végétale : la bryone blanche.
- Action générale : sécheresse des muqueuses.
- Modalités caractéristiques : aggravation par le mouvement et le moindre effleurement, la chaleur, amélioration par le repos, la pression forte, les applications froides.
- Posologie : quatre granules en 5 CH, à sucer comme des bonbons, quatre fois par jour, en dehors des repas, jusqu'à disparition du symptôme.

Trois médicaments de fond

Le traitement de fond, nécessaire voire indispensable, est habituellement choisi après une consultation avec un médecin-homéopathe. Trois médicaments se dégagent régulièrement ici :

Arsenicum album

- Origine chimique : l'anhydride arsénieux.
- Une triade caractéristique : agitation, faiblesse, besoin de chaleur.
- Symptôme cutané caractéristique : peau «d'éléphant», épaisse, cartonnée, sèche comme du parchemin.
- Modalités caractéristiques : aggravation par le froid, amélioration par la chaleur (température, boisson, application...).
- Posologie : quatre granules en 9 CH, à sucer comme des bonbons, trois fois par semaine, en dehors des repas, pendant quelques semaines.

Graphites

- Origine minérale : la mine de plomb.
- Morphologie et traits de caractère spécifiques : femme plutôt enveloppée, triste, anxieuse, déprimée, hypersensible.
- Symptômes spécifiques : peau sèche, épaisse mais fragile, couverte de petites croûtes d'où peut suinter un liquide collant, ressemblant à du miel.
- Modalités caractéristiques : aggravation par la chaleur, amélioration par le frais.
- Posologie : quatre granules en 9 CH, à sucer comme des bonbons, trois fois par semaine, en dehors des repas, pendant quelques semaines.

Sepia officinalis

- Origine animale : l'encre de seiche.
- Traits de caractère spécifiques : femme pessimiste, indifférente à tout et à tous, solitaire, sans envies, qui voit tout en noir.
- Deux symptômes cutanés : taches brunes du visage, lésions irritantes des plis de flexion.
- Modalités caractéristiques : aggravation par le froid, par les vêtements serrés, par l'air confiné, amélioration par la chaleur du lit, par le grand air.
- Posologie : quatre granules en 9 CH, à sucer comme des bonbons, trois fois par semaine, en dehors des repas. Espacer dès l'amélioration.

• Vous pouvez vous aider de *Dermo-Drainol®* qui contient entre autres *Apis mellifica* 3 CH, *Arsenicum album* 6 CH...
- Présentation : flacon de 30 ml de gouttes buvables.
- Posologie : 20 gouttes dans un peu d'eau, trois fois par jour.

DES PRODUITS NATURELS POUR AMÉLIORER LA TROPHICITÉ VAGINALE

• Vous avez l'embarras du choix : *Erygine*®, *Géliofil*®, *Mucogyne*®, *Phytosoja*®, *Replens*®... appliqués localement sont régulièrement efficaces.

PHYTOTHÉRAPIE

La plante la plus intéressante ici, à essayer en priorité, est la ***bourrache*** (voir p. 172).
- Mode d'emploi : elle se présente le plus souvent sous forme de capsules d'huile extraite par première pression à froid de la graine, que vous pouvez vous procurer en pharmacie.
  - usage interne : une capsule deux fois par jour pendant quelques jours.
  - usage local : une capsule ouverte et appliquée sur la peau ou dans le vagin peut renforcer la voie interne.

• Vous pouvez recourir à *Bio-Borago*® *Pharma Nord* :
- Présentation : boîte de 60 capsules.
- Posologie : deux capsules par jour.

HUILES ESSENTIELLES DE PLANTES

• Vous pouvez faire préparer par votre pharmacien un mélange à usage local comprenant :
- un gramme d'H.E. de *sauge sclarée*,
- un gramme d'H.E. de *cyprès*,
- dans 100 grammes d'onguent hydrophile.

Vous appliquez deux fois par jour pendant quelques jours.

Mme N., née en 1939, 1m55, 75 kilos, a été mise sous T.H.S, par son gynécologue pour, dit-elle, la prévention de l'ostéoporose. Lors de la consultation, il s'avère que rien ne semble justifier son classement dans les populations à risques, et surtout pas sa morphologie ni ses antécédents personnels et familiaux. En l'interrogeant sur les raisons du T.H.S., elle nous explique qu'il a en fait été institué parce que les rapports sexuels étaient devenus très douloureux voire impossibles en raison de l'extrême sécheresse vaginale. Le T.H.S., dont elle ne voulait pas, a été rapidement remplacé par un traitement associant Folliculinum, la bourrache, et un gel local d'ailleurs utilisé très provisoirement. Les rapports sexuels sont devenus d'abord moins difficiles, puis se sont améliorés progressivement en quelques semaines. Mme N. poursuit actuellement un traitement d'entretien qu'elle estime tout à fait satisfaisant : nous avons simplement ajouté des isoflavones de soja.

Commentaires : Il arrive fréquemment que des patientes consultant pour «troubles ou prévention de la ménopause» n'osent avouer que les difficultés des rapports sexuels, liées à la sécheresse vaginale et à l'absence de lubrification, constituent en fait le motif principal ou sous-jacent de la consultation. Elles rationalisent ou déguisent leur demande pour ne pas (se) reconnaître qu'elles réclament un traitement dont elles se méfient, pour pouvoir continuer à vivre pleinement leur sexualité. Le T.H.S., même s'il est effectivement très efficace dans cette indication, ne représente pas la seule solution thérapeutique : les médecines douces, homéopathie et phytothérapie en tête, mériteraient d'être proposées plus souvent en première intention.

Prurit vulvaire

Ce symptôme lié ou aggravé par la carence hormonale est très fréquent, en règle générale peu grave, mais toujours invalidant. Une mycose vaginale n'est pas exceptionnelle puisque trois quarts des femmes en feront au moins un épisode dans leur vie, et bien souvent au début de la ménopause. La prise en charge médicale comprend un examen complet de la vulve et du col au spéculum, des prélèvements bactériologiques et sérologiques à la recherche de chlamydiae et/ou de germes associés, des conseils d'hygiène indispensables (port de sous-vêtements en coton, produits acides pour la toilette intime), et le traitement de la femme... et de son partenaire.

HOMÉOPATHIE

Plusieurs médicaments homéopathiques peuvent prétendre traiter le prurit vulvaire, nous avons sélectionné ceux dont l'action nous semble la plus régulièrement fidèle. Les médicaments symptomatiques demandent à être associés au traitement de fond, seul susceptible d'assurer une amélioration à plus long terme.

TROIS MÉDICAMENTS SYMPTOMATIQUES

Fluoricum acidum

- Origine chimique : l'acide fluorhydrique.
- Le symptôme cutané : peau épaisse, dure, rugueuse qui démange au niveau des orifices du corps.
- Modalités caractéristiques : aggravation par la chaleur, amélioration par le frais.
- Posologie : quatre granules en 5 CH, à sucer comme des bonbons, quatre fois par jour, en dehors des repas, jusqu'à disparition du symptôme.

Kreosotum

- Origine chimique : la créosote, produit de distillation du goudron de bois.
- Action générale : sur les muqueuses, en particulier digestives et génitales.
- Le symptôme cutané : douleurs brûlantes et piquantes.
- Modalités caractéristiques : aggravation par le froid, amélioration par la chaleur.
- Posologie : quatre granules en 5 CH, à sucer comme des bonbons, quatre fois par jour, en dehors des repas, jusqu'à disparition du symptôme.

Radium bromatum

- Origine chimique : le bromure de radium.
- Le symptôme cutané : peau brûlante, piquante, pruriante, épaisse voire parcheminée.
- Modalités spécifiques : aggravation le soir, amélioration par l'air frais ou le bain chaud.
- Posologie : quatre granules en 5 CH, à sucer comme des bonbons, quatre fois par jour, en dehors des repas, jusqu'à disparition du symptôme.

TROIS MÉDICAMENTS DE FOND

Le traitement de fond, choisi après une consultation avec un médecin homéopathe, est le plus souvent nécessaire voire indispensable. Etudions, sous l'angle des démangeaisons vulvaires, trois médicaments souvent retrouvés et prescrits :

Arsenicum album

- Origine chimique : l'anhydride arsénieux.
- Symptôme cutané caractéristique : peau «d'éléphant», épaisse, cartonnée, sèche comme du parchemin.
- Modalités caractéristiques : aggravation par le froid, amélioration par la chaleur (température, boisson, application...).
- Posologie : quatre granules en 9 CH, à sucer comme des bonbons, trois fois par semaine, en dehors des repas, pendant quelques semaines.

Psorinum

- Origine biologique : lysat de sérosités de vésicules de gale.
- Le symptôme cutané : peau sale, rugueuse ou grasse par excès de séborrhée qui peut dégager une mauvaise odeur comparable à celle d'une souris.
- Modalités spécifiques : aggravation par le froid, par le contact des sous-vêtements, amélioration par la chaleur.
- Posologie : quatre granules en 15 CH, à sucer comme des bonbons, une fois par semaine, en dehors des repas, pendant plusieurs mois.

Sulfur

- Origine minérale : le soufre.
- Le symptôme cutané : peau «vilaine», moite, couverte d'éruptions diverses, qui souvent sent mauvais et démange de façon intense.
- Modalités caractéristiques : aggravation par la chaleur du lit, l'eau froide, le lavage, amélioration par le frais.
- Posologie : quatre granules en 9 CH, à sucer comme des bonbons, une fois par jour, en dehors des repas, pendant quelques semaines.

• Si la patiente est une «vraie» *Sulfur*, des hautes dilutions peuvent être responsables d'une aggravation cutanée.

• Vous pouvez vous aider de *Conium complexe Lehning® n° 36* qui contient entre autres *Arsenicum album* D4, *Conium* D4, *Kreosotum* D3...
- Présentation : flacon de 30 ml de gouttes buvables.
- Posologie : 20 gouttes dans un peu d'eau, trois fois par jour.

PHYTOTHÉRAPIE

La plante la plus intéressante ici, à essayer en priorité, est la ***bourrache*** (voir p. 172) :
- Mode d'emploi : elle se présente le plus souvent sous forme de capsules d'huile extraite par première pression à froid de la graine, que vous pouvez vous procurer en pharmacie.

- usage interne : une capsule deux fois par jour pendant quelques jours.
- usage local : une capsule ouverte et appliquée sur la peau peut renforcer la voie interne.

• Vous pouvez vous aider d'*huile de Bourrache Pilèje*® :
- Présentation : flacon de 100 ml.
- Posologie : une dose deux fois par jour.

HUILES ESSENTIELLES DE PLANTES

• Vous pouvez faire préparer par votre pharmacien un mélange à usage local comprenant :
- un gramme d'H.E. de *camomille allemande*,
- un gramme d'H.E. de *cyprès*,
- dans cent grammes d'onguent hydrophile.

Vous appliquez deux fois par jour pendant quelques jours.

Incontinence urinaire

Suivant son importance, elle peut relever d'un traitement médical, de séances de rééducation périnéale ou parfois d'une cure chirurgicale.

HOMÉOPATHIE

Deux médicaments sont presque spécifiques de cette affection :

Causticum
- Origine chimique : mélange de chaux et de bisulfate de potasse.
- Symptôme caractéristique : incontinence d'effort déclenchée par la toux, le rire, un éternuement ou une cause neurologique.
- Modalités caractéristiques : aggravation par le temps froid et sec, la nuit, amélioration par le temps humide, la pluie.
- Posologie : quatre granules en 7 CH, à sucer comme des bonbons, deux fois par jour, en dehors des repas. Espacer dès l'amélioration.

Sepia officinalis

- Origine animale : l'encre de seiche.
- Symptômes gynécologiques caractéristiques : sensation de poids sur la vessie avec besoin impérieux d'uriner, impression que les organes vont s'échapper par la vulve, ce qui incite la femme à adopter une position jambes croisées... qui d'ailleurs la soulage.
- Posologie : quatre granules en 5 CH, à sucer comme des bonbons, deux fois par jour, en dehors des repas. Espacer dès l'amélioration.

Modifications de la voix

Elles relèvent d'une demande particulière et justifient ou réclament la prise d'un traitement substitutif. Aucune étude n'a été faite sur les possibilités des médecines douces qui restent par conséquent dans cette indication strictement hypothétiques : peut-être les phyto-hormones nous aideront-elles.

SOULAGER OU SUPPRIMER LES SYMPTÔMES CONTEMPORAINS MAIS PEU OU NON SPÉCIFIQUES

La période de la ménopause est riche en symptômes cliniques divers et variés dus à/ou concomitants de la diminution puis de l'arrêt de la sécrétion ovarienne. Certains d'entre eux, que nous venons de développer, sont indiscutablement liés à la modification du climat hormonal, d'autres sont tellement fréquents qu'il est difficile d'affirmer qu'ils ne sont pas spécifiques. C'est pourtant ce qui semble le cas pour les problèmes de poids ou les troubles nerveux qui sont parfois classés parmi les signes de la ménopause et les accompagnent d'ailleurs régulièrement. La cinquantaine est, nous l'avons vu, une période charnière où peuvent se produire de grands bouleversements familiaux, personnels, professionnels, sociaux..., qui ne manquent pas d'intervenir dans la genèse des troubles cliniques autant liés à l'âge, au contexte, qu'à la chute hormonale.

Problèmes de poids

Beaucoup de femmes autour de la cinquantaine voient leur silhouette s'alourdir ou leur balance accuser quelques kilos supplémentaires : cet excédent de poids peut aussi bien être spontané qu'aggravé par un éventuel traitement hormonal. Voyons les solutions douces qu'il est possible de proposer, tout en sachant qu'elles vont accompagner mais pas remplacer un régime indispensable. La gélule, pilule, plante, ou méthode pour (re)devenir mince, ferme, musclée sans se priver n'existe pas encore, pas plus que n'a été inventée la «solution miracle» qui ferait disparaître facilement et définitivement les bourrelets disgracieux sur le ventre, les fesses ou les cuisses.

Les risques bien connus des médicaments classiques

Quatre groupes de médicaments longtemps utilisés dans les traitements amaigrissants ne le sont plus guère :

• Les extraits thyroïdiens entraînent effectivement une fonte... mais principalement musculaire : ils sont en outre responsables de troubles nerveux avec palpitations, anxiété, manifestations d'hyper-émotivité, et surtout de perturbations hormonales avec diminution des besoins de base et reprise de poids dès la réintroduction d'une alimentation normale.

• Les diurétiques font surtout perdre de l'eau et des sels minéraux (potassium...), ce qui n'a jamais fait maigrir durablement : la peau se fripe et apparaissent rapidement crampes, fourmillements, malaises divers..., l'eau ainsi perdue est bien entendu immédiatement compensée volume pour volume par la boisson.

• Les coupe-faim, certes efficaces, parfois dangereux, sont à présent quasi interdits.

• Les tranquillisants facilitent parfois le début de régime mais entraînent, outre leurs effets secondaires (somnolence, risque d'accoutumance...), une diminution des besoins de base, ce qui assombrit les perspectives d'un succès durable.

Les médicaments classiques de l'amaigrissement, à présent abandonnés par la plupart des médecins, ont dégagé une place encore plus importante aux médecines douces.

HOMÉOPATHIE

De nombreux médicaments homéopathiques peuvent prétendre traiter les problèmes de poids, nous avons sélectionné ceux dont l'action nous semble la plus régulièrement fidèle. Les médicaments «coupe-faim» et de drainage demandent d'abord à être bien choisis puis associés au traitement de fond, seul susceptible d'assurer une stabilisation à plus long terme.

UN MÉDICAMENT «COUPE-FAIM»

Anacardium orientale

- Origine végétale : l'*anacardium orientale*, un arbre qui pousse en Inde.
- Traits de caractère évocateurs : femme anxieuse, indécise, parfois contradictoire... qui se calme en mangeant, ou plus exactement en se regardant manger, ce qu'elle décrit comme une sensation de dédoublement de la personnalité.
- Modalités spécifiques : aggravation par le jeûne, par le travail intellectuel, amélioration en mangeant.
- Posologie : quatre granules en 7 CH, à sucer comme des bonbons, trois fois par jour, en dehors des repas, pour calmer la sensation de faim.

Des médicaments de drainage

Il est intéressant d'associer un drainage (au sens homéopathique d'«élimination des toxines») hépatique ou rénal : *Chelidonium, Carduus marianus, Solidago* sont souvent utilisés pour le premier, *Berberis* pour le second.

Trois médicaments à polarité hépato-vésiculaire

Ils peuvent être prescrits seuls, associés ou alternés.

Chelidonium

- Origine végétale : la grande chélidoine, l'herbe aux verrues.
- Trois symptômes évocateurs : langue chargée, haleine fétide, douleur localisée à la pointe de l'omoplate droite.
- Posologie : quatre granules en 4 CH, à sucer comme des bonbons, deux fois par jour, en dehors des repas.

• Vous pouvez également recourir à *Chelidonium composé*, dont l'action est peut-être plus complète : quatre granules à sucer deux fois par jour.

Carduus marianus

- Origine végétale : le chardon-Marie.
- Trois symptômes évocateurs : état nauséeux, constipation, foie sensible au toucher.
- Posologie : quatre granules en 4 DH, à sucer comme des bonbons, deux fois par jour, en dehors des repas.

Solidago virga aurea

- Origine végétale : la verge d'or, plante de la famille du chardon-Marie.
- Quatre symptômes évocateurs : langue chargée, goût amer dans la bouche, constipation, douleur à la pression des côtes.
- Posologie : quatre granules en 6 DH, à sucer comme des bonbons, quinze minutes avant les deux principaux repas.

• Vous pouvez vous aider de *Lehning® L 114* qui contient entre autres *Carduus marianus* D3 et *Chelidonium* T.M. (teinture-mère).

- Présentation : flacon de 30 ml de gouttes buvables.
- Posologie : 20 gouttes dans un peu d'eau, trois fois par jour.

Un médicament à polarité rénale

Berberis vulgaris

- Origine végétale : l'épine-vinette.
- Deux symptômes évocateurs : douleurs piquantes ou brûlantes, impression d'engorgement.

- Posologie : quatre granules en 4 DH, à sucer comme des bonbons, deux fois par jour, en dehors des repas.

• Vous pouvez vous aider de *Lehning® L 8* qui contient entre autres *Solidago* et *Berberis* en T.M. :
- Présentation : flacon de 30 ml de gouttes buvables.
- Posologie : 20 gouttes dans un peu d'eau, trois fois par jour.

DEUX MÉDICAMENTS DE FOND

Sulfur

- Origine minérale : le soufre.
- Spécificités : la biochimie du soufre lui confère un rôle de détoxication qui justifie son utilisation presque systématique face aux problèmes de poids.
- Posologie : quatre granules en 9 CH, à sucer comme des bonbons en dehors des repas, trois fois par semaine.

Thuya occidentalis

- Origine végétale : le thuya, un arbre de la famille des conifères.
- Physique et traits de caractère évocateurs : femme épaisse, à la peau grasse et luisante, inquiète, émotive, pessimiste... qui se fait du souci pour un rien.
- Spécificités du médicament : infiltration générale des tissus.
- Posologie : quatre granules en 9 CH, à sucer comme des bonbons en dehors des repas, trois fois par semaine.

• Vous pouvez vous aider de *Boripharm® n° 39* qui contient entre autres *Fucus* 1 DH, *Iodum* 3 DH, *Sulfur* 6 DH...
- Posologie : quatre granules à sucer comme des bonbons deux fois par jour.

Il n'existe aucun granule miracle qui permette de perdre facilement cinq kilos en une à deux semaines : toute personne qui vous assure avoir perdu quelques kilos, rapidement, sans gros effort, n'a probablement pas, quoi qu'elle en pense et dise, absorbé uniquement des granules strictement homéopathiques...

Phytothérapie

Plusieurs plantes sont utiles et complémentaires :
• *Orthosiphon, piloselle, pissenlit* pour leur action diurétique.
• *Ispaghul* et *konjac* gonflent dans l'estomac et entraînent une sensation de satiété.
• *Fucus* et *laminaires,* riches en iode, stimulent le métabolisme.

La ***piloselle****, surnommée «oreille de souris» en raison des poils blancs qui recouvrent ses feuilles, avait autrefois la réputation de fortifier la vue et guérir les blessures : elle est actuellement surtout utilisée pour ses propriétés diurétiques.*

Les feuilles de ***pissenlit*** *à la fois riches en potassium et diurétiques peuvent tout à fait être conseillées ici en salades. La racine est un puissant dépuratif efficace sur le foie, la vésicule biliaire, les reins.*

L'orthosiphon

Une des plantes les plus diurétiques

Cette plante ou thé de Java, utilisée en France depuis un demi-siècle, a été rapportée par les Européens qui séjournaient dans cette île. Ce petit arbre de un à deux mètres de haut donne des feuilles vertes proches des feuilles de menthe, qui une fois séchées servent à la préparation des médications.

Propriétés

Utilisée surtout pour son action diurétique, elle draine parfaitement les toxines de l'organisme mais possède également une petite action sédative.

Mode d'emploi

• Infusion : une cuiller à soupe de feuilles pour une grande tasse d'eau bouillante.
• Teinture-mère : vous pouvez faire préparer par votre pharmacien un flacon de 60 ml d'une T.M. d'*orthosiphon* ; vous prenez 50 gouttes (une dose) dans un verre d'eau, deux fois par jour.
• Poudre totale de feuilles : vous pouvez prendre deux gélules deux fois par jour d'*Arkogélules® orthosiphon.*

VARECH VÉSICULEUX (FUCUS)

La plante riche en iode

Cette algue noire, très répandue sur les étals des poissonniers, sert surtout de décoration aux plateaux de fruits de mer, alors qu'elle est très riche en éléments minéraux importants pour la santé.

PROPRIÉTÉS

Les algues, riches en iode, sont utilisées depuis fort longtemps pour le traitement du goitre et depuis la fin du siècle dernier pour la prise en charge de l'obésité. Elles possèdent en outre une action antirhumatismale et anti-inflammatoire.

MODE D'EMPLOI

- Teinture-mère : vous pouvez faire préparer par votre pharmacien un flacon de 60 ml d'une T.M. de *fucus vesiculosus* ; vous prenez 50 gouttes (une dose) dans un verre d'eau, deux fois par jour.
- S.I.P.F. (suspension intégrale de plante fraîche) : cette forme restitue grâce à une stabilisation par le froid l'intégralité de l'action thérapeutique naturellement présente dans la plante ; vous faites préparer chez votre pharmacien un flacon de 60 ml de S.I.P.F. de fucus ; vous prenez une mesure dose ou une cuiller à café dans un peu d'eau.
- Poudre totale de thalle : vous pouvez prendre deux gélules deux fois par jour d'*Arkogélules® fucus vesiculosus.*

ATTENTION

La prescription du varech demande à être surveillée par un médecin, en raison de son action hormonale, en particulier sur la thyroïde. Evitez le fucus si vous êtes allergique à l'iode.

• Vous pouvez vous aider de *Téaline®* pour éliminer :

- Composition : poudre de feuilles d'orthosiphon et de thé vert.
- Présentation : étuis de 40 et 160 gélules.
- Posologie : deux gélules à avaler avec un grand verre d'eau au moment des deux principaux repas, pendant quelques jours.

• *Konjax®* peut être utile pour couper la sensation de faim :

- Composition : *konjac.*
- Présentation : boîte de 72 gélules.
- Posologie : deux gélules à avaler avec un grand verre d'eau une heure trente avant les principaux repas ou en cas de fringale.

*Le **konjac** est une plante du Japon qui contient une substance capable d'absorber cent fois son volume d'eau pour former un gel visqueux non assimilable et utilisable par conséquent comme coupe-faim.*

• La *chicorée sauvage*, à la fois dépurative, légèrement laxative et diurétique, est le complément fort utile de tout régime amaigrissant.
- Prescription : vous pouvez l'utiliser en décoction, préparée en faisant bouillir trois cuillers à soupe de racines coupées et broyées dans un demi-litre d'eau, que vous laissez infuser une heure ; vous prenez une tasse avant chaque repas.

> *La* ***chicorée****, l'****endive****, le* ***pissenlit****, aux actions très voisines, trouvent tout naturellement leur place ici.*

• Le *céleri* et le *cresson* sont à la fois diurétiques et dépuratifs.
Vous pouvez vous aider de *Dépuratif Richelet*® qui contient entre autres du *cresson*.
- Composition : plantes, vitamine B3, magnésium...
- Présentation : flacon de 200 ml de solution buvable sans sucre.
- Posologie : deux cuillers à soupe dans un litre d'eau minérale à répartir dans la journée.

Oligothérapie

Zinc, nickel, chrome, cobalt pour leur rôle de rééquilibre endocrinien. Les apports de ces oligo-éléments se font habituellement par une alimentation variée et de qualité : lorsque existe une carence, ils peuvent être administrés sous forme de médicaments.

Sources alimentaires de ces éléments

Vous les trouvez principalement dans certains légumes (betterave, brocoli, champignon, chou, épinard, haricot, lentille...), les céréales complètes, les germes de blé, la levure de bière, la viande (foie, rognons), les fruits de mer, le poivre, le thym, le thé noir, le persil...

Exemple de prescription

Une dose de zinc-nickel-cobalt le matin, une dose de chrome l'après-midi pendant un mois, mais en complément du régime.

En pharmacie

• Vous pouvez vous aider de *Oligostim*® *zinc-nickel-cobalt* :
- Présentation : boîte de 40 comprimés sublinguaux.
- Posologie : un comprimé à laisser fondre sous la langue, à jeun ou à distance du repas, pendant un mois.

• Et *Oligo-essentiels® chrome* :
- Présentation : flacon de 45 ml de solution buvable.
- Posologie : une dose par jour dans un peu d'eau, pendant un mois.

• Vous pouvez également faire une cure complète de minéraux à l'aide de *Hydroxydase®* :
- Composition : eau minérale naturelle riche en minéraux.
- Présentation : coffret cure de 20 flacons de 20 ml.
- Posologie : un flacon deux fois par jour pendant vingt jours.

LE CHROME

L'oligo-élément du diabète et de l'excédent de poids

Longtemps méconnu, son utilisation déborde en fait largement le cadre rigide du diabète où on l'avait trop vite enfermé.

RÔLE

Indispensable au métabolisme des glucides et des lipides par une action complémentaire de l'insuline, son déficit peut être un facteur prédisposant au diabète (ou la conséquence de celui-ci) et entraîner une augmentation des taux d'acides gras, des triglycérides et du cholestérol ; un régime supplémenté en *chrome* pourrait protéger contre l'athérosclérose et entraîner une diminution sensible du poids.

SOURCES

Surtout présent dans les céréales complètes, la levure de bière, les germes de blé, le foie et les rognons, certains légumes (betterave, champignon), les fruits de mer, la noix, le beurre, le poivre, le thym, le thé noir...

BESOINS

Autour de 100 à 200 mcg par jour chez l'adulte, mais les apports alimentaires de chrome sont bien souvent inférieurs aux besoins recommandés, principalement en raison du raffinage du blé et du sucre de canne.

CARENCE

Aggravée par le stress, l'infection, les régimes..., elle entraîne des conséquences identiques au diabète et aux maladies cardio-vasculaires.

EXCÈS

Ils se rencontrent en milieu professionnel et entraînent une irritation de la peau et des muqueuses avec principalement des problèmes respiratoires.

PRINCIPALES UTILISATIONS MÉDICALES
Diabète, prévention des problèmes cardio-vasculaires et de cholestérol, obésité.

INTERACTIONS
Les phytates et le fer diminuent son absorption ; sa réabsorption augmente par contre lors des carences en zinc.

TOXICITÉ
L'ingestion massive est mortelle.

ACUPUNCTURE, AURICULOTHÉRAPIE

• L'activité neurosédative de l'**acupuncture** aide utilement la phase d'attaque du régime et facilite ensuite la période de stabilisation : les séances peuvent avoir lieu selon un rythme de deux fois par semaine au début, puis une fois tous les quinze jours en traitement d'entretien.
• L'**auriculothérapie** a l'avantage de laisser en place pendant quelques jours de petites aiguilles appelées «semi-permanentes» qui diminuent la sensation de faim pendant toute la délicate période de début de régime.

ELECTRICITÉ ET MÉSOTHÉRAPIE

• L'**électrolipolyse**, méthode combinée de l'acupuncture et de la stimulation électrique, semble efficace pour améliorer la microcirculation locale et réduire la cellulite de l'abdomen et du haut des cuisses.
• La technique esthétique de référence reste toutefois la **mésothérapie** : elle consiste à injecter dans une zone cellulitique peu étendue de faibles doses de médicaments dans le but de réduire l'inesthétique phénomène de la peau d'orange.

SOINS LOCAUX

• Le **drainage lymphatique** : il consiste en un massage doux appliqué le long des trajets du système lymphatique (où circule la lymphe). Il améliore la circulation locale et fait dégonfler les cuisses.

• Extraits secs : vous pouvez faire préparer par votre pharmacien 20 gélules contenant 200 mg d'extrait sec par gélule ; vous prenez une gélule trois fois par jour en fonction des symptômes.
• S.I.P.F. (suspension intégrale de plante fraîche) : cette forme restitue, grâce à une stabilisation par le froid, l'intégralité de l'action thérapeutique naturellement présente dans la plante : vous faites préparer par votre pharmacien un flacon de 60 ml de S.I.P.F. d'aubépine, vous prenez une mesure dose ou une cuiller à café par jour dans un grand verre d'eau.

En pharmacie
De nombreuses spécialités contiennent de l'aubépine : seule : *Crataegus Gmet*®..., en association : *Sympavagol*® (avec passiflore), *Vagostabyl*® (avec mélisse, calcium, magnésium)...
• Vous pouvez vous aider de *Spasmine*®, association d'aubépine et de valériane.
- Présentation : boîte de 30 comprimés.
- Posologie : deux comprimés trois fois par jour pendant quelques jours.

Oligothérapie

Magnésium (voir p. 135).

Le Magnésium-médicament
Il existe sous de nombreuses marques et présentations ; citons : *Granions*® (ampoules buvables), *Microsol*® (flacons unidoses buvables), *Oligo-essentiels*® (solution buvable), *Oligogranul*® (granules à sucer), *Oligosol*® (ampoules perlinguales), *Oligostim*® (comprimés à sucer)...

Exemple de prescription
Une prise deux fois par jour pendant quelques semaines.

• Vous pouvez vous aider de *Normalite nerveux*® qui contient entre autres calcium, magnésium, zinc, fleur d'oranger, huiles de poissons...
- Présentation : boîte de 30 capsules.
- Posologie : une capsule par jour pendant un mois.

VITAMINES

Principalement du ***groupe B***.

Vous les trouvez surtout dans la peau des céréales (germes de blé ++, flocons d'avoine), les légumineuses (haricot, lentille, petits pois...), les levures de bière et de boulanger, le pain complet, le poisson, la viande (surtout volaille)...

• Vous pouvez vous aider de *B Chabre*® , mélange de vitamines du groupe B.

- Présentation : boîte de 30 comprimés.
- Posologie : un comprimé par jour pendant un mois.

• Vous pouvez recourir à *Bioptimum*® *stress*, association de magnésium, de sélénium, de vitamines B et E.

- Présentation : boîte de 80 comprimés.
- Posologie : deux comprimés au milieu du petit déjeuner et du dîner.

HOMÉOPATHIE

De nombreux médicaments homéopathiques peuvent prétendre traiter les troubles nerveux, nous avons sélectionné ceux dont l'action nous semble la plus régulièrement fidèle. Le(s) médicament(s) spécifique(s) demande(nt) d'abord à être bien choisi(s) puis associé(s) au traitement de fond, seul susceptible d'assurer une stabilisation à plus long terme.

UN MÉDICAMENT (PRESQUE) SPÉCIFIQUE

Ignatia amara

- Origine végétale : un arbuste, la fève de Saint-Ignace.
- Spécificités : le grand médicament de l'hypersensibilité nerveuse, de l'hyperémotivité, considéré par beaucoup comme LE tranquillisant homéopathique.
- Signes caractéristiques : symptômes contradictoires, changeants, paradoxaux, voire hystériques, apparus dans les suites d'un choc affectif.
- Modalités spécifiques : aggravation par la moindre contrariété, par les odeurs, amélioration par la distraction.
- Posologie : quatre granules en 7 CH, à sucer comme des bonbons, deux fois par jour, en dehors des repas, pendant quelques semaines.

• Vous pouvez vous aider de *Lehning*® *L 72* qui contient entre autres *Ignatia* 4 DH, *Staphysagria* 4 DH, *Valeriana* 3 DH...

- Présentation : flacon de 30 ml de solution buvable.

- Posologie : 20 gouttes, trois fois par jour, dans un peu d'eau, à distance des repas.

Trois médicaments à la fois spécifiques et de fond

Ils sont très souvent prescrits pour des troubles nerveux... chez des femmes.

Lachesis mutus

- Origine animale : venin d'un serpent d'Amérique du Sud.
- Action générale : hyperesthésie sensorielle, spasmes, signes vasculaires (maux de tête, palpitations, bouffées de chaleur...), excitation puis abattement avec dépression.
- Traits de caractère spécifiques : jalousie, méchanceté, méfiance sont volontiers retrouvées, une grande loquacité est de règle.
- Modalités spécifiques : aggravation par le soleil, la chaleur, le contact (la femme ne supporte aucune striction : ni collier, ni ceinture, ni foulard serré autour du cou...), amélioration au grand air.
- Posologie : quatre granules en 9 CH, à sucer comme des bonbons, deux fois par jour, en dehors des repas, pendant quelques semaines.

Platina

- Origine minérale : le platine.
- Action générale : hystérie avec hyperexcitabilité sexuelle, dépression, humeur très changeante (passage rapide des fous rires aux flots de larmes).
- Traits de caractère spécifiques : femme orgueilleuse, fière, hautaine voire arrogante et méprisante pour les autres, très apprêtée physiquement avec des tenues voyantes ou excentriques.
- Modalités spécifiques : aggravation par le toucher, amélioration à l'air frais.
- Posologie : quatre granules en 9 CH, à sucer comme des bonbons, deux fois par jour, en dehors des repas, pendant quelques semaines.

Staphysagria

- Origine végétale : la staphisaigre ou herbe aux poux.
- Traits de caractère spécifiques : grande susceptibilité, irritabilité contenue voire refoulement : la colère n'éclate jamais mais se manifeste par des symptômes somatiques en particulier génitaux ou urinaires (douleurs, brûlures...).
- Modalités spécifiques : aggravation par la colère, l'indignation, le chagrin, les excès sexuels, amélioration par le repos.

- Posologie : quatre granules en 7 CH, à sucer comme des bonbons, deux fois par jour, en dehors des repas, pendant quelques semaines.

Huiles essentielles de plantes

Lavande, marjolaine à coquilles, petit grain bigarade.
- Posologie : vous pouvez prendre deux gouttes de l'une de ces essences dans un peu de miel, deux fois par jour.
• Vous pouvez également verser cinq gouttes d'H.E. de *Lavanda angustifolia* dans votre bain le soir pour parfaitement vous détendre.

La ***lavande*** *n'est pas seulement la plante aromatique qui parfume nos armoires, elle est également très sédative et légèrement antidéprime.*
La ***marjolaine*** *des jardins, dite aussi «à coquilles» en raison de la forme de ses feuilles, est proche de l'origan mais possède une action sédative plus puissante.*
*Originaire de Chine, l'****orange amère*** *est utilisée à la fois comme aliment et plante médicinale : l'huile essentielle de Néroli très sédative est produite à partir de ses fleurs, l'huile de petit grain provient des feuilles et des jeunes pousses, l'eau de fleur d'oranger très employée en pâtisserie est produite par distillation.*

Acupuncture

Elle s'avère non seulement utile mais bien souvent indispensable grâce à son action neurosédative et rééquilibrante.
- Protocole : un traitement d'attaque comportant des séances hebdomadaires ou bihebdomadaires peut être proposé dans les périodes de grand stress, suivi d'un traitement d'entretien d'une séance tous les quinze jours pendant quelques semaines.

Méthodes de relaxation

Elles sont essentielles pour maîtriser les émotions, contrôler les tensions musculaires, diminuer, canaliser, voire supprimer les conséquences du stress, mais elles nécessitent bien sûr une période d'apprentissage, ce qui veut dire du temps.

Mme F., née en 1955, consulte pour des manifestations prémenstruelles apparues depuis quelques mois : elle se plaint en particulier d'une angoisse très oppressante, de pleurs, de troubles du sommeil. Ces symptômes sont si importants qu'elle attend avec une réelle «terreur» le vingtième jour de son cycle actuellement de trente jours. Elle a consulté auparavant son gynécologue qui lui a prescrit de la progestérone vite efficace, mais qu'il a fallu arrêter à cause de kystes dans les seins. Elle ne veut pas de tranquillisants qui lui ont été proposés. Elle décide alors de nous consulter pour des séances d'acupuncture, dont on lui a dit le plus grand bien. Nous décidons de lui prescrire des extraits de soja en deuxième partie de cycle, de Folliculinum une fois par semaine, d'un produit neurosédatif à base de plantes. Elle est améliorée dès le cycle suivant.

Commentaires : Mme F., en périménopause, est de façon évidente ennuyée par des signes de dominance en œstrogènes, qui ont d'ailleurs été améliorés par la progestérone. Les traitements à base de plantes hormono-modulantes représentent actuellement une excellente alternative au traitement hormonal lorsqu'il est refusé ou abandonné par la patiente, ce qui est le cas le plus fréquent, ou simplement contre-indiqué par prudence comme ici.

Dépression

Cette affection fréquente touche en France cinq millions de personnes par an, dont deux tiers de femmes. Le diagnostic est évident dans les formes sévères avec désir de mourir, mais dans la plupart des cas heureusement moins graves, les symptômes peuvent se confondre avec les états d'angoisse ou la spasmophilie. La ménopause intervient pour faire apparaître ou aggraver les symptômes de dépression, ceux-ci aggravant à leur tour celle-là, ce qui laisse s'installer un cercle vicieux dangereux, qu'il est essentiel de rompre. Les médecines douces, avec à leur tête la phytothérapie et l'oligothérapie, mériteraient d'être utilisées encore plus souvent car elles constituent une alternative intéressante aux antidépresseurs trop souvent prescrits.

PHYTOTHÉRAPIE

Angélique (voir p. 211), ***millepertuis.***

MILLEPERTUIS OFFICINAL

La plante de la dépression

Plante herbacée des coteaux secs et incultes, des prairies bien exposées, l'herbe de la Saint-Jean est connue et utilisée depuis l'Antiquité. Elle pousse partout, en Europe, en Asie, en Afrique, sous forme de touffes, constituées de tiges droites, ramifiées, portant des feuilles vertes piquetées de rouge et des fleurs jaunes ou dorées, éclatantes en plein été.

PROPRIÉTÉS

Les chevaliers de l'ordre de Saint-Jean-de-Jérusalem, puis les grand-mères l'utilisaient comme un onguent à visée cicatricielle pour soigner les blessures et calmer les inflammations. Le millepertuis est efficace sur les douleurs et les névralgies, il est également à la fois tonique et rééquilibrant nerveux. Des études effectuées principalement en Allemagne lui ont récemment attribué des propriétés antidépressives qui ont beaucoup fait pour sa renommée. Certains effets secondaires (interactions médicamenteuses, photosensibilisation, baisse de l'immunité...) et probablement quelques raisons commerciales ont malheureusement incité les autorités médicales à retirer du marché la plupart des spécialités qui en contenaient.

Lorsque l'on froisse des feuilles de millerpertuis, il se dégage une odeur d'encens qui conférait à cette plante ses présumés pouvoirs protecteurs contre les esprits, les démons...

MODE D'EMPLOI

• Infusion : elle a longtemps servi à «traiter» les fous, car elle avait la réputation de chasser les mauvais esprits alors qu'elle est simplement sédative.

• Teinture-mère : vous pouvez faire préparer par votre pharmacien un flacon de 60 ml d'une teinture-mère (T.M.) de millepertuis ; vous prenez 50 gouttes (une dose) dans un peu d'eau, matin, midi et soir.

EN PHARMACIE

• Vous pouvez vous aider de *Elusanes® millepertuis.*

- Présentation : boîte de 60 gélules.
- Posologie : une gélule deux fois par jour pendant quelques semaines.

Oligothérapie

Principalement le *lithium.*

Le lithium

L'oligo-élément antidéprime

Grâce à sa remarquable action neurosédative, il prend en charge aussi bien l'anxiété, la déprime ou la dépression, les troubles du sommeil, l'hyperexcitabilité neuro-musculaire, l'hyperémotivité... que les maux de tête ou les migraines de la femme ménopausée. Il sert en psychiatrie depuis 1949 au traitement des états maniaco-dépressifs, mais à doses pondérales beaucoup plus importantes.

Sources

Il y a peu de données sur sa présence dans les aliments mais il se trouve en petites quantités dans les céréales, la laitue, les légumes verts, la pomme de terre, la viande, les œufs, le poisson, les eaux de boisson, le sel de table...

Besoins

De l'ordre de 2 mg par jour.

Excès

Surtout observés avec le lithium de psychiatrie.

Quelques indications du lithium

Troubles neurovégétatifs : déprime, dépression, problèmes de sommeil... Il est presque indispensable aux **troubles de l'humeur non spécifiques de la ménopause**.

Toxicité

Elle n'existe pas en oligothérapie. Elle est par contre rapide à doses pondérales, ce qui rend nécessaire une surveillance très attentive des malades (dosages réguliers de la lithiémie).

En pharmacie

Il existe sous de nombreuses formes : *Granions*® (ampoules buvables), *Oligo-essentiels*® (gouttes buvables), *Oligogranul*® (granules à sucer), *Oligosol*® (ampoules perlinguales), *Oligostim*® (comprimés à sucer).

- Posologie : une dose de l'un de ces produits deux fois par jour pendant quelques semaines.

VITAMINES

Principalement du ***groupe B*** et notamment *B1, B3, B5, B6, B9, B12*.
Vous les trouvez surtout dans les céréales complètes, la levure de bière, les germes de blé, la viande (foie), le poisson et les fruits de mer, les légumes (asperge, champignon, chou de Bruxelles, épinard, lentille), riz et pâtes complets...

> Les états d'agitation ou de déprime, en particulier chez les personnes âgées, doivent d'abord faire éliminer un déficit en *vitamines B9* et *B12*.

• Vous pouvez vous aider de *B Chabre®* , mélange de vitamines du groupe B.
- Présentation : boîte de 30 comprimés.
- Posologie : un comprimé par jour pendant un mois.

HOMÉOPATHIE

Un médicament est presque spécifique de la dépression :

Sepia officinalis

- Origine animale : l'encre de seiche.
- Traits de caractère spécifiques : femme pessimiste, indifférente à tout et à tous, solitaire, sans envies, qui voit tout en noir.
- Modalités caractéristiques : aggravation par le froid, par les vêtements serrés, par l'air confiné, amélioration par la chaleur du lit, par le grand air.
- Posologie : quatre granules en 9 CH, à sucer comme des bonbons, trois fois par semaine, en dehors des repas.

• Vous pouvez vous aider de *Sepia complexe Lehning® n° 20* qui contient entre autres *Sepia* 4 DH, *Calcarea carbonica* 3 DH...
- Présentation : boîte de 80 comprimés.
- Posologie : un comprimé à sucer, deux fois par jour.

• Vous pouvez vous aider d'*Huile de germes de blé Softgels Solgar®*.
- Présentation : flacon de 100 gélules.
- Posologie : deux gélules par jour.

• La ***luzerne*** et l'***avoine,*** riches en *minéraux*, en *vitamines A, B, D, E* et en *acides aminés*, sont très nutritives et dynamisantes.
• Vous pouvez vous aider de *Céréales germées Boiron®* qui contient entre autres de la T.M. d'avoine.
- Présentation : flacon de 30 ml de gouttes buvables.
- Posologie : quinze gouttes dans un peu d'eau, deux fois par jour.

OLIGOTHÉRAPIE

Cobalt, cuivre, fer, magnésium, manganèse.
Les apports de ces oligo-éléments se font habituellement par l'alimentation qui doit être variée et de qualité, en encourageant la consommation de céréales, de fruits frais ou secs, de foie... ; lorsque existe une carence, ils peuvent être administrés sous forme de médicaments comme par exemple : *Oligo-essentiels®* (solution buvable), *Oligogranul®* (granules à sucer), *Oligostim®* (comprimés à sucer)...

EXEMPLE DE PRESCRIPTION
Une dose de *cuivre-or-argent* le matin, une dose de *magnésium* l'après-midi une semaine sur deux ; une dose de *manganèse-cobalt* le matin, une dose de *magnésium* l'après-midi l'autre semaine, ceci pendant quatre à six semaines.
• Il est souvent intéressant contre la fatigue de s'aider d'un *magnésium* plus dosé en recourant à des médicaments tels *Mag® 2*, *Magnogène®*, *Mégamag®*, *Oromag®*, *Spasmag®*... dont la posologie moyenne est de deux à quatre ampoules, comprimés ou gélules par jour.
• Vous pouvez vous aider de *Oligocéan®*, préparation lyophilisée de chair de mollusques, contenant la plupart des oligo-éléments...
- Présentation : boîte de 60 comprimés.
- Posologie : un comprimé deux fois par jour.

VITAMINES

Bien entendu, surtout la ***vitamine C*** (voir p. 141).
- Sources alimentaires : vous la trouvez principalement dans les agrumes (citron, orange, pamplemousse...), les légumes verts (céleri, chou vert ++, cresson, oseille, persil, raifort...), les fruits (cassis ++, kiwi ++...) surtout rouges (fraise, framboise, groseille...), la pomme de terre, le poivron, la tomate...
- La vitamine C-médicament : vous la trouvez en pharmacie sous plusieurs présentations et différentes marques, citons *Laroscorbine*® : un comprimé = 500 mg, un comprimé effervescent = 1 g, *Vitamine C Arkovital*® : une gélule = 250 mg.

HOMÉOPATHIE

Deux médicaments sont très souvent indiqués.

Kalium phosphoricum
- Origine chimique : le phosphate dipotassique.
- Caractéristique : le médicament homéopathique des fatigues intellectuelles après surmenage.
- Modalités spécifiques : aggravation par le travail intellectuel, amélioration en mangeant.
- Posologie : quatre granules en 5 CH, à sucer comme des bonbons, en dehors des repas, deux fois par jour pendant quelques jours.

Phosphoricum acidum
- Origine chimique : l'acide phosphorique.
- Caractéristique : le médicament homéopathique de l'épuisement mental.
- Modalités spécifiques : aggravation par tout effort physique, amélioration par un court sommeil.
- Posologie : quatre granules en 5 CH, à sucer comme des bonbons, en dehors des repas, deux fois par jour pendant quelques jours.

• Vous pouvez vous aider de *Phosphoricum acidum composé* qui contient entre autres ces deux produits en 3 CH.
- Présentation : tube de 80 granules.
- Posologie : quatre granules à sucer comme des bonbons deux fois par jour.

PHYTOTHÉRAPIE

De nombreuses plantes ont une action stimulante parmi lesquelles :
- *ginseng* (voir p. 184), *éleuthérocoque ;*
- mais aussi *avoine* et *menthe.*

EXEMPLE DE PRESCRIPTION

Vous pouvez faire préparer par votre pharmacien 20 gélules du mélange *ginseng* et *éleuthérocoque* en extraits secs, 150 mg de chaque pour une gélule n° 2 ; vous prenez deux gélules deux fois par jour pendant dix jours.

• Vous pouvez également recourir à *Gérimax*®, médicament à base de ginseng et d'oligo-éléments.

- Présentation : boîte de 30 comprimés.
- Posologie : un comprimé par jour pendant quelques semaines.

*La racine de l'**éleuthérocoque** possède des propriétés voisines du ginseng qui lui ont valu son surnom de «ginseng sibérien».*

Les homéopathes d'autrefois prodiguaient à certains de leurs malades, non seulement les remèdes que nous connaissons, mais également des conseils d'hygiène de vie parmi lesquels l'abstinence. La menthe, en raison de son action stimulante, était fortement déconseillée. Certains homéopathes perpétuent cette tradition qui ne repose sur aucun fondement scientifique : vous pouvez tout à fait prendre une infusion, un bonbon, un chewing-gum, un médicament... à base de menthe sans risquer d'annuler les effets de votre traitement homéopathique.

HUILES ESSENTIELLES DE PLANTES

Muscade, romarin, serpolet.

- Posologie : vous pouvez prendre deux gouttes de l'une d'elles dans un peu de miel, deux fois par jour.

*La **noix de muscade** rapportée en Europe au XVIe siècle par les marins portugais a certes la réputation d'augmenter la vigueur sexuelle, mais faites attention à sa toxicité : la consommation de deux fruits seulement peut entraîner des convulsions mortelles.*

*Le **serpolet**, plante des landes et des bruyères, utilisé par certains pour soigner la gueule de bois, est essentiellement antiseptique et dynamisant.*

ACUPUNCTURE

Son action défatigante est largement proposée et fort utile.
- Protocole : des séances hebdomadaires pendant quelques semaines sont intéressantes en période de surmenage.

SYMPATHICOTHÉRAPIE

Cette méthode réflexe, fort simple mais peu pratiquée, est à la fois défatigante et «déstressante».
- Technique : elle consiste à stimuler l'intérieur du nez, à l'aide d'un stylet souple imbibé d'essences de plantes.
- Protocole : deux séances à dix jours d'intervalle sont très dynamisantes.

Troubles du sommeil, insomnie

Les troubles du sommeil sont très fréquents puisque la moindre contrariété personnelle ou professionnelle, le stress le plus minime, l'angoisse ou la déprime peuvent les déclencher : il est alors facile d'imaginer que des bouffées de chaleur nocturnes ou les autres signes de la ménopause soient rapidement responsables d'insomnie.

Conseils généraux
- Evitez la sieste.
- Ne prenez pas de thé ou de café à partir de 17 heures, pas d'alcool le soir car ils sont tous trois excitants.
- Ne dînez pas trop copieusement : choisissez de préférence de la laitue, du poisson, une viande maigre, des pâtes, du riz... qui améliorent le sommeil.
- Evitez une gymnastique violente avant de vous coucher : un peu d'exercice dans l'après-midi est par contre tout à fait conseillé.
- Prenez un bain chaud dans la soirée.

- Ne vous mettez pas au lit tant que le sommeil n'est pas tout à fait là.
- Essayez de vous coucher à heures régulières.

HOMÉOPATHIE

Plusieurs médicaments homéopathiques peuvent prétendre traiter les troubles du sommeil, nous avons sélectionné ceux dont l'action nous semble la plus régulièrement fidèle. Les médicaments spécifiques demandent d'abord à être bien choisis puis associés au traitement de fond, seul susceptible d'assurer une stabilisation à plus long terme.

TROIS MÉDICAMENTS SPÉCIFIQUES

Argentum nitricum

- Origine chimique : le nitrate d'argent.
- Caractéristiques des troubles du sommeil : ils surviennent dans un contexte particulier chez une femme agitée, pressée, très affairée, sujette à un trac d'anticipation qui l'empêche de dormir.
- Modalités : aggravation par le travail intellectuel.
- Posologie : quatre granules en 7 CH, à sucer comme des bonbons, dans la soirée.

Coffea cruda

- Origine végétale : les semences non torréfiées du café arabica.
- Caractéristiques des troubles du sommeil : insomnie avec hyperactivité sensorielle et agitation.
- Posologie : quatre granules en 5 CH, à sucer comme des bonbons, au coucher.

Hyoscyamus niger

- Origine végétale : la jusquiame noire.
- Caractéristiques du sommeil : agité, peuplé de cauchemars voire parfois de manifestations délirantes.
- Posologie : quatre granules en 9 CH, à sucer comme des bonbons au coucher, à renouveler éventuellement en cas de réveil nocturne.

• Vous pouvez vous aider de *Passiflora composé* qui contient entre autres *Coffea* 5 CH, *Passiflora* 3 DH....
- Présentation : tube de 80 granules.
- Posologie : quatre granules à sucer trente minutes avant le coucher.

Le(s) médicament(s) de fond

Il convient de résoudre la cause de l'insomnie, puis de rechercher et prescrire le(s) médicament(s) de fond, seul(s) susceptible(s) d'entraîner une amélioration à long terme. Ils sont parfois difficiles à choisir et nécessitent le plus souvent une consultation spécialisée avec un médecin homéopathe.

Oligothérapie

Lithium (voir p. 219), ***magnésium*** (voir p. 135).
Les apports des oligo-éléments se font habituellement par l'alimentation qui doit être variée et de qualité : lorsque existe une carence, ils peuvent être administrés sous forme de médicaments.

Sources alimentaires du lithium et du magnésium
Vous les trouvez principalement dans les céréales, le chocolat, les légumes verts, les œufs, le poisson, la viande, les fruits secs...

Lithium et magnésium-médicaments
Ils existent sous de nombreuses marques et présentations ; citons : *Granions*® (ampoules buvables), *Oligo-essentiels*® (solution buvable), *Oligogranul*® (granules à sucer), *Oligosol*® (ampoules perlinguales), *Oligostim*® (comprimés à sucer)...
- Prescription : une dose de magnésium dans la journée, une dose de lithium au coucher.

• Vous pouvez vous aider de *Lero DNV*®, association de magnésium, manganèse, sélénium, zinc, des vitamines B, C, E et d'huiles de poissons.
- Présentation : boîte de 30 capsules.
- Posologie : une capsule par jour.

Phytothérapie

De nombreuses plantes ont une action intéressante contre les troubles du sommeil :
• Plusieurs sont fort connues telles : *tilleul, verveine.*
• D'autres comme *aspérule, ballote, escholtzia*... commencent à être de plus en plus prescrites.

• Certaines enfin telles *aubépine, passiflore, valériane*... sont tranquillisantes, ce qui les rend utiles voire indispensables ici.
- Préparation : ces plantes peuvent être conditionnées par votre pharmacien, seules ou en association sous forme de T.M., de gélules de poudre, d'extraits secs...

*L'**aspérule** est ajoutée au fourrage pour parfumer le lait des vaches mais elle sert également pour assainir l'atmosphère des maisons, éloigner les insectes, et faire dormir. L'**escholtzia** ou «pavot de Californie» est antispasmodique, antalgique et sédatif.*

• Vous pouvez recourir pour l'*aubépine*, la *passiflore*, la *valériane* à la forme S.I.P.F. (suspension intégrale de plante fraîche), qui restitue, grâce à une stabilisation par le froid, l'intégralité de l'action thérapeutique naturellement présente dans la plante.
- Prescription : vous vous procurez chez votre pharmacien un flacon de 60 ml d'une S.I.P.F. de l'une de ces trois plantes ; vous prenez une cuiller à café dans un peu d'eau au coucher.

• Vous pouvez également vous aider de *Lénicalm®* qui contient aspérule, aubépine, tilleul.
- Présentation : étui de 40 comprimés.
- Posologie : un comprimé dans la soirée et au coucher.
• Vous pouvez recourir à une tisane *Médiflor n° 14* au coucher.

Les fleurs jaunes du tilleul, surtout connues pour leur odeur agréable et caractéristique, sont antispasmodiques et sédatives.

HUILES ESSENTIELLES DE PLANTES

Lavande, marjolaine à coquilles, petit grain bigarade.
- Posologie : deux gouttes de l'une d'elles dans un peu de miel au coucher.

*Le **petit grain bigarade** est un des constituants de la feuille d'orange amère alors que la fleur donne le Néroli dont on fait «l'eau de fleur d'oranger».*

ACUPUNCTURE

Elle est presque indispensable pour son action sédative et rééquilibrante.
- Protocole : quatre à six séances réparties sur un mois sont en règle générale suffisantes en traitement d'attaque sur une insomnie récente ; un traitement d'entretien sur un rythme moins intensif d'une séance par mois peut ensuite prendre le relais.

RELAXATION

Elle est essentielle pour maîtriser les émotions, contrôler les tensions musculaires, diminuer, canaliser, voire supprimer les conséquences du stress, ce qui peut favoriser l'endormissement ou le rendormissement. Mais elle nécessite bien entendu un temps d'apprentissage de quelques semaines.

Mal de tête, migraine

Ils représentent un domaine d'action privilégié des médecines douces, et par conséquent une bonne occasion de les découvrir, pour celles, de moins en moins nombreuses, qui ne les connaissent pas encore.

ACUPUNCTURE ET MÉSOTHÉRAPIE

Elles trouvent logiquement leur place ici, seules ou en association, grâce à leur action sédative et leur efficacité indiscutable sur la douleur : elles s'adressent aussi bien au mal de tête d'origine cervicale, qu'à la céphalée de tension ou à la migraine.
- Protocole : le rythme des séances, fonction de la fréquence et de l'intensité des crises, est souvent hebdomadaire voire bihebdomadaire.

MANIPULATIONS VERTÉBRALES

Devant une douleur d'apparition récente, il paraît judicieux de consulter un ostéopathe ou un «médecin manipulateur» pour confirmer l'existence d'une lésion ostéopathique ou d'un «déplacement» vertébral, et éventuellement les lever par la manœuvre appropriée.
- Protocole : trois séances à dix jours d'intervalle sont habituellement suffisantes et efficaces.

HOMÉOPATHIE

De nombreux médicaments homéopathiques peuvent prétendre traiter les céphalées et migraines, nous avons sélectionné ceux dont l'action nous semble la plus régulièrement fidèle. Les médicaments spécifiques demandent d'abord à être bien choisis puis associés au traitement de fond, seul susceptible d'assurer une amélioration à moyen et long terme.

TROIS MÉDICAMENTS SPÉCIFIQUES

Glonoinum

- Origine chimique : la nitroglycérine.
- Caractéristiques du symptôme mal de tête : tête tenue à pleines mains pour lui éviter de bouger, siège d'une congestion intense, pulsatile... comme si elle allait exploser.
- Modalités caractéristiques : aggravation par le mouvement, la chaleur, amélioration par l'air frais... mais à condition de ne pas bouger.
- Posologie : quatre granules en 5 CH, à sucer comme des bonbons, plusieurs fois par jour, en dehors des repas, jusqu'à disparition de la douleur.

Melilotus officinalis

- Origine végétale : le mélilot.
- Caractéristiques du symptôme mal de tête : douleur battante, violente, congestive avec impression que la tête va exploser, souvent accompagnée d'une oppression thoracique.
- Modalités caractéristiques : aggravation par le temps chaud, la pluie, l'orage.
- Posologie : quatre granules en 5 CH, à sucer comme des bonbons, plusieurs fois par jour, en dehors des repas, jusqu'à disparition de la douleur.

Sanguinaria canadensis

- Origine végétale : la sanguinaire du Canada.
- Action générale : les troubles vasomoteurs, le psychisme, les muqueuses.
- Caractéristiques du symptôme mal de tête : douleur lancinante, battante, accompagnée de bouffées vasomotrices, de congestion du visage, de signes digestifs (nausées, vomissements). La migraine commence le matin, augmente tout au long de la journée, et s'atténue vers le soir.
- Modalités caractéristiques : aggravation par le moindre bruit, le mouvement, les odeurs, amélioration par le calme, l'obscurité.
- Posologie : quatre granules en 5 CH, à sucer comme des bonbons, plusieurs fois par jour, en dehors des repas, jusqu'à disparition de la douleur.

• Vous pouvez vous aider de *Cardiocynésine®*, qui contient entre autres *Actea racemosa* 4 CH, *Glonoinum* 4 CH, *Lachesis* 5 CH, *Sanguinaria* 4 CH...
- Présentation : boîte de 60 comprimés.
- Posologie : un comprimé à sucer, trois fois par jour, lors des épisodes douloureux.
- Attention : ce médicament habituellement conseillé comme veinotonique a une composition qui peut parfaitement le faire utiliser contre le mal de tête. Nous sommes une fois de plus confrontés à la richesse et la complexité de l'homéopathie, et ses médicaments à «usages multiples».

TROIS MÉDICAMENTS DE FOND

Le traitement de fond, choisi après une consultation avec un médecin homéopathe, retrouve régulièrement :

Actaea racemosa

- Origine végétale : le cimicifuga.
- Caractéristiques : alternance d'excitation et de dépression, de signes physiques et mentaux.
- Traits psychiques spécifiques : femme volontiers triste, déprimée, angoissée, vite découragée, mais à l'inverse parfois très excitée.
- Caractéristiques du mal de tête : douleur fulgurante, aiguë, erratique, accompagnée de fasciculations musculaires.
- Modalités spécifiques : aggravation par le froid et l'humidité, amélioration par la chaleur.
- Posologie : quatre granules en 7 CH, à sucer comme des bonbons, une fois par jour, en dehors des repas, pendant quelques semaines.

Ferrum metallicum

- Origine minérale : le fer métal.
- Traits de caractère spécifiques : femme volontiers dépressive, anxieuse, irritable, coléreuse.

- Caractéristiques du mal de tête : douleur battante, très intense, comparée à des coups de marteau, accompagnée de brusques afflux de sang au niveau de la peau et des muqueuses, mais les extrémités restent pâles et froides.
- Modalités caractéristiques : aggravation par le froid, le moindre bruit, la contrariété, amélioration par la chaleur.
- Posologie : quatre granules en 7 CH, à sucer comme des bonbons, une fois par jour, en dehors des repas, pendant quelques semaines.

Lachesis mutus

- Origine animale : le venin du serpent du même nom.
- Traits de caractère spécifiques : femme plutôt maigre, nerveuse, colérique, très bavarde.
- Spécificités du mal de tête : douleur congestive avec sensation de pression, d'éclatement dans les tempes.
- Modalités caractéristiques : aggravation par le grand froid, la forte chaleur, un serrement autour de la taille (ceinture) ou du cou (collier, écharpe), amélioration par l'air frais.
- Posologie : quatre granules en 7 CH, à sucer comme des bonbons, une fois par jour, en dehors des repas, pendant quelques semaines.

• Si la patiente est une «vraie» *Lachesis*, la dilution choisie doit être plus haute, par exemple 15 CH.

• Vous pouvez vous aider de *Lachesis complexe Lehning n° 122* qui contient entre autres *Lachesis* 10 DH, *Cactus glandiflorus* 3 DH, *Glonoinum* 8 DH...

- Présentation : flacon de 30 ml de gouttes buvables.
- Posologie : 20 gouttes dans un peu d'eau, trois fois par jour.

OLIGOTHÉRAPIE

Le ***magnésium*** est quasi systématique (voir p. 135).
Les apports de cet oligo-élément se font habituellement par l'alimentation qui doit être variée et de qualité : lorsque existe une carence, il peut être administré sous forme de médicaments.

SOURCES ALIMENTAIRES DU MAGNÉSIUM

Vous le trouvez surtout dans les agrumes, les céréales (flocons d'avoine...), le chocolat, les crustacés et poissons, les escargots, les figues, les oléagineux (amande, noisette, noix...), les légumes (maïs +, soja), le pain complet...

LE MAGNÉSIUM-MÉDICAMENT

Il existe sous de nombreuses marques et présentations ; citons : *Granions®* (ampoules buvables), *Oligo-essentiels®* (solution buvable), *Oligogranul®* (granules à sucer), *Oligosol®* (ampoules perlinguales), *Oligostim®* (comprimés à sucer)...

- Posologie : une dose de l'un de ces médicaments, deux fois par jour pendant quelques semaines.

• Vous pouvez également vous aider d'un magnésium plus dosé en recourant à des médicaments tels *Mag® 2*, *Magnogène®*, *Mégamag®*, *Spasmag®*... dont la posologie moyenne est de deux à quatre ampoules, comprimés ou gélules par jour.

PHYTOTHÉRAPIE

Grande camomille, millepertuis (voir p. 218).

- Posologie : vous pouvez faire préparer par votre pharmacien un flacon de 60 ml d'une T.M. de *millepertuis* (Hypericum) ; vous prenez 50 gouttes dans peu d'eau trois fois par jour.

• Vous pouvez vous aider de *Céfamig®* qui contient un extrait de ***Grande camomille.***

- Présentation : flacon de 20 ou 60 capsules molles.
- Posologie : une capsule avec un peu d'eau, trois fois par jour.

HUILES ESSENTIELLES DE PLANTES

La *lavande* vraie.

- Prescription : une à deux gouttes en application locale.

> *La* ***Grande camomille*** *possède un domaine d'activité voisin de l'aspirine : ses feuilles font baisser la fièvre, calment les maux de tête et la migraine, possèdent des propriétés antirhumatismales, et stimulent même le flux des règles.*
> *Le* ***millepertuis,*** *qui servait au Moyen Age à traiter les démences en éloignant les «mauvais esprits», possède parallèlement à son action antidépressive une efficacité indiscutable contre les douleurs.*
> *La* ***lavande****, surtout cultivée pour son parfum délicat, possède pourtant des vertus sédatives, digestives, anti-infectieuses... mais aussi antalgiques grâce à son huile essentielle.*

Problèmes rhumatologiques

Nous allons trouver deux types de troubles : tout d'abord l'ostéoporose, complication que nous étudions plus loin, dont la prévention est un des objectifs majeurs du T.H.S., mais également un ensemble de manifestations ostéo-articulaires peu spécifiques mais observées très souvent autour de la cinquantaine. De nombreuses patientes se plaignent en effet de «rhumatismes», terme vague qui désigne une douleur et parfois un gonflement au niveau des articulations. Les médecines douces, avec à leur tête l'acupuncture et la mésothérapie, vont soulager ces symptômes dans bien des cas : elles méritent en tout cas d'être essayées dans cette indication préférentielle.

Acupuncture et mésothérapie

Elles trouvent logiquement leur place ici, par leur efficacité indiscutable sur la douleur, elles peuvent être utilisées seules ou en association.
- Protocole : le rythme des séances est variable, fonction de l'intensité des symptômes : elles peuvent être bihebdomadaires ou hebdomadaires.

Manipulations vertébrales ou articulaires

Devant une douleur d'apparition récente, il paraît judicieux de consulter un ostéopathe ou un «médecin manipulateur» pour confirmer l'existence d'une lésion ostéopathique ou d'un «déplacement» vertébral, et éventuellement les lever par la manœuvre manipulative ou ostéopathique appropriée, après avoir éliminé au terme d'une consultation médicale une contre-indication à ce geste.
- Protocole : trois séances à dix jours d'intervalle sont habituellement suffisantes et efficaces.

Phytothérapie

Cassis, harpagophytum, saule blanc...

Ces trois plantes peuvent être préparées et conditionnées par votre pharmacien, seules ou associées sous forme de T.M., de gélules de poudre, d'extraits secs...

Exemple de prescription

Vous vous procurez un flacon de 60 ml d'une T.M. d'*harpagophytum* ; vous prenez 50 gouttes dans un peu d'eau deux fois par jour. Vous pouvez également vous masser deux fois par jour avec un gel d'*harpagophytum* préparé par votre pharmacien.

*L'**harpagophytum** est encore appelée griffe du diable car les antilopes se prennent régulièrement les pattes dans ses fruits. Cette plante vivace et grimpante du sud de l'Afrique est utilisée depuis longtemps par les guérisseurs de Namibie pour soulager les douleurs rhumatismales.*

Le cassis

Une des grandes plantes anti-inflammatoires

Arbuste originaire des pays nordiques, cultivé principalement en Bourgogne. Ses tiges sont dressées en touffes, ses feuilles sont polylobées, ses fleurs sont petites, rouges ou vertes, disposées en grappes. Ses délicieuses baies noires, riches en vitamines et minéraux, sont cueillies d'avril à juin, mais ce sont les feuilles, très riches en flavonoïdes, qui servent à la préparation des médications.

Propriétés

Lorsque l'on parle du cassis, le nom du chanoine Kir, ancien député maire de Dijon, et sa célèbre boisson viennent immédiatement à l'esprit. Mais cette plante possède de nombreuses propriétés médicinales : elle est astringente, diurétique, et surtout antirhumatismale (efficacité proche des anti-inflammatoires), elle facilite la digestion et calme les aigreurs d'estomac, elle permet de mieux lutter contre les infections car elle est très riche en vitamine C, elle est également un excellent adjuvant des saignements. L'infusion de feuilles de cassis est très dépurative, diurétique et sudorifique.

Mode d'emploi

- Boissons diverses : crème, liqueur, vin ou infusion..., mais seule cette dernière peut postuler à des propriétés médicinales.
- Teinture-mère : vous pouvez faire préparer par votre pharmacien un

flacon de 60 ml de cassis ; vous prenez une dose (50 gouttes) dans un peu d'eau trois fois par jour contre les douleurs rhumatismales... et les troubles des règles.

• S.I.P.F (suspension intégrale de plante fraîche) : cette forme restitue grâce à une stabilisation par le froid l'intégralité de l'action thérapeutique naturellement présente dans la plante : vous faites préparer par votre pharmacien un flacon de 60 ml de S.I.P.F. de cassis, vous prenez une mesure dose ou une cuiller à café par jour dans un grand verre d'eau.

• Poudre de feuilles cryobroyées : vous prenez deux gélules, deux fois par jour, de *Elusanes® cassis,* pour calmer les règles douloureuses et les saignements.

• Macérats glycérinés de bourgeons de plantes : vous faites préparer par le pharmacien un flacon de 60 ml de bourgeons de cassis (*ribes nigrum*) en 1re Décimale ; vous prenez cinquante gouttes dans un peu d'eau deux fois par jour, pendant quelques semaines.

Le saule blanc

«L'aspirine» végétale

Arbre ou arbuste aux branches souples, aux feuilles lancéolées, aux fleurs groupées en chatons, il pousse plutôt en plaine, aime bien l'humidité des marais mais s'accommode des eaux courantes. Si son écorce sert à la fabrication de meubles et vanneries, il est utilisé depuis l'Antiquité pour ses propriétés médicinales.

Propriétés

L'écorce de saule renferme de nombreux principes actifs (flavonoïdes, tanins, vitamine C) et surtout des composés salicylés mis en évidence à la fin du siècle dernier. Le saule blanc possède par conséquent les vertus médicinales de l'aspirine : il fait baisser la fièvre, est antinévralgique, calme les douleurs rhumatismales et les maux de tête. Il est également actif contre les douleurs des règles. Il freine la libido, tout particulièrement chez les messieurs, et il se dit qu'il peut même l'éteindre !

Mode d'emploi

• Infusion de feuilles ou de chatons, boisson autrefois très populaire : une cuiller à soupe dans une grande tasse d'eau frémissante, contre les états fébriles ou douloureux, ou pour faciliter la digestion.

• Teinture-mère : vous pouvez faire préparer par votre pharmacien un flacon de 60 ml d'une T.M. de saule blanc ; vous prenez 50 gouttes (une dose) dans un verre d'eau, deux fois par jour.

• Poudre d'écorce broyée : vous pouvez prendre deux gélules deux fois par jour d'*Elusanes® saule blanc.*

• Vous pouvez vous aider de *Phytentielles® Harpagophytum.*
- Présentation : boîte de 84 biogranules.
- Posologie : une biogranule à sucer quatre fois par jour.

HOMÉOPATHIE

De nombreux médicaments homéopathiques peuvent prétendre traiter les problèmes rhumatologiques, nous avons sélectionné ceux dont l'action nous semble la plus régulièrement fidèle. Les médicaments symptomatiques et spécifiques demandent d'abord à être bien choisis puis associés au traitement de fond, seul susceptible d'assurer une amélioration durable.

UN MÉDICAMENT SYMPTOMATIQUE

Bryonia alba

- Origine végétale : la bryone blanche.
- Symptômes ostéo-articulaires caractéristiques : douleurs piquantes, lancinantes, fulgurantes.
- Modalités caractéristiques : aggravation par le moindre mouvement et le toucher léger, amélioration par l'immobilité, la contention (strapping), les applications froides.
- Posologie : quatre granules en 4 CH, à sucer comme des bonbons, quatre fois par jour, en dehors des repas, jusqu'à disparition du symptôme.

TROIS MÉDICAMENTS SPÉCIFIQUES

Dulcamara

- Origine végétale : la douce-amère.
- Action ostéo-articulaire : symptômes rhumatismaux déclenchés ou aggravés par le froid humide.
- Modalités caractéristiques : aggravation par le froid humide, amélioration par le mouvement.
- Posologie : quatre granules en 5 CH, à sucer comme des bonbons, trois fois par jour, en dehors des repas, jusqu'à disparition du symptôme.

Rhus toxicodendron

- Origine végétale : le sumac vénéneux.
- Action ostéo-articulaire : raideur douloureuse améliorée par le mouvement, nécessitant par conséquent une phase de dérouillage.
- Modalités spécifiques : aggravation par le début du mouvement, par la

fatigue, par le froid humide, amélioration par le mouvement lent, le changement de position.
- Posologie : quatre granules en 7 CH, à sucer comme des bonbons, trois fois par jour, en dehors des repas. Espacer dès l'amélioration.

Ruta graveolens
- Origine végétale : la rue.
- Action générale : irritation des os, des tendons, comme dans les suites de traumatismes ou d'efforts répétés, avec sensation de meurtrissures ou de courbatures.
- Action ostéo-articulaire spécifique : le médicament presque systématique des tendinites.
- Modalités spécifiques : aggravation par le froid humide, le repos couché, amélioration par le mouvement.
- Posologie : quatre granules en 5 CH, à sucer comme des bonbons, trois fois par jour, en dehors des repas. Espacer dès l'amélioration.

• Vous pouvez vous aider de *Rudistrol®* qui contient entre autres *Rhus toxicodendron* 2 CH, *Ruta graveolens* 2 CH...
- Présentation : tube de 40 g de pommade.
- Posologie : une application locale deux fois par jour.

Trois médicaments de fond

Le traitement de fond, choisi après une consultation avec un médecin homéopathe, retrouve régulièrement :

Calcarea fluorica
- Origine chimique : le fluorure de calcium.
- Action générale : les troubles de la nutrition osseuse avec leur épaississement.
- Constitution caractéristique : os déformés, graciles, mains effilées ; grande souplesse articulaire en rapport avec une hyperlaxité ligamentaire.
- Modalités spécifiques : amélioration par le mouvement, par la chaleur, aggravation par le frais, l'humidité, le repos.
- Posologie : quatre granules en 7 CH, à sucer comme des bonbons, quatre fois par semaine, en dehors des repas, pendant quelques semaines.

Natrum sulfuricum
- Origine chimique : le sulfate de sodium.
- Action générale : infiltration des tissus (cellulite, œdèmes...) avec enraidissement.
- Constitution caractéristique : femme corpulente, surtout au niveau de l'abdomen, des fesses, des cuisses.

- Traits de caractère : indolente, volontiers apathique, triste, irritable, facilement déprimée, hypersensible (à la musique).
- Localisation spécifique : douleurs des lombes et des membres inférieurs.
- Modalités spécifiques : aggravation par toute forme d'humidité, par le repos, amélioration par le mouvement lent et progressif ou un changement de position, par le temps sec.
- Posologie : quatre granules en 7 CH, à sucer comme des bonbons, quatre fois par semaine, en dehors des repas, pendant quelques semaines.

Tuberculinum residuum

- Origine bactérienne : la tuberculine résiduelle du bacille de Koch.
- Action générale : formations fibreuses ou scléreuses des aponévroses et des articulations, responsables d'un enraidissement et de déformations.
- Modalités spécifiques : aggravation par le repos donc le matin au réveil, amélioration par le mouvement.
- Posologie : quatre granules en 9 CH, à sucer comme des bonbons, trois fois par semaine, en dehors des repas, pendant quelques semaines.

• Vous pouvez vous aider de *Urarthone*® qui contient entre autres *Bryonia* T.M., *Colchicum* D1, *Dulcamara* T.M...
- Présentation : flacon de 250 ml d'élixir.
- Posologie : une cuiller à café dans un peu d'eau, deux fois par jour.

OLIGOTHÉRAPIE

Le ***magnésium*** (voir p. 135) pour son activité décontracturante musculaire. Les apports de cet oligo-élément se font habituellement par l'alimentation qui doit être variée et de qualité : lorsque existe une carence, il peut être administré sous forme de médicaments.

SOURCES ALIMENTAIRES DU MAGNÉSIUM

Vous le trouvez surtout dans les agrumes, les céréales (flocons d'avoine...), le chocolat, les crustacés et poissons, les escargots, les figues, les oléagineux (amande, noisette, noix...), les légumes (maïs +, soja...), le pain complet...

LE MAGNÉSIUM-MÉDICAMENT

Il existe sous de nombreuses marques et présentations, citons : *Granions*® (ampoules buvables), *Oligo-essentiels*® (solution buvable), *Oligogranul*® (granules à sucer), *Oligosol*® (ampoules perlinguales), *Oligostim*® (comprimés à sucer)...

- Posologie : une dose de l'un de ces médicaments, deux fois par jour pendant quelques semaines.

• Vous pouvez également vous aider d'un magnésium plus dosé en recourant à des médicaments tels *Mag® 2*, *Magnogène®*, *Mégamag®*, *Spasmag®*... dont la posologie moyenne est de deux à quatre ampoules, comprimés ou gélules par jour.

UN PRODUIT NATUREL

• L'***argile*** est tout à fait bénéfique en applications locales.

PRÉPARATION ET UTILISATION DU CATAPLASME

- Vous mélangez de l'argile verte surfine achetée en magasin diététique avec un peu d'eau jusqu'à obtenir une pâte liquide.
- Vous l'étalez sur une serviette.
- Vous appliquez l'ensemble sur la zone douloureuse,
- Vous laissez en place le temps que le mélange sèche, car il devient alors inopérant.
- Vous pouvez pratiquer un enveloppement au moyen d'un linge pour garder plus longtemps l'humidité, ce qui allonge la durée d'efficacité.
- Vous répétez si possible, matin et soir, pendant quelques jours.

Troubles circulatoires veineux

La maladie veineuse touche le quart de la population, quatre femmes pour un homme, d'âge le plus souvent compris entre 35 et 50 ans. A la ménopause, les modifications hormonales mais aussi le traitement substitutif peuvent avoir un retentissement sur les jambes et entraîner ce que les femmes appellent une «mauvaise» circulation pour désigner des douleurs ou tensions, des gonflements, des impatiences, des lourdeurs..., aggravées habituellement en fin de journée et par la chaleur. La prise en charge de ces troubles se fait facilement et efficacement au moyen des médecines douces.

Conseils généraux indispensables

La maladie veineuse est liée à un facteur inéluctable, l'hérédité, impossible pour le moment à contrôler, et à différents facteurs prédisposants, déclenchants ou aggravants sur lesquels il est non seulement possible mais indispensable d'agir. Vous devez :

- éviter la chaleur sous toutes ses formes, exposition immobile au soleil, sauna, hammam, épilation à la cire chaude, chauffage par le sol, bronzage artificiel par les UVA,
- préférer les douches fraîches aux bains très chauds,
- veiller à une bonne circulation de retour en ne portant pas de talons trop hauts ou trop plats, en évitant les vêtements, chaussettes, chaussures ou bottes trop serrés, en pensant à surélever vos jambes à chaque occasion, en recourant aux bas de contention si vous travaillez debout,
- faire attention à une alimentation trop riche, trop épicée (moutarde, piment, poivre...), mal équilibrée...,
- éviter les abus d'alcool et de tabac,
- éliminer le surpoids qui pèse aussi sur les jambes,
- préférer des activités physiques de drainage veineux comme la marche, la danse, le jogging, le ski de fond, la natation, le vélo... plutôt que l'haltérophilie, le basket, l'escrime, le volley, le tennis ou le squash..., qui ont tendance à dilater les veines.

> *La maladie veineuse est l'apanage de la femme européenne du Nord : les femmes du Sud sont beaucoup moins touchées, les femmes du Maghreb ne souffrent pas de varices, les femmes noires et les asiatiques n'en présentent quasiment pas.*

Conseils alimentaires

Tâchez de privilégier une alimentation riche en :

- *vitamine C* que vous trouvez surtout dans les agrumes (citron, orange, pamplemousse), épinard, persil, tomate...,
- *vitamine E* surtout présente dans les céréales complètes, germes de blé, soja, laitue, épinard, asperge, huiles de première pression à froid (olive ou tournesol)...,
- *vitamine B3* surtout concentrée dans cassis, groseille, mûre, myrtille, levure de bière...,
- *sélénium* retrouvé principalement dans les ananas, céréales, poisson...

Moyens mécaniques

• La **contention élastique**, réalisée à présent par des bas très fins qui respectent l'esthétique des jambes, est très utile pour éviter la dilatation des veines.
• Le **drainage lymphatique**, au moyen de massages manuels, de pressions douces, d'appareils, fait circuler la lymphe (le liquide qui baigne nos cellules) et améliore ainsi les symptômes.

PHYTOTHÉRAPIE

Les plantes viennent largement en tête dans cette indication, beaucoup de spécialités de pharmacie sont d'ailleurs d'origine végétale. *Hamamélis, marron d'Inde, vigne rouge* ont une action élective sur la circulation veineuse.

L'HAMAMÉLIS

La plante de la protection vasculaire

Arbuste de deux à quatre mètres de haut, originaire d'Amérique du Nord, également appelé noisetier d'Amérique. Ses pétales se groupent par quatre pour former des fleurs jaunes. Ses feuilles rugueuses, riches en flavonoïdes, sont alternées le long des branches et servent, associées avec l'écorce, à la préparation des médications.

PROPRIÉTÉS

Cette plante possède une action veinotonique liée aux tanins, et des propriétés de protection vasculaire grâce aux flavonoïdes : elle est donc utilisée pour stopper les saignements et fort utile pour traiter de nombreux problèmes circulatoires : hémorroïdes, congestions veineuses, jambes lourdes, varices...

MODE D'EMPLOI

• Teinture-mère : vous pouvez faire préparer par votre pharmacien un flacon de 60 ml d'une T.M. d'hamamélis ; vous prenez 50 gouttes (une dose) dans un verre d'eau, deux fois par jour.
• Poudre totale de feuilles : vous pouvez prendre deux gélules deux fois par jour de *Elusanes® hamamélis*, pour votre problème circulatoire.

LE MARRON D'INDE

La plante de tous les problèmes veineux

Cet arbre originaire d'Asie, parfois appelé faux châtaignier, initialement introduit en Europe au XVIIe siècle pour décorer jardins et parcs, est à présent très répandu en France et largement utilisé pour ses propriétés médicinales. Son écorce et son fruit servent à la préparation des médications.

PROPRIÉTÉS

Il a, associé à l'avoine, longtemps servi à l'alimentation des chevaux d'où son nom latin de «hippocastanum», ce qui peut se traduire par «châtaigne de cheval». Si son écorce a jusqu'au siècle dernier été préconisée contre la fièvre, le marron d'Inde est surtout remarquablement efficace sur les troubles veineux : hémorroïdes, jambes lourdes, varices...

MODE D'EMPLOI

• Alcoolature ou intrait de marron d'Inde : 50 gouttes dans un peu d'eau trois fois par jour pour une crise hémorroïdaire.
• Teinture-mère : vous pouvez faire préparer par votre pharmacien un flacon de 60 ml d'une T.M. de marron d'Inde ; vous prenez 50 gouttes (une dose) dans un verre d'eau, deux fois par jour.
• S.I.P.F. (suspension intégrale de plante fraîche) : cette forme restitue grâce à une stabilisation par le froid l'intégralité de l'action thérapeutique naturellement présente dans la plante ; vous faites préparer chez votre pharmacien un flacon de 60 ml de S.I.P.F. de marron d'Inde, vous prenez une mesure dose ou une cuiller à café dans un peu d'eau.

LA VIGNE ROUGE

La plante des troubles circulatoires

Plante grimpante, connue depuis l'Antiquité par toutes les civilisations. Ses rameaux nommés «sarments» portent des feuilles larges et polylobées de couleur pourpre, ses fruits sont bien entendu en grappes, le jus de la treille contient des flavonoïdes, des tanins, de la vitamine C.

PROPRIÉTÉS

La feuille de vigne est très efficace contre les saignements et les problèmes circulatoires. Elle est un remarquable tonique veineux permettant la prise en charge des troubles veineux (varices, hémorroïdes, œdèmes...). Elle peut être utilisée contre les manifestations d'arthrite. Elle a toujours été proposée contre les troubles de la ménopause puisqu'elle soulage les douleurs des règles, diminue les saignements, atténue les bouffées de chaleur.

MODE D'EMPLOI

• Infusion de feuilles de vigne rouge : une cuiller à soupe pour une tasse d'eau frémissante.
• Teinture-mère : vous pouvez faire préparer par votre pharmacien un flacon de 60 ml d'une T.M. de vigne rouge ; vous prenez 50 gouttes (une dose) dans un verre d'eau, deux fois par jour.
• Extrait concentré de plante activé à l'huile essentielle : vous pouvez prendre une biogranule de *Phytentielles®* *Vigne rouge*, trois fois par jour.

• Vous pouvez recourir à *Veinostase®* :
- Composition : cyprès, hamamélis, marron d'Inde, vitamine C.
- Présentation : boîte de 20 ampoules buvables.
- Posologie : une ampoule diluée dans un peu d'eau, trois fois par jour.

• Vous pouvez vous aider localement de *crème Rap®* qui contient des extraits fluides d'arnica, de marron d'Inde, un extrait sec de noix vomique...
- Présentation : tube de 120 grammes.
- Posologie : un massage deux fois par jour.

• Vous pouvez rajouter *Médiflor® tisane Jambes lourdes n° 12*, qui contient hamamélis, mélilot, mélisse, vigne rouge, un sachet dose une à deux fois par jour.

HUILES ESSENTIELLES DE PLANTES

Le *cyprès* essentiellement.

LE CYPRÈS

L'huile essentielle circulatoire

Originaire d'Orient, cet arbre de dix à vingt mètres de haut, dédié au repos des morts, a longtemps été planté près des cimetières. Son huile essentielle est obtenue par distillation des noix, les fruits de l'arbre.
- Action : la plante circulatoire par excellence, intéressante surtout pour les problèmes veineux et capillaires : elle possède des propriétés très voisines de l'hamamélis et du marron d'Inde.
- Posologie : une goutte dans un peu de miel trois fois par jour.

HOMÉOPATHIE

De nombreux médicaments homéopathiques peuvent prétendre traiter les troubles veineux, nous avons sélectionné ceux dont l'action nous semble la plus régulièrement fidèle. Les médicaments spécifiques demandent d'abord à être bien choisis puis associés au traitement de fond, seul susceptible d'assurer une amélioration à moyen et plus long terme.

Trois médicaments spécifiques

Aesculus hippocastanum

- Origine végétale : le marron d'Inde.
- Caractéristiques du symptôme veineux : veines gonflées, douloureuses à la pression, souvent associées à (ou responsables) des hémorroïdes.
- Modalités spécifiques : aggravation par la station debout, par la chaleur, amélioration par le frais, par un exercice modéré.
- Posologie : quatre granules en 5 CH, à sucer comme des bonbons, en dehors des repas, trois fois par jour. Espacer dès l'amélioration.

Bellis perennis

- Origine végétale : la pâquerette.
- Caractéristiques du symptôme veineux : jambes douloureuses au toucher avec tendance aux ecchymoses.
- Modalités spécifiques : aggravation par le moindre effort physique.
- Posologie : quatre granules en 5 CH, à sucer comme des bonbons, en dehors des repas, trois fois par jour. Espacer dès l'amélioration.

Hamamelis virginiana

- Origine végétale : l'arbrisseau du même nom, encore appelé noisetier d'Amérique.
- Caractéristiques du symptôme veineux : jambes lourdes, douloureuses à la pression, avec une tendance à de petites varicosités violettes.
- Posologie : vingt gouttes en 6 DH, dans un peu d'eau, quinze minutes avant les trois repas. Espacer dès l'amélioration.

• Vous pouvez également recourir à *Hamamelis composé* (il n'y a pas pour les médicaments «composés» de dilution à préciser) : quatre granules à sucer comme des bonbons, en dehors des repas, trois fois par jour.

Un médicament spécifique des problèmes veineux aigus

Vipera redii

- Origine animale : le venin de vipère.
- Symptômes caractéristiques : inflammation veineuse aiguë avec peau rouge, œdème, ecchymoses, sensation d'éclatement..., ce qui peut définir la menace ou le début de phlébite.
- Modalités caractéristiques : aggravation jambes pendantes, amélioration les membres surélevés.
- Posologie : quatre granules en 5 CH, à sucer comme des bonbons, quatre fois par jour, en dehors des repas. Espacer dès l'amélioration.

Trois médicaments de fond

Calcarea fluorica

- Origine chimique : le fluorure de calcium.
- Constitution caractéristique : os déformés, graciles, mains effilées ; grande souplesse articulaire en rapport avec une hyperlaxité ligamentaire.
- Spécificités veineuses : jambes lourdes parcourues de veines dilatées, de varices volumineuses, tortueuses.
- Modalités spécifiques : amélioration par le mouvement, par la chaleur, aggravation par le frais, l'humidité, le repos.
- Posologie : quatre granules en 7 CH, à sucer comme des bonbons, en dehors des repas, trois fois par semaine.

Pulsatilla

- Origine végétale : l'anémone pulsatille.
- Traits de caractère spécifiques : tristesse, timidité, caractère doux et facile mais humeur changeante, grand besoin de consolation.
- Aspect caractéristique : marbrures de la peau provoquées par le ralentissement veineux.
- Spécificités veineuses : jambes lourdes, bleutées ou marbrées, douloureuses au toucher.
- Modalités spécifiques : aggravation par la chaleur, le repos, amélioration au grand air, par le contact du frais, par le mouvement.
- Posologie : quatre granules en 9 CH, à sucer comme des bonbons, trois fois par semaine, en dehors des repas, pendant quelques semaines.

Sepia officinalis

- Origine animale : l'encre de seiche.
- Traits de caractère spécifiques : femme, pessimiste, indifférente à tout et à tous, solitaire, sans envies, qui voit tout en noir.
- Une association caractéristique : les troubles veineux et les signes nerveux.
- Modalités caractéristiques : aggravation par le froid, par les vêtements serrés, par l'air confiné, amélioration par la chaleur du lit, par le grand air.
- Posologie : quatre granules en 9 CH, à sucer comme des bonbons, trois fois par semaine, en dehors des repas, pendant quelques semaines.

• Vous pouvez vous aider de *Homeodose® 20* qui contient entre autres *Hamamelis* 3 DH, *Aesculus* 3 DH, *Calcarea fluorica* 5 CH...
- Présentation : flacon de 30 ml de solution sublinguale.
- Posologie : 20 gouttes matin et soir dans un peu d'eau, à garder quelques secondes sous la langue, puis à avaler.

OLIGOTHÉRAPIE

Manganèse et ***cobalt***.
Les apports de ces oligo-éléments se font par l'alimentation qui doit être variée et de qualité : lorsque existe une carence, qui ne doit pas habituellement se produire pour ces deux-là, ils peuvent être administrés sous forme de médicaments.

SOURCES ALIMENTAIRES DE CES DEUX ÉLÉMENTS
- Le *cobalt* se trouve surtout dans champignon, chou blanc, crustacés (langouste), oignon, radis, viande (foie)...
- Le *manganèse* se trouve quant à lui surtout dans betterave, cassis, céréales, châtaignes, chocolat, fruits secs (amande, noisette, noix...), germes de blé, gingembre, clou de girofle, légumes verts, soja, jaune d'œuf, thé...

LES ÉLÉMENTS-MÉDICAMENTS
Cette association existe sous différentes marques et présentations, citons : *Oligo-essentiels*® (solution buvable), *Oligogranul*® (granules à sucer), *Oligosol*® (solution perlinguale), *Oligostim*® (comprimés à sucer)...
- Protocole de traitement : une dose trois fois par semaine de manganèse-cobalt en traitement de fond, en intensifiant à deux prises par jour pendant les fortes chaleurs.

HUILES ESSENTIELLES DE PLANTES

Cyprès, menthe.
- Prescription : vos jambes peuvent être massées doucement avec quelques gouttes d'H.E. de cyprès diluée dans de l'huile d'olive vierge ; vous pouvez également faire un bain de pieds avec de l'eau tiède additionnée de quelques gouttes d'H.E. de menthe.

PRÉVENIR ET TRAITER LES DEUX COMPLICATIONS PLUS TARDIVES

Nous ne traiterons pas ici de la maladie d'Alzheimer dont des travaux récents laissent supposer qu'elle pourrait être prévenue ou retardée par un traitement substitutif. Nous nous consacrerons uniquement aux deux principales complications, l'ostéoporose et les maladies cardio-vasculaires, auxquelles les gynécologues opposent actuellement en priorité le T.H.S. Nous pensons modestement que les médecines douces, et surtout les mesures hygiéno-diététiques ont indiscutablement leur rôle à jouer.

Ostéoporose

La prise en charge médicale de cette maladie est fonction de l'âge de la patiente :
- vers **cinquante** ans, le meilleur traitement préventif est représenté par le traitement hormonal substitutif dont les gynécologues pensent que le rapport bénéfices/risques ne doit pas faire discuter la prescription,
- vers **soixante-cinq** ans interviennent surtout les mesures hygiéno-diététiques (*calcium, vitamine D*) et des médicaments tels la calcitonine ou les biphosphonates,
- vers **quatre-vingts** ans, les apports de *calcium* et de *vitamine D* sont essentiels pour prévenir les fractures, principalement du col du fémur.

Voyons comment nous pouvons intégrer les médecines douces dans l'intérêt des femmes.

Mesures préventives

Elles sont essentielles et consistent en :
- un apport alimentaire suffisant de calcium dès l'enfance, la prise quotidienne de *calcium* et de *vitamine D* par les personnes âgées,
- la pratique régulière d'une activité sportive mais modérée de trois fois trente minutes par semaine,
- l'arrêt du tabac et de l'alcool,
- une exposition solaire «raisonnable»,

- le traitement hormonal substitutif : mais après soixante-cinq ans, la supplémentation en œstrogènes ne prévient pas les fractures du col du fémur et est surtout intéressante sur l'atrophie et la sécheresse vaginale.

OLIGOTHÉRAPIE

Principalement le *calcium,* mais aussi le *phosphore.*

LE CALCIUM

L'architecte de l'os

Il est extrêmement important puisqu'il intervient sur l'os mais également sur les muscles, le système nerveux et même la coagulation sanguine.

SOURCES

L'essentiel est assuré par les **fromages et laitages** et l'eau de boisson (Contrexéville, Hépar, Talians ++) qui peuvent largement couvrir les besoins. Mais le calcium se trouve également dans de nombreux aliments : cacao, chocolat, farines complètes, flocons d'avoine, légumes (champignon, endive, haricot blanc...) surtout verts (brocoli, chou chinois et chou de Bruxelles, cresson, épinard, haricot vert, persil, poireau...), fruits secs (amande, cacahuète, datte, figue, noisette, noix...), œuf, poisson (crevette, sardine entière, saumon...).

Le calcium des produits laitiers :

bol de lait = 370 mg, portion d'emmental = 300 mg, portion de gouda = 225 mg, portion de reblochon = 200-250 mg, pot de yaourt = 160-190 mg, portion de camembert = 100 mg, portion de fromage blanc = 100 mg, pot de petits-suisses = 60 mg, portion de brie ou de chèvre = 30-50 mg.

Evitez le lait de vache (entier ou demi-écrémé), donnez la préférence au lait écrémé et aux fromages de chèvre ou de brebis.

Le calcium des eaux minérales plates :

Talians = 596 mg par litre, Hépar = 555 mg, Contrexéville = 486 mg, Vittel = 202 mg, Evian = 78 mg, Volvic = 10 mg.

Vous pouvez tout à fait vous servir d'une eau minérale calcique pour préparer votre tasse de thé.

Le calcium des eaux minérales gazeuses :

Salvétat = 253 mg par litre, Quézac = 241 mg, Badoit = 190 mg, Perrier = 147 mg, Vichy Célestins = 103 mg, Vichy Saint-Yorre = 90 mg.

Une eau minérale gazeuse après un effort sportif représente un excellent moyen d'épargner le calcium de l'os.

BESOINS

Ils se situent autour de 800 mg pour un adulte, 1,2 gramme par jour pour une femme ménopausée, 1,5 gramme pour une personne âgée : le calcium est malheureusement loin d'être présent en quantité suffisante dans notre alimentation habituelle, qui en apporte seulement en moyenne entre 50 et 600 mg.

CARENCE

Elle est due le plus souvent à un manque d'apport de calcium et/ou un déficit en vitamine D. Elle entraîne des symptômes d'hyperexcitabilité neuromusculaire, fourmillements ou contractures musculaires lors des carences modérées, ou bien du rachitisme ou de l'ostéoporose lors des carences plus importantes. Des interrogations subsistent toutefois sur les liens entre calcium et ostéoporose puisque le radius semble très indifférent aux apports alimentaires alors que le fémur et le bassin y sont très sensibles.

ASSOCIATIONS

Le zinc, les vitamines C et D aident à le fixer ; le pain complet, l'alcool, la caféine, les aliments riches en oxalates (cacao, épinard, figue, oseille, rhubarbe) inhibent son absorption ; le magnésium, contrairement à ce qui a longtemps été affirmé, peut parfaitement être pris en même temps s'il n'est pas apporté à doses trop fortes.

QUELQUES INDICATIONS DU CALCIUM

Décalcification, ostéoporose, consolidation des os, troubles de la contraction musculaire, tétanie, problèmes neurovégétatifs...
Nous voyons d'emblée se dégager l'importance du calcium pour la femme ménopausée.

TOXICITÉ

Risques de précipitation rénale (avec danger de colique néphrétique) pour des apports supérieurs à deux grammes par jour.

CONTRE-INDICATIONS

Hypercalcémie, insuffisance rénale sévère.

EN PHARMACIE

• Vous pouvez utiliser un *calcium* homéopathique : *Sels calcaires Weleda®* :
- Présentation : étui de deux boîtes de 50 g de poudre orale.
- Posologie : un quart de cuiller à café matin et soir sous la langue en dehors des repas.

• Si vous souhaitez un calcium plus dosé, vous pouvez choisir parmi de nombreuses spécialités :
- *Cacit® 500*, *Cacit® 1000* : un comprimé = 500 mg ou 1 g de calcium.

- *Calciforte*® : une ampoule = 500 mg de calcium.
- *Efical*® 500 ou 1000 : un sachet = 500 mg ou 1 g de calcium.
- *Ossopan*® : un comprimé apporte 129 mg de calcium.
• Les complexes *calcium-vitamine D* (*Cacit*®*-vitamine D3*...) souvent prescrits chez les personnes âgées doivent impérativement être associés à la prise de magnésium pour éviter la calcification des vaisseaux et des tissus mous.

LE PHOSPHORE

Le complément du calcium

C'est un élément fort important : constituant de la structure des membranes des cellules en particulier cérébrales, indispensable associé au calcium à la croissance de l'os et des dents, impliqué dans de nombreuses réactions enzymatiques vitales chargées de libérer l'énergie nécessaire au fonctionnement de l'organisme (ne l'utilise-t-on pas pour mieux «phosphorer» ?). Son excès aurait pour conséquence la mobilisation exagérée du calcium, avec un risque accru d'ostéoporose et la formation de dépôts durs sur la paroi des vaisseaux.

SOURCES

Il se trouve surtout dans les **laitages** ++ (100 mg par litre pour le lait), mais aussi dans la banane, les céréales complètes (corn-flakes...), la levure de bière, le cacao, le chocolat, les boissons gazeuses, les légumes verts et à feuilles (artichaut, asperge, carotte, céleri, champignon, chou, persil, soja...), les légumes secs (haricot, lentille, petit pois...), les fruits secs (amande, cacahuète, datte, figue, noisette, noix...), l'œuf, le poisson ++, la pomme de terre, la viande (volailles)...

BESOINS

Autour de un gramme par jour : il est habituellement apporté à l'organisme en quantités suffisantes voire en excès, notamment par les aliments qui contiennent du calcium (lait, fromage...).

EXCÈS

Une des conséquences indirectes, et non des moindres, d'un apport trop important en phosphates est la déplétion en magnésium et en calcium qu'elle entraîne.

CARENCE

Elle peut s'observer dans des conditions particulières : malade opéré nourri par voie intraveineuse ou par sonde, dénutrition globale, intoxication alcoolique, prise médicamenteuse prolongée de pansements gastriques, existence d'une maladie digestive... Elle entraîne de la fatigue physique et nerveuse, une faiblesse musculaire, des fourmillements des extrémités et autour de la bouche, des troubles de la vigilance, une sensibilité accrue aux infections..., qui doivent y faire penser.

INTERACTIONS

La prise de calcium et de vitamine D augmente son absorption, les pansements gastriques la diminuent.

QUELQUES INDICATIONS DU PHOSPHORE

Etats de fatigue cérébrale avec surmenage intellectuel, conséquences du stress (spasmophilie avec contractures musculaires douloureuses...), ostéoporose.

Seules des circonstances particulières ou l'apparition de signes spécifiques de type spasmophilie doivent inciter à sa supplémentation.

EN PHARMACIE

Il existe sous plusieurs formes : *Oligo-essentiels*® (gouttes buvables), *Oligogranul*® (granules à sucer), *Oligosol*® (ampoules perlinguales), *Oligostim*® (comprimés à sucer).

- Posologie : une dose de l'un de ces produits deux fois par jour.

VITAMINES

Principalement la *vitamine D.*

LA VITAMINE D

La vitamine indispensable à l'os

Elle est d'une importance fondamentale pour le squelette, indispensable en particulier à l'assimilation du calcium et du phosphore, avec pour conséquences un rôle fondamental sur la croissance, la santé des os et des dents. Son histoire est indissociable du rachitisme qui a longtemps sévi (et continue d'ailleurs) partout dans le monde. Elle améliorerait en outre la résistance aux infections, s'opposerait à l'apparition de certains cancers digestifs.

SOURCES

Elle se trouve surtout dans le **foie** des poissons gras, les sardines en conserve, le jaune d'œuf, la viande (foie de bœuf, poulet, veau), les fromages (brie, emmenthal...), le beurre, le lait, les céréales, les champignons...

Les disparités dans les apports sont colossales : une cuiller à soupe d'huile de foie de morue apporte 3400 U.I., 100 g de thon en boîte n'en contiennent que 230 U.I.

Principales sources des apports alimentaires en vitamine D :

- viandes, poissons

- œufs, matières grasses animales
- produits laitiers

Besoins

Ils sont évalués à 400 U.I. soit 10 mcg par jour pour un adulte. Les apports alimentaires sont largement inférieurs aux recommandations, ce qui a pour conséquence un déficit chez un tiers des adultes : les Américains envisagent de supplémenter le lait et les céréales, voire d'autres aliments encore, si cela s'avérait insuffisant.
Chez les personnes âgées (et les enfants), la supplémentation en vitamine D doit être systématique.

Carence

Avant d'atteindre le rachitisme avec ses signes essentiellement osseux (ramollissement, déformations, tuméfactions, douleurs), le diagnostic doit être évoqué sur des signes de faiblesse musculaire, des troubles de la marche, parfois des fourmillements voire de la tétanie. Le déficit est plus fréquent dans les régions peu ensoleillées.

Quelques indications de la vitamine D

Ostéoporose et prévention des fractures, personnes à risques : alcool, cancer... voire simplement âgées, végétariens, moindre résistance aux infections.
La vitamine D doit être apportée systématiquement chez les personnes âgées qui vivent dans des régions peu ensoleillées : pour un même temps d'exposition, les jeunes fabriquent deux fois plus de vitamine D que les personnes âgées, les peaux claires un peu plus que les peaux basanées : une personne jeune à la peau claire peut fabriquer 10 000 U.I. de vitamine D en une journée.

Contre-indications

Hypercalcémie, calculs rénaux.

Les bonnes associations

Vitamines B6 et C ; calcium, mais des apports trop bas favorisent par contre l'avitaminose, magnésium, silicium, zinc.

Les antagonistes

L'huile de paraffine, les médicaments anti-épileptiques.

Interactions médicamenteuses

Barbituriques, certains antibiotiques, pilule.

Toxicité

Le surdosage d'apport, au-dessus de 2000 U.I. (50 mcg) par jour, entraîne fatigue, perte d'appétit, maux de tête, soif intense, besoins fréquents d'uriner, troubles digestifs (nausées, vomissements, diarrhée ou

constipation), faiblesse musculaire, crampes, des risques de précipitation calcique dans le cœur, les reins, les vaisseaux, les articulations... mais également une déminéralisation osseuse.
Mais il n'existe pas de surdosage lié à l'alimentation ou à une exposition solaire trop importante.

EN PHARMACIE
• Vous pouvez vous aider de *Dédrogyl*®, qui apporte 200 U.I. par goutte.
- Présentation : flacon de 10 ml de solution buvable.
- Posologie en prévention : 5 à 10 gouttes par jour.
• Les préparations multivitaminées contiennent en général entre 400 à 1200 U.I. de vitamine D par comprimé : il faudrait donc prendre environ vingt comprimés par jour pour se mettre réellement en danger.
Il n'y a aucune raison de donner plus de 2000 U.I. par jour à un adulte.
• Vous pouvez également vous aider de *Lactomorrhuol*®, qui contient de l'huile de foie de morue.
- Présentation : flacon de 100 g de poudre orale.
- Posologie : deux doses mesures par jour, dans un peu d'eau.

• La double carence *calcium-vitamine D*, qui fragilise l'os, est très fréquente sous nos climats, en raison des habitudes alimentaires et du peu d'ensoleillement, vous pouvez vous aider de *Cacit*®*-vitamine D3* : un sachet par jour apporte un gramme de calcium et 880 U.I. de vitamine D3.

Des **apports corrects** de minéraux et vitamines contre l'ostéoporose = 500 mg de *vitamine C*, 300 U.I. de *vitamine D*, un gramme de *calcium*, 200 mg de *magnésium*, 20 mg de *zinc*.

PHYTOTHÉRAPIE

Principalement l'*ortie* et la *prêle*.

L'ORTIE

La plante antirhumatismale et reminéralisante
Plante herbacée, à tige dressée, à feuilles allongées, ovales, dentelées, couvertes de poils irritants, et à fleurs jaunes ou vertes disposées en grappes. Elle pousse dans les broussailles, les décombres, et dans les jardins, sans nécessiter le moindre soin. Les sommités ou les feuilles sont récoltées à des fins médicinales car elles sont riches en principes actifs.

L'histamine et l'acide formique contenus dans ses poils lui confèrent son action urticariante.

PROPRIÉTÉS

Autrefois utilisée pour un traitement original de l'arthrite et des rhumatismes, «l'urtication», qui consistait à se flageller avec ses feuilles. Elle reconnaît actuellement des usages plus calmes : elle soigne les rhumatismes et possède une activité reminéralisante, elle est tonique, revitalisante, nutritive, diurétique, elle stimule l'activité des glandes endocrines en général, elle stoppe les hémorragies, régularise les règles : l'ortie blanche est astringente, ce qui signifie qu'elle resserre les tissus et diminue les sécrétions, ce qui la rend intéressante contre les saignements et les diarrhées, elle a de tout temps été considérée comme une plante aphrodisiaque.

MODE D'EMPLOI

• Infusion : une cuiller à café pour une tasse d'eau, trois fois par jour.
• S.I.P.F. (suspension intégrale de plante fraîche), forme qui restitue grâce à une stabilisation par le froid l'intégralité de l'action thérapeutique naturellement présente dans la plante : vous faites préparer chez votre pharmacien un flacon de 60 ml de S.I.P.F. d'*ortie* ; vous prenez une mesure dose ou une cuiller à café dans un peu d'eau, deux fois par jour.
• Poudre totale des parties aériennes : vous pouvez prendre deux gélules deux fois par jour d'*Elusanes® ortie* pour ses propriétés reminéralisantes.

LA PRÊLE

La plante la plus reminéralisante

Plante herbacée, très commune en France, qui pousse sur les sols sableux et humides. Elle est constituée d'une tige cassante de vingt centimètres de long, sur laquelle se ramifient de petites feuilles étroites, lancéolées, mais pas de fleurs. La prêle est très riche en silice qui représente autour de 8 % du poids total de la plante séchée, mais cette concentration varie en fonction des sols et des périodes : la teneur en silice soluble bien assimilée est ainsi maximale au printemps ; la silice colloïdale, elle, est moyennement absorbée. La plante est également riche en calcium et en phosphore, parfois en magnésium. Elle contient des acides, des flavonoïdes, des tanins... qui complètent son action.

PROPRIÉTÉS

Cette plante est connue depuis l'Antiquité pour ses propriétés toniques et reconstituantes. Son action reminéralisante, grâce à la silice qu'elle contient, est bien entendu essentielle, mais elle est également dotée d'une activité anti-inflammatoire. Elle est régulièrement proposée contre la fragilité des ongles, des cheveux, des dents. Elle est intéressante en gynécologie car elle diminue la congestion du petit bassin et possède une action anti-hémorragique qui lui permet de réduire les règles trop abondantes.

MODE D'EMPLOI

• Décoction : la forme la plus concentrée en silice soluble.
• Teinture-mère : vous pouvez faire préparer par votre pharmacien un flacon de 60 ml d'une T.M. de prêle ; vous prenez 50 gouttes (une dose) dans un verre d'eau, deux fois par jour.
• S.I.P.F. (suspension intégrale de plante fraîche) : cette forme restitue grâce à une stabilisation par le froid l'intégralité de l'action thérapeutique naturellement présente dans la plante : vous faites préparer par votre pharmacien un flacon de 60 ml de S.I.P.F. de *prêle* ; vous prenez une mesure dose ou une cuiller à café par jour dans un grand verre d'eau.
• Extrait de plante activé à l'hule essentielle : vous pouvez vous aider de *Phytentielles® Prêle* :
- Présentation : flacon de 84 biogranules à sucer.
- Posologie : une biogranule à sucer trois fois par jour.

40 g de protéines de soja par jour, contenant autour de 100 mg de phyto-œstrogènes, augmenteraient le contenu minéral osseux.

HOMÉOPATHIE

Le traitement homéopathique n'intervient qu'en complément des mesures hygiéno-diététiques précédentes. Il comporte trois volets dont les objectifs sont, non seulement la prise en charge de symptômes en règle générale discrets, mais surtout des conséquences à moyen et long terme.

LE MÉDICAMENT HOMÉOPATHIQUE D'ACTION «HORMONALE»

Folliculinum

- Origine biologique : l'estrone.
- Action : ce médicament en basse dilution stimule la sécrétion naturelle d'œstrogènes.
- Posologie : quatre granules en 5 DH, à sucer comme des bonbons, une fois par jour, en dehors des repas, pendant plusieurs mois ou années.

UN MÉDICAMENT SYMPTOMATIQUE

Il est, en dehors des complications, assez rare d'utilisation car la maladie est, nous l'avons vu, très silencieuse.

Bryonia alba

- Origine végétale : la bryone blanche.
- Symptômes ostéo-articulaires caractéristiques : douleurs piquantes, lancinantes, fulgurantes.
- Modalités caractéristiques : aggravation par le moindre mouvement et le toucher léger, amélioration par l'immobilité, la contention (strapping), les applications froides.
- Posologie : quatre granules en 4 CH, à sucer comme des bonbons, quatre fois par jour, en dehors des repas, jusqu'à disparition du symptôme.

TROIS MÉDICAMENTS DE FOND

Le traitement de fond, choisi après une consultation avec un médecin homéopathe, retrouve fréquemment :

Calcarea fluorica

- Origine chimique : le fluorure de calcium.
- Action générale : épaississement osseux avec tendance aux déformations.
- Constitution caractéristique : os déformés, graciles, mains effilées, grande souplesse articulaire en rapport avec une hyperlaxité ligamentaire, tendance à la cypho-scoliose.
- Symptômes rhumatologisques caractéristiques : douleurs aiguës et lancinantes au niveau des articulations et des muscles.
- Modalités spécifiques : aggravation par le froid, l'humidité, le repos et par le début du mouvement, amélioration par le mouvement continu, la chaleur et les applications chaudes.
- Posologie : quatre granules en 7 CH, à sucer comme des bonbons, une fois par jour, en dehors des repas, pendant plusieurs mois.

Calcarea phosphorica

- Origine chimique : le phosphate tricalcique.
- Action générale : les troubles du tissu osseux.
- Constitution caractéristique : femme longiligne, élégante, à ossature fine.
- Un symptôme caractéristique : fatigue physique ou intellectuelle.
- Modalités caractéristiques : aggravation par le froid, l'humidité, amélioration par un temps sec et chaud.
- Posologie : quatre granules en 7 CH, à sucer comme des bonbons, une fois par jour, en dehors des repas, pendant plusieurs mois.

Silicea
- Origine minérale : la silice pure extraite du cristal de roche.
- Domaine d'action : la nutrition générale de l'organisme, et en particulier du tissu osseux. *Silicea* est aussi bien un médicament de rachitisme, de consolidations de fractures, de troubles de la dentition... que d'ostéoporose.
- Constitution caractéristique : femme maigre, faible, à ossature fine.
- Modalités caractéristiques : aggravation par le froid et l'humidité, amélioration par la chaleur et le temps sec.
- Posologie : quatre granules en 7 CH, à sucer comme des bonbons, une fois par jour, en dehors des repas, pendant plusieurs mois.

• Vous pouvez vous aider de *Rexorubia*® qui contient entre autres *Calcarea carbonica* 2 DH, *Calcarea phosphorica* 2 DH, *Silicea* 3 DH...
- Présentation : boîte de 350 g de granulés.
- Posologie : une cuiller à café de granulés à croquer puis à laisser fondre dans la bouche, deux fois par jour, en dehors des repas, pendant quelques semaines.

Problèmes cardio-vasculaires

L'effet protecteur des hormones est actuellement largement battu en brèche alors que des preuves irréfutables permettent d'affirmer qu'une alimentation saine et équilibrée prévient voire diminue le risque cardio-vasculaire d'environ cinquante pour cent. Des mesures simples de prévention, essentiellement hygiéno-diététiques, peuvent être facilement proposées et modifient considérablement le pronostic de ces maladies graves, nous vous renvoyons au chapitre «*Hygiène de vie*» en fin d'ouvrage. Nous insistons simplement auparavant sur une plante, le *ginkgo biloba*, et des substances, les *flavonoïdes*, aux propriétés antioxydantes indiscutables, donc bénéfiques pour le système cardio-circulatoire et par conséquent pour la santé.

LE GINGKO BILOBA

La plante mythique

Cet arbre originaire d'Asie est vénéré depuis toujours dans tout l'Extrême-Orient. Il serait un des plus anciens sur terre et probablement le plus robuste puisqu'il a même résisté à la bombe atomique d'Hiroshima. Il est à présent cultivé partout et particulièrement en France où il est introduit au XVIIIe siècle, planté dans un jardin privé de Montpellier. Il doit son surnom d'«arbre aux quarante écus» à la forme en éventail et la couleur de ses feuilles vertes ou jaunes qui, en tombant à ses pieds, donnent l'impression d'un tapis d'or. Ce sont elles qui servent principalement à la préparation des médicaments, mais ses fruits ronds de trois centimètres de diamètre donnent chacun une graine, utilisée en Chine contre les troubles urinaires et les infections vaginales.

PROPRIÉTÉS

Il possède une action essentielle contre l'insuffisance circulatoire cérébrale, utilisé aussi bien pour les pertes de mémoire, les difficultés de concentration, les troubles de la vigilance, de l'humeur, de l'équilibre que dans certains cas de démence. Il est vasodilatateur, diminue la viscosité dans les vaisseaux, ce qui lui procure un rôle de régulation capillaire et lui permet d'améliorer les maladies circulatoires : il est utilisé dans les claudications intermittentes de l'artérite et contre les phénomènes vasomoteurs de la maladie de Raynaud. Il agit également sur les veines et entre ainsi dans la composition de gels veinotoniques ou de suppositoires destinés à soulager les crises hémorroïdaires. Il est antiallergique et anti-inflammatoire, ce qui en fait un traitement d'appoint de l'asthme. La présence de flavonoïdes lui confère des propriétés antioxydantes indiscutables.

MODE D'EMPLOI

• Teinture-mère : vous pouvez faire préparer par votre pharmacien un flacon de 60 ml de T.M. de *ginkgo* ; vous prenez une dose (50 gouttes) dans un peu d'eau trois fois par jour contre les troubles circulatoires ou les premières manifestations du vieillissement.
• Poudre de plantes : vous prenez deux gélules deux fois par jour pendant quelques jours ou semaines selon l'indication.
• Décoctions de graines : elles servent surtout en Asie à la prise en charge des problèmes respiratoires et de l'asthme.

EN PHARMACIE

Le ginkgo sous forme d'extrait est présent dans plusieurs spécialités de pharmacie : *Ginkogink*®, *Ginkor*®, *Tanakan*®.

LES BIOFLAVONOÏDES

Une puissante action antioxydante

Les travaux sur les radicaux libres ont relancé à partir des années 1980 l'intérêt pour cette classe de substances aux propriétés antioxydantes plus puissantes que les vitamines, qui agissent en facilitant la circulation et en empêchant le dépôt de graisses dans les vaisseaux. Le préfixe «bio» indique leur rôle vital, «flavone» est le nom de cette molécule chimique qui donne sa couleur jaune à de nombreuses plantes. Des apports quotidiens de 30 mg de bioflavones réduisent de façon significative les risques de mortalité cardio-vasculaire.

Les bioflavonoïdes peuvent être classés en trois groupes principaux :

- Les flavonoïdes **jaunes** sont surtout retrouvés dans les organes jeunes et les parties aériennes des plantes. Abondants dans les légumes verts (brocoli, chou, épinard, haricot, salade...) et dans les fruits, ils sont concentrés dans la peau. Les agrumes en contiennent une grande diversité, tout comme le soja qui est à la tête de son propre groupe des «isoflavones», dont la structure chimique est légèrement différente.
- Les flavonoïdes **rouges** dits «anthocyanes» se trouvent dans les feuilles, les fleurs, les fruits, leur conférant suivant le pigment une couleur bleue, rouge ou violette. Ils sont surtout présents dans les fruits rouges ou bleus (airelle, **cassis**, myrtille, mûre, raisin) mais aussi dans la betterave, le bouleau, le ginkgo... Le *Pycnogénol* désigne un produit fabriqué en France, extrait à partir de l'écorce d'un pin du Québec et de la région de Bordeaux et déposé sous licence. Cette écorce contient environ quarante substances bio-actives, dont la plupart possèdent une action antioxydante.
- Les **tanins** se trouvent dans la fraise, la framboise, la noix, la mûre, de nombreux légumes (crucifères)... mais aussi et surtout dans le vin et le thé.

CHAPITRE VI

Adopter une bonne hygiène de vie

La ménopause est une période où les mesures de bonne hygiène de vie, avec à leur tête une alimentation correcte, une activité régulière, l'arrêt du tabac, déjà essentielles à la santé en temps normal, prennent toute leur importance en diminuant ou en prévenant de façon extrêmement efficace à la fois certains des symptômes gênants dus à l'arrêt de la fonction ovarienne et surtout les deux grandes complications que sont les maladies cardio-vasculaires et l'ostéoporose.

BIEN CHOISIR SON ALIMENTATION
L'élément-santé essentiel

L'alimentation est au cœur de la santé, et chacune des étapes de la vie d'une femme peut justifier ou bénéficier de conseils nutritionnels qui vont selon les cas atténuer, améliorer ou empêcher les troubles dont elle va souffrir ou se plaindre. «Que dois-je manger ?» est une question quotidienne de consultation mais posée avec plus d'insistance encore par les personnes victimes d'un problème de santé et par les femmes de cinquante ans et plus. L'apparition des signes fonctionnels de la ménopause marque pour elles, nous l'avons vu, le franchissement d'une étape symbolique et/ou effective, et les sensibilise fréquemment et parfois brutalement à l'influence des facteurs susceptibles de leur permettre de rester en bonne santé et de prévenir le vieillissement. Comme il ne se passe pas de semaine sans que les médias ne consacrent un article, un reportage ou une émission à celui-ci, aux régimes ou aux meilleures façons de se nourrir, les femmes trouvent un écho immédiat et amplifié à leur préoccupation du moment, ce qui déclenche la demande réitérée et légitime dont nous parlions plus haut.
Nos conseils d'alimentation-santé s'envisagent sous deux angles : un ensemble de recommandations issues des nombreuses études épidémiologiques qui ont confirmé le bien-fondé du «régime crétois», accommodé «à la française» et des conseils plus spécifiques qui tiennent compte des troubles immédiats présentés ou de ceux que chaque femme souhaite précisément prévenir.

L'alimentation-santé
Un concept indiscutable

Les scandales successifs qui ont secoué l'industrie agro-alimentaire (poulet puis veau aux hormones, vache folle, poulet à la Dioxine, aliments transgéniques...), l'intérêt du régime crétois sur la prévention des maladies, l'émergence de la théorie des radicaux libres et des antioxydants (voir plus loin)... ont sensibilisé le public à l'influence essentielle de l'alimentation sur la santé. Ces faits appuyés par de nombreuses études ont déjà modifié et vont probablement bouleverser certaines habitudes alimentaires des consommateurs dans les années à venir. Nous assistons en effet lentement mais sûrement à la montée en puissance du concept d'«alimentation-santé», élaboré dans les années 1990, et auquel les Français prêtent à juste titre de plus en plus d'attention.

ALIMENTATION ET SANTÉ

Les travaux scientifiques concernant l'impact de l'alimentation sur la santé et l'espérance de vie se sont multipliés et ont confirmé que les aliments apportés chaque jour permettent non seulement à l'organisme de fonctionner, ce que nous savions depuis longtemps, mais influencent directement l'état de santé, ce qui est une notion évidemment nouvelle et révolutionnaire. La forme, le bien-être, la vitalité, la longévité... dépendent en effet de la quantité et surtout de la qualité de notre nourriture. La prévention et le traitement de la plupart des maladies même graves justifient et tirent bénéfice d'apports variés et équilibrés en «nutriments» (sucres, graisses, protéines), et suffisamment riches en «micronutriments» (minéraux, vitamines...). Il n'existe d'ailleurs aucune situation médicale, dans laquelle une supplémentation en antioxydants, une complémentation avisée, et des recommandations alimentaires empruntées au régime crétois, ne puissent intervenir au moins partiellement, pour soutenir l'organisme, renforcer les systèmes de défense, faciliter les capacités de récupération, ou en minimiser les conséquences.

Deux événements considérables

Réalisées indépendamment l'une de l'autre aux extrémités de l'Europe à plusieurs années d'intervalle, deux études ont d'abord attiré lentement l'attention des chercheurs avant de bouleverser les idées reçues, l'attitude et les habitudes du corps médical et du public. Le premier événement a pris naissance il y a près d'un demi-siècle en Grande-Bretagne, chez les producteurs de caoutchouc qui s'intéressaient au vieillissement du pneu. Il a mis beaucoup de temps à convaincre la communauté scientifique jusqu'à ce qu'il fût admis que ce type de phénomène pouvait rendre compte et peut-être prévenir le vieillissement humain. La **«théorie radicalaire»** permet, et ceci pour la première fois, non seulement de pénétrer au cœur de la lésion initiale ou débutante à l'origine des maladies, mais propose,

grâce à la mise en évidence et à l'apport des antioxydants, le moyen de traiter à la racine du mal.
Le second événement a, lui, pris naissance en Crète, petite île de la mer Egée où les habitants vivent certes bien tranquilles, mais aussi beaucoup plus vieux qu'ailleurs, protégés par leur mode de vie... et surtout par leur alimentation. Leur régime appelé logiquement «crétois» est d'ailleurs devenu très progressivement, d'abord la référence absolue en matière de prévention cardio-vasculaire, puis de prévention-santé tout court.
Ces deux découvertes apparemment sans lien évident au départ se sont rejointes lorsqu'il fut confirmé que de bonnes quantités d'antioxydants, nos substances naturelles de défense, étaient apportées par une alimentation de type crétois. Les implications pratiques ont été immédiates pour de nombreux médecins et malades, mais aussi plus globalement pour la population des «bien portants»... qui désiraient le rester. Ce sont cette synthèse et ces recommandations essentielles que nous souhaitons vous apporter et vous faire partager.

Radicaux libres et antioxydants

La théorie dite des «radicaux libres et antioxydants» date de 1956, nous vient des Etats-Unis et est à l'origine d'un décryptage différent de la survenue des maladies et des effets toxiques des médicaments et de l'environnement. Elle s'est imposée progressivement et a révolutionné certaines de nos conceptions médicales : il est d'ailleurs actuellement impossible d'aborder les liens entre la nutrition et la santé sans évoquer ces notions qui permettent de mieux appréhender et prendre en charge les maladies graves et le vieillissement.

Comprendre un système complexe

Prenons trois exemples de la vie quotidienne pour vous simplifier la compréhension de ce phénomène complexe, le système «radicaux libres/antioxydants» :
- Le détachant que vous utilisez pour les vêtements de vos enfants est certes efficace mais il finit par dissoudre, si vous y recourez trop souvent, non seulement les taches mais également la surface du tissu : une libération ou un apport trop fréquents de radicaux libres dissolvent de la même façon la membrane graisseuse de la cellule et finissent par provoquer la lésion initiale à l'origine de la maladie.

- Il vous est probablement déjà arrivé d'oublier de fermer un pot de pâte à tartiner : vous constatez le lendemain qu'une couche dure s'est formée à la surface et qu'il vous faut l'ôter si vous souhaitez étaler un peu de pate sur la tartine de votre enfant. La surface de l'aliment tout comme notre revêtement cutané (la peau) subissent au contact de l'oxygène de l'air l'attaque des radicaux libres : cette réaction est en partie prévenue par des mesures d'évitement (fermer le pot, se protéger du soleil) ou des apports d'antioxydants.
- Vous connaissez tous la rouille qui se dépose sur vos robinets ou vos canalisations : celle-ci se forme lorsqu'un métal, par exemple le fer, est mis en contact avec l'oxygène de l'air, en présence d'eau ou simplement d'humidité. La rouille ainsi produite fragilise les tuyaux, qui risquent alors de se boucher ou de se rompre. Nous pouvons comparer la plaque d'athérome qui obstrue les vaisseaux à de la rouille qui se dépose si trop de cholestérol est apporté par l'alimentation ou fabriqué par l'organisme.

La maladie, l'association de trois types de phénomènes ?

La lésion initiale, à l'origine de la maladie, puis l'installation des symptômes dans l'organisme résultent de la combinaison ou de la succession de ces trois phénomènes : le **contact**, le **dépôt**, la **destruction**, en réponse à une agression. Le contact trop fréquent avec des agents toxiques et agressifs fragilise les tissus riches en graisses, les durcit et peut entraîner des lésions ou leur rupture. A l'intérieur des vaisseaux, le cholestérol se dépose sur les vaisseaux, leur enlève la souplesse, les vieillit prématurément, les abîme, gêne leur fonctionnement en augmentant les résistances, entrave la circulation sanguine normalement fluide et peut même finalement presque l'empêcher. La libération des radicaux libres lors de l'agression contre les graisses de la membrane cellulaire, sa modification ou sa destruction, la fabrication de «rouille», peuvent se produire à n'importe quel endroit de l'organisme, entraînant alors l'apparition des symptômes et des différentes maladies. Si l'attaque a lieu au niveau des articulations, elle est responsable des douleurs, du gonflement et parfois des déformations que toutes les rhumatisantes connaissent malheureusement fort bien.

Un moyen naturel préventif existe, constitué des antioxydants, ainsi nommés parce qu'ils préviennent ou neutralisent la réaction d'oxydation à l'origine de tout le processus. La plupart des maladies trouvent leur origine dans un mauvais équilibre entre des radicaux libres fabriqués en excès et des antioxydants produits ou apportés en quantités insuffisantes. Le système «radicaux libres/antioxydants», en devenant de moins en moins performant avec les années, est d'ailleurs responsable du vieillissement et des nombreux «désagréments» que nous avons étudiés dans le chapitre «*Diagnostiquer les troubles*». Ce sont les espoirs suscités par la possibilité de freiner ce phénomène naturel qui ont d'abord été à l'origine du succès de cette théorie, avant que ne soit reconnu son intérêt pour la prise en charge de la plupart des maladies.

Les radicaux libres

Les radicaux libres constituent un des éléments de la première ligne de défense de l'organisme dans sa lutte contre les virus ou les bactéries. Leur production est constamment régulée par leur destruction au fur et à mesure de leur fabrication et de leur utilisation. La formation des radicaux libres n'est pas un phénomène pathologique, mais elle peut le devenir si leur production est ininterrompue et trop importante, et surtout si les antioxydants chargés de les freiner ne sont pas présents en quantités et qualités suffisantes. Certains facteurs comme le tabac, l'alcool, la pollution, les rayons X, le soleil... libèrent de très nombreux radicaux libres qui s'attaquent aux membranes graisseuses, ce qui peut entraîner une réaction en chaîne très destructive, avec parfois pour conséquence la mort des cellules. Il est donc essentiel de veiller, au moyen de mesures prophylactiques, à ce que l'organisme ne les fabrique pas en trop grand nombre, tout en apportant par l'alimentation suffisamment d'antioxydants, leur antidote naturel.

Les radicaux libres émis lors des étapes de la production d'énergie sont le plus souvent des formes agressives de l'oxygène. Ils sont à la base des affections cardio-vasculaires, des maladies chroniques dites «dégénératives» (Alzheimer, Parkinson, rhumatismes déformants...), du vieillissement. Ils peuvent, s'ils ne sont pas contrôlés, endommager ou détruire de nombreuses cellules de l'organisme et en particulier s'attaquer au code génétique. De très nombreuses réactions chimiques indispensables à la vie génèrent des radicaux libres mais leurs effets sont compensés par la présence d'antioxydants. Lorsque le niveau des radicaux libres monte ou lorsque celui des antioxydants baisse, une lésion de la membrane cellulaire peut se produire avec des conséquences plus ou moins graves pour la santé.

Les antioxydants

Toutes les cellules de l'organisme sont pourvues d'un système indispensable de contrôle et de lutte contre les radicaux libres en excès. Toute substance susceptible de prévenir, réduire, ou réparer les dégâts qu'ils occasionnent répond à la définition d'un antioxydant. De nombreux piégeurs ou capteurs de radicaux libres existent, produits par l'organisme ou apportés de l'extérieur. Parmi les substances ou molécules diverses, présentes en plus ou moins grandes quantités dans toutes les cellules, chargées comme leur nom le suggère de freiner ou d'empêcher le phénomène d'oxydation à l'origine des dommages causés par les radicaux libres, nous trouvons principalement **trois vitamines** (*A, C, E*) et **deux minéraux** (*sélénium, zinc*). Mais les hormones, la D.H.E.A., la mélatonine... possèdent également une certaine activité antioxydante.

IL EST POSSIBLE DE PROTÉGER SES CELLULES :
- Contre les toxiques, grâce à la *vitamine C* et à un degré moindre au *magnésium.*
- Contre une production exagérée de radicaux libres, grâce à la *vitamine E* puis aux *vitamines C et A* (surtout lycopène).
- En augmentant les mécanismes de détoxication, grâce au *glutathion* et à la *vitamine C.*

Vous pouvez augmenter la concentration de glutathion au moyen des aliments suivants : ail ++, artichaut, asperge, avocat, betterave, brocoli, cannelle, carotte, chou(x), haricot, noisette, œuf, oignon ++, pissenlit, poire, pomme.

DES RÈGLES DE BONNE CONDUITE ALIMENTAIRE

L'alimentation-santé obéit à des règles simples, précises, mais souples qu'il est important de connaître et d'appliquer le plus tôt possible. Votre alimentation courante, même si elle est variée, peine à apporter en quantités optimales l'ensemble des micronutriments indispensables à la santé.

Il vous faut d'abord être attentive à votre alimentation de base, tout en sachant qu'elle est une condition nécessaire mais pas suffisante à la forme, au bien-être, à la santé, à la longévité. De nombreuses circonstances (activité sportive régulière, examen, problème infectieux, stress, surmenage...) interviennent pour entraîner une augmentation des besoins. La **supplémentation en antioxydants** est donc absolument **indispensable** à votre santé.

> VOTRE OBJECTIF D'ALIMENTATION-SANTÉ EN QUATRE POINTS :
> - Adopter les règles de bonne conduite alimentaire au quotidien,
> - Ne plus manger n'importe quoi, n'importe quand, n'importe comment,
> - Se tourner vers une alimentation la plus variée possible, sans jamais faire deux repas identiques successifs,
> - Supplémenter de façon préventive et systématique, en choisissant les sources naturelles d'antioxydants et de nutriments-santé.

LA BASE DE DÉPART : FUIR LES MAUVAISES HABITUDES

L'alimentation courante en France n'est pas toujours un modèle d'équilibre :

• Nous consommons **trop** de : - calories, graisses saturées : beurre, charcuteries, fromages, pâtisseries..., - graisses modifiées : fritures, margarine, mayonnaise..., - acide linoléique : huile de tournesol ou de maïs, - sucres rapides : confiture, miel, sucre..., - substances toxiques nées des modes de cuisson : température trop élevée, pendant un temps trop long, avec une huile mal choisie..., ou utilisation du barbecue horizontal, - insecticides, - nitrates, - pesticides...

• Nous n'absorbons **pas suffisamment** de : - fruits et légumes, - minéraux, - oligo-éléments, - vitamines..., - protéines végétales : légumineuses, - acide alpha-linolénique : huiles de colza, de noix, de soja mais aussi pourpier et noix, - poissons gras, - fibres.

• Nos **conseils** de départ sont simples : diminuez ou supprimez de votre alimentation les aliments néfastes du premier groupe, privilégiez les aliments du second groupe, bénéfiques pour votre santé.

Bien choisir les aliments et les sources d'antioxydants

L'alimentation-santé passe d'abord par des aliments bien choisis, puis par une supplémentation en antioxydants :

Graisses

• Vous devez **diminuer les graisses saturées** :
- évitez les charcuteries grasses : pâté, rillettes, saucisses, saucisson...,
- évitez les viandes grasses : côtes d'agneau, de mouton, de porc, l'entrecôte, la peau des volailles...,
- évitez la mayonnaise, allégez au maximum vos sauces,
- ne choisissez plus votre lait qu'écrémé,
- évitez les pâtisseries à la crème.

• Vous devez **diminuer les graisses modifiées** :
- évitez les margarines hydrogénées (celles qui sont utilisées le plus fréquemment),
- évitez au maximum les fritures et ne les faites surtout pas avec de la *Végétaline*®,
- faites attention aux repas type «fast-food», qui doivent rester exceptionnels.

• Vous **pouvez** :
- utiliser un peu de beurre,
- préparer et consommer de temps en temps une friture maison, mais en recourant à une huile d'olive vierge et sans la faire fumer.

• Vous **devez** :
- assaisonner avec les huiles d'olive ou de colza : deux cuillers à soupe par jour d'un mélange comprenant un tiers de la première et deux tiers de la seconde,
- manger des poissons gras, trois fois par semaine.

Pour les poissons gras, vous avez le choix entre : hareng, maquereau, sardine, saumon, thon...

Sucres

• Vous devez **diminuer les sucres rapides** :
- évitez trop de pain blanc,
- réduisez le sucre ajouté dans le café, la compote, les fraises, le yaourt...,
- évitez absolument les sodas et autres boissons trop sucrées,
- choisissez bien vos céréales du matin, car beaucoup sont caramélisées, chocolatées, sucrées..., ce qui enlève en partie leur intérêt nutritionnel...,
- faites attention aux crèmes glacées, préférez-leur éventuellement les sorbets,
- méfiez-vous de la confiture et du miel.

Une patiente consommait chaque matin un demi-pot de miel sur ses tartines de pain complet, ce qu'elle considérait comme «naturel», donc bon pour sa santé. Comme elle prenait également huit yaourts par jour, deux à la fin de chacun des repas, deux autres au goûter, elle imaginait s'alimenter de façon idéale. De nombreuses erreurs d'appréciation «culturelle» sont ainsi faites, et d'ailleurs difficiles à corriger !

• Vous **pouvez** :
- vous faire plaisir avec une barrette de chocolat noir (riche en principes actifs antidéprime) occasionnellement,
- prendre une part de tarte aux fruits une fois par semaine.

100 grammes de chocolat noir apportent environ 550 calories, 100 grammes de tarte aux fruits autour de 300 calories : vous pouvez par conséquent déguster deux carrés du premier ou une part de la seconde... de temps à autre !

• Vous **devez** par contre :
- préférer les sucres lents : céréales, légumineuses, pâtes, riz complet...,
- prendre un peu de pain complet au levain chaque jour,
- (ré)découvrir les vertus de la semoule.

Protéines

• Vous devez **diminuer** les protéines animales riches en graisses saturées :

- évitez les charcuteries grasses : pâté, rillettes, saucisses, saucisson....,
- évitez les viandes grasses : côtes d'agneau, de mouton, de porc, l'entrecôte, la peau des volailles.

• Vous devez **privilégier** les protéines animales pauvres en graisses saturées :
- mangez de façon presque obligatoire du poisson gras, trois fois par semaine,
- prenez régulièrement de la volaille (poulet fermier),
- l'apport de viande ne doit pas dépasser en moyenne cent vingt grammes par jour,
- choisissez des viandes maigres, (ré)découvrez en particulier le cheval,
- essayez les charcuteries préparées à partir de volaille ou de poisson,
- mangez un peu de fromage, de préférence de chèvre ou de brebis, une fois par jour,
- remplacez le lait de vache par du lait de soja enrichi en calcium,
- mangez quatre ou cinq œufs par semaine, de préférence à la coque ou au plat.

• Vous pouvez **privilégier** les protéines végétales :
- découvrez le lait ou les germes de soja,
- mangez une fois par semaine des légumineuses (fève, haricot, lentille, pois...),
- prenez des céréales (Muesli...) au petit déjeuner,
- faites appel aux oléagineux occasionnellement,
- dégustez une crêpe au sarrasin de temps à autre.

• Vous devez à tout prix **éviter** :
- les parties carbonisées de la viande ou du poisson.

Minéraux et vitamines

- Evitez les cuissons agressives des légumes, préférez le mode vapeur.
- Privilégiez les fruits et légumes frais, de préférence de saison et de région ; à défaut, n'hésitez pas à préparer des jus, des soupes, du gaspacho, des compotes peu cuites...

- Mangez impérativement chaque jour trois légumes et deux fruits différents.
- N'hésitez pas à consommer plus souvent des céréales, des légumineuses, quelques fruits secs.

Boissons
Il vous faut presque impérativement boire chaque jour : beaucoup d'eau minérale, un verre de vin, deux tasses de thé.

Fibres
Elles sont absolument indispensables :
- Evitez les farines blanches des aliments raffinés, pain, biscuits, gâteaux...,
- Privilégiez au contraire les céréales complètes, les légumineuses, les pommes, les figues, les pruneaux, la salade...
- Recourez régulièrement au pain au levain de préférence au pain au son.

> *150 g de céréales par jour ou 150 g de légumes verts cuits ou 150 g de crudités et salade verte ou 150 g de fruits ou 150 g de légumes secs ou 75 g d'oléagineux apportent la quantité optimale de fibres.*

Ferments lactiques (probiotiques)
- Veillez à un apport en levures vivantes (bifidus, lactobacillus acidophilus...) car elles participent activement à l'immunité : vous les trouvez dans le yaourt, le lait fermenté...
- Favorisez leur action par une alimentation riche en fibres.
- Faites appel à la choucroute, de temps à autre.

Sel
Il demande à être apporté à minima : ne resalez pas vos plats, surtout sans les goûter, évitez les aliments trop salés, les biscuits apéritif, les cacahuètes...

Substances toxiques
Vous devez en tenir compte **impérativement** :
- choisissez des produits de qualité, parfois du «bio»,
- faites attention aux colorants, conservateurs, et autres additifs..., mais ils sont difficiles à éviter totalement,

- ne recourez pas trop souvent aux aliments fumés (truite, saumon, bacon, jambon, poulet...) car ils apportent des radicaux libres,
- n'utilisez pas d'ustensiles de cuisine en aluminium, de la même façon, méfiez-vous du «papier alu», surtout si l'aliment que vous souhaitez protéger est acide,
- n'achetez pas non plus de boissons en canettes «d'alu», d'autant que le contenu doit le plus souvent être évité !
- préférez les cuissons les plus simples : vapeur, bain-marie, étouffée, papillotes, poché...,
- jetez les parties brûlées ou simplement roussies,
- si vous recourez fréquemment au barbecue, choisissez-le vertical pour que l'huile chauffée s'écoule et ne s'enflamme pas au contact des braises qui cuisent les aliments,
- achetez de préférence des huiles extraites par première pression à froid,
- choisissez votre huile d'olive «vierge extra», ce qui garantit sa qualité,
- vous pouvez d'ailleurs l'utiliser pour la friture, mais à condition de ne pas la faire fumer,
- ne recourez qu'exceptionnellement aux sauces «prêtes à l'emploi».

Une supplémentation en antioxydants

Trois **vitamines** (*A, C, E*) et **deux minéraux** (*sélénium, zinc*) possèdent une activité antioxydante, dont l'influence bénéfique sur la santé, la longévité, l'immunité, la vitalité, est à présent certaine. Leurs apports se font de préférence par une alimentation variée ou une supplémentation.

Sources alimentaires de la vitamine A

Elle se trouve dans les aliments d'**origine animale**, prête à être utilisée directement par l'organisme, mais également dans les **végétaux** sous forme de *bêtacarotène* (ou *provitamine A* qui, en présence de graisses, est transformée en *vitamine A*).
- La *vitamine A* est présente principalement dans les **foies animaux** (bœuf, lapin, porc, veau...), les **huiles de foies de poissons** (**flétan**, hareng, morue, requin...), les laitages (beurre, crème, lait entier, yaourt...) et fromages gras (emmenthal, gorgonzola...), le jaune d'œuf...
- Le *bêtacarotène* se trouve surtout dans les **végétaux** : **abricot**, brocoli, **carotte**, céleri, chou, courge, courgette, épinard, feuilles vertes

des salades (laitue), lentille, mangue, melon, mûre, myrtille, orange, pamplemousse rose, papaye, pastèque, patate douce, pêche jaune, persil, piment rouge, pissenlit, poivron jaune et rouge, potiron, prune, **tomate**...

- Le *lycopène,* variété de caroténoïde mais en plus puissant, est surtout apporté par la **tomate** et ses dérivés (sauces, concentrés) mais aussi par la papaye, la pastèque, le pamplemousse rose...

PRINCIPALES SOURCES DE VITAMINE A, EN U.I. ET EN E-R (EQUIVALENT-RÉTINOL) POUR 100 GRAMMES :

huile de foie de morue = 85 000 U.I. : 25 000 E-R
foie de veau (cuit) = 75 000 U.I. : 22 000 E-R
œuf frais = 1800 U.I. : 550 E-R
fromage gras = 1000 U.I. : 300 E-R
lait entier = 130 U.I. : 40 E-R

TENEUR EN BÊTACAROTÈNE DES FRUITS LES PLUS RICHES (EN MG POUR 100 GRAMMES DE FRUIT)

mangue fraîche = 2,9
melon = 2
abricot sec = 1,6
abricot frais, kaki, mangue en boîte = 1,5
pruneau = 1

TENEUR EN BÊTACAROTÈNE DES LÉGUMES LES PLUS RICHES (EN MG POUR 100 GRAMMES)

carotte crue, pissenlit = 8
carotte cuite = 7,5
épinard, persil, mâche, patate douce = 4
paprika, poivron rouge = 3,5
chou = 3

SOURCES ALIMENTAIRES DE LA VITAMINE C

Elle est très répandue dans les **agrumes** (citron, orange, pamplemousse...), les fruits (ananas, **cassis**, **églantier**, goyave, **kiwi**, mangue, papaye, poire, pomme...) et surtout les rouges (cerise, fraise, framboise, groseille, tomate...), les légumes verts (céleri, chou(x), épinard, estragon, oseille, persil, poivron...), la pomme de terre, le raifort, les salades (cresson, mâche), mais aussi dans les abats (foie, rognon)...

TENEUR EN VITAMINE C DES FRUITS LES PLUS RICHES (EN MG POUR 100 GRAMMES DE FRUIT)
cassis = 200
goyave = 180
kiwi = 80
papaye = 65
fraise, litchi, orange = 60

TENEUR EN VITAMINE C DES LÉGUMES LES PLUS RICHES (EN MG POUR 100 GRAMMES)
persil = 200
poivron rouge = 170
estragon, oseille, poivron vert, raifort = 120
chou de Bruxelles = 100
chou chinois, chou rouge, vert, fleur = 75

SOURCES ALIMENTAIRES DE LA VITAMINE E

Elle est apportée à la fois par les aliments d'origine animale et végétale. Elle est surtout présente dans le beurre et la margarine, les céréales complètes, les fromages gras et les laitages, l'huile de tournesol, mais également bien qu'en moindre concentration, dans les huiles d'olive, de maïs, de colza.... On la trouve également dans les germes de blé, les légumes (asperge, avocat, maïs, soja, tomate...) et légumes verts à feuilles (chou, persil...), les oléagineux (amande, noisette, noix, noix de coco, pistache), les poissons gras (thon à l'huile)...

TENEUR EN VITAMINE E DES ALIMENTS LES PLUS RICHES (EN MG POUR 100 GRAMMES) :
huile de germes de blé = 135
huile de tournesol = 50
amande, noisette = 25
germes de blé = 22
huile de foie de morue = 20
huile d'arachide, huile de maïs, huile de soja = 17

SOURCES ALIMENTAIRES DU SÉLÉNIUM

Il se trouve surtout dans les aliments d'**origine animale** : poissons de mer (hareng, thon...) et crustacés (huître), œuf, viande (foie, rognon). On le trouve également dans certains **végétaux**, mais sa concentration varie énormément en fonction des sols de culture : les céréales et farines complètes (orge), les germes de blé, quelques légumes (ail, asperge, brocoli, carotte, cèpe...), la levure de bière, la noix du Brésil, le vinaigre de cidre... en contiennent donc mais en quantités variables.

TENEUR MOYENNE DE QUELQUES ALIMENTS RICHES EN SÉLÉNIUM (EN MCG POUR 100 GRAMMES DE POIDS FRAIS) :
- Végétaux : champignon = 13
- Fruits : orange = 1,3, banane = 1
- Céréales : orge = 70, pain = 27
- Laitages : fromage = 9, lait écrémé = 4
- Œufs = 20
- Viandes : rognon de porc = 200, rognon d'agneau = 150
- Poissons : homard, huître = 65, crevette = 60

Attention : un mcg correspond à un millième de milligramme.

SOURCES ALIMENTAIRES DU ZINC

Répandu dans de très nombreux aliments mais surtout les **huîtres** et coquillages, le poisson. On le trouve aussi dans les céréales, le foie gras, le gingembre, le jaune d'œuf, quelques légumes (brocoli, champignon, épinard, haricot), la levure de bière, la noix, le pain complet, le pâté de foie, la viande...

LES ALIMENTS LES PLUS RICHES EN ZINC (EN MG POUR 100 GRAMMES DE PRODUIT FRAIS)

huître =16
foie de veau, foie de porc = 9
germes de blé = 7
pain complet, noix de cajou grillée = 5

(RÉ)ADOPTER LES RÈGLES DE BONNE CONDUITE ALIMENTAIRE

Elles sont simples, connues, mais pas toujours respectées.

Nécessité des trois repas

Il vous faut chaque jour trois repas **équilibrés**, c'est-à-dire comprenant chacune des trois catégories d'aliments : graisses, protéines,

sucres. Pour équilibrer votre alimentation de façon optimale, vous devez apporter :
- deux portions de **protéines** (à choisir entre œuf, poisson, viande) et de **laitages** (fromage, yaourt maigre),
- trois portions de **sucres lents** (à choisir entre céréales, féculents, légumineuses, pain),
- quatre portions de **fruits et légumes**,
- sans oublier beaucoup d'**eau** et un verre de vin.

• **Le petit déjeuner**
C'est, il faut le dire et le redire, le repas le plus **important** de la journée, d'autant que le travail matinal dans les pays occidentaux représente souvent la partie la plus active de la journée : n'hésitez pas à le choisir varié, protéiné, copieux, ne partez jamais l'estomac vide de calories : un thé ou un café ne suffisent pas.

• **Chacun des deux repas** fait appel à :
- une entrée à base de crudités, assaisonnées d'un filet d'huile d'olive,
- un plat de résistance composé de protéines (fromage, légumineuse, œuf, poisson ou viande) ou de féculents (pâtes, pommes de terre...),
- des légumes verts ou une salade,
- un morceau de pain, complet de préférence,
- un fruit,
- le tout arrosé d'un verre de vin.

Si vous souffrez de diarrhée, ne prenez pas de crudités.
Si vous souffrez de colite, préférez les légumes cuits.
Prenez vos protéines de préférence à midi car elles peuvent, si elles sont prises au dîner, perturber le sommeil.
Si vous êtes stressé, prenez des sucres lents le soir car ils favorisent l'endormissement.

Quelques précautions supplémentaires

- Ne mangez pas trop, trop gras, trop vite, dans trop de bruit, en avalant trop d'air.
- Ne mangez pas mal installée, par exemple debout à un comptoir de bistrot.
- Mastiquez bien vos aliments, avalez-les en les imprégnant suffisamment de salive, première étape essentielle de la digestion.

- Ne buvez pas trop aux repas, surtout des eaux gazeuses, car elles ont le double inconvénient de gonfler l'estomac et de diluer le suc gastrique indispensable à la digestion.
- Faites une pause après le repas pour faciliter la digestion.
- Essayez de marcher un peu pour bien digérer.

Les quantités

Une alimentation bien équilibrée doit comporter 15 % de protéines, 55 % de sucres et 30 % de graisses selon la règle dite du «421» : quatre portions de glucides, deux portions de protides, une portion de lipides. Elle varie en fonction des besoins propres, du type d'activité choisi, des conditions climatiques... Les besoins caloriques quotidiens sont en moyenne de 2000 à 2500 calories pour un adulte exerçant une activité sédentaire, l'exercice physique augmente ces chiffres dans des proportions parfois importantes.
Vous pouvez simplifier ces chiffres théoriques en optant pour 60 % de fruits et légumes, 20 % de protéines, 20 % de sucres lents.

• Un repas moyen d'environ **cinq cents grammes** doit se décomposer de la façon suivante :
- trois cents grammes de fruits et légumes crus ou cuits,
- cent grammes de protéines : fromage, œuf, poisson, viande, légumineuses (fève, haricot, lentille, pois...) ou oléagineux (amande, noisette, noix),
- cent grammes de sucres «lents» : céréales (pain, pâtes...).

Ce qui peut également se comptabiliser ainsi :
- cent grammes de crudités,
- une portion de poisson, viande ou un œuf, accompagnée de cent grammes de légumes cuits,
- cent grammes de fruits, ce qui correspond à une petite portion ou un fruit,
- cent grammes de pain.

Cesser le grignotage

Manger entre les repas perturbe la digestion en surchargeant inutilement le système digestif et en faisant sécréter le pancréas de façon intempestive.
Une collation OUI, le grignotage NON.

QUELQUES SPÉCIFICITÉS DE L'ALIMENTATION DE LA FEMME MÉNOPAUSÉE

L'alimentation intervient à toutes les étapes de la vie des femmes et tout particulièrement à l'approche ou durant la ménopause. Elle joue un rôle à la fois en quantité et en qualité : en quantité car elle peut bien entendu contribuer à la prise de poids dont vont se plaindre près de sept pour cent des femmes, en qualité car du choix des nutriments qui la composent peuvent dépendre la présence et l'importance de certains troubles plus ou moins gênants.

Des conseils contre les bouffées de chaleur

Une alimentation riche en soja, la diminution voire la suppression de l'alcool, du café, des épices, du sucre, réduisent la fréquence et l'intensité des bouffées.

La prévention primaire ou secondaire des problèmes cardio-vasculaires

Nous sommes à présent tout à fait persuadés qu'il est possible de retarder ou d'éviter la survenue des problèmes cardio-vasculaires en jouant simplement sur notre mode de vie et en particulier sur l'alimentation. Les équipes de chercheurs, les nutritionnistes du monde entier ont acquis cette certitude en étudiant l'île méditerranéenne de Crète, où il fait bon et surtout «long» vivre. L'hygiène de vie, l'alimentation de ses habitants est devenue la référence santé quasi absolue depuis que des études épidémiologiques (voir «*Lexique*») indiscutables ont montré qu'ils possédaient les mortalités cardio-vasculaires et par cancer parmi les plus basses du monde. Plusieurs autres pays du pourtour méditerranéen ont une façon de s'alimenter très voisine, si bien que les non-spécialistes parlent indifféremment de régime crétois ou de régime méditerranéen, alors que le premier est légèrement plus efficace et par conséquent encore plus recommandable : le «crétois» élimine totalement les laitages (beurre, crème, lait...) à l'exception du fromage, recourt

volontiers au pourpier, une salade peu répandue en France, consomme régulièrement des noix.
A partir du moment où il est admis que plus de la moitié des décès dans les pays occidentaux est due ou aggravée par une mauvaise hygiène alimentaire, et dès lors qu'un régime de type méditerranéen ou crétois diminue de près de soixante-dix pour cent la morbi-mortalité cardio-vasculaire et par cancer, nous avons du mal à comprendre que toutes les mesures de prophylaxie ne soient pas mises en œuvre plus largement et rapidement.

Le régime crétois

Il est bien accepté par le public car agréable, compatible avec une vie familiale et professionnelle, sans excès mais sans restrictions, et enfin peu onéreux. Il repose sur des habitudes alimentaires traditionnelles saines et équilibrées et constitue d'ailleurs plus une façon de s'alimenter et de vivre qu'un véritable régime :
- il est composé de **céréales**, de **fruits** et de **légumes**, d'**huile d'olive**, de **pâtes**. Celles-ci sont souvent le pivot central du régime, le plat principal de nombre de repas. Elles apportent des sucres lents et sont le plus souvent accompagnées d'**ail**, d'**oignons**, d'**aromates**, d'**épices** et de **tomates**, tous aliments-santé,
- les **légumes secs ou verts**, les **fruits** sont présents à chaque repas,
- quelques **noix et amandes** sont ajoutées très régulièrement,
- le pourpier est consommé très fréquemment,
- l'apport en graisses est réalisé de façon quasi exclusive grâce à l'**huile d'olive** : pas de beurre, pas de crème, pas de lait ; du **fromage** (fêta) est par contre présent de façon régulière,
- les protéines sont apportées par les **volailles**, le **poisson** ou parfois des **œufs** ; la viande rouge (bœuf, mouton, porc...) reste toutefois exceptionnelle,
- il n'y a **pas de sucreries**,
- le vin est consommé de façon régulière mais modérée.

Commentaires : le régime crétois est très pauvre en graisses saturées, les plus dangereuses. Il apporte ses sucres sous forme de fruits, contient beaucoup de vitamine A et de bêtacarotène, de vitamine C, de sélénium, de fibres... ce qui lui procure vraisemblablement une partie de son efficacité. Il contient également, par l'intermédiaire de la noix et du pourpier, beaucoup d'acide linolénique dont est à présent confirmée l'action protectrice cardio-vasculaire essentielle. Il est toutefois

pour le moment impossible de préciser l'aliment véritablement décisif : la fêta, l'huile d'olive, les fruits, les légumes, la noix, le pourpier, le vin... Une étude réalisée à Boston, publiée récemment, pencherait plutôt pour le rôle protecteur du poisson, des fruits et légumes, plutôt que celui de l'huile d'olive.
Vous pouvez l'adopter dans son ensemble ou en tout cas largement vous en inspirer car il procure une protection cardio-vasculaire indiscutable, ce que ne fait pas le traitement hormonal.

L'alimentation-santé doit être variée et s'inscrire dans une globalité. L'Italie et la Grèce, qui consomment plus de fruits et légumes que la France, ont néanmoins une mortalité cardio-vasculaire plus importante. Le «French-paradox», cette spécificité qui fait l'envie des Anglo-Saxons, pourrait s'expliquer par le vin au Nord de la Loire, par l'huile d'olive et les fruits dans le Midi.

Un aliment-santé à découvrir

• Insistons sur les **lécithines de soja**, classe de produits tout à fait prometteuse qui mériterait d'être utilisée plus fréquemment.
Ce sont des substances fabriquées par le foie pour disperser et dissoudre les graisses. Elles font partie des phospholipides, substances solubles dans l'eau et les matières grasses. Elles sont présentes et très concentrées dans les organes vitaux : cerveau, cœur, foie, reins. Elles apportent des acides gras insaturés bénéfiques aux cellules nerveuses. Par leur richesse en phosphore et en acides aminés, elles facilitent le développement du système nerveux et possèdent un rôle régulateur des nombreux troubles dont il peut être l'objet. Certains chercheurs pensent qu'il serait meilleur pour la santé cardio-vasculaire d'augmenter les apports des aliments riches en lécithine plutôt que de diminuer ou de supprimer ceux qui contiennent beaucoup de cholestérol.

Propriété principale
Elles sont efficaces pour faire baisser le cholestérol.

Autres propriétés
- Elles préviennent la fabrication des calculs biliaires,
- elles sont intéressantes dans certaines maladies graves grâce à leur richesse en acides gras essentiels,

- elles sont neurosédatives, favorisent la mémoire, aident à la concentration, facilitent le sommeil,
- elles améliorent indiscutablement les problèmes de peau,
- elles modifieraient la répartition des graisses, modèleraient les formes, mériteraient donc d'être essayées face à certaines surcharges localisées,
- elles favorisent enfin l'absorption des vitamines liposolubles (*A, E, D, K*).

MODE D'EMPLOI
- D'origine alimentaire, elles sont surtout présentes dans le jaune d'œuf coulant, la noix, le soja ou dans les huiles de tournesol, de carthame ou de lin.
- Vous les trouvez en pharmacie et dans les magasins d'aliments naturels, le plus souvent extraites du soja (voir chapitre «*Choisir les différents traitements de la ménopause*»).

LA PRÉVENTION ET LA PRISE EN CHARGE DE L'OSTÉOPOROSE

Les recommandations générales sont bien entendu valables, en veillant simplement aux apports de *calcium* et de *vitamine D*.

Le calcium, l'oligo-élément de l'os

L'essentiel est assuré par les fromages et laitages, l'eau de boisson (*Contrexéville, Hépar, Talians* ++) qui peuvent largement couvrir les besoins (autour de 800 mg pour un adulte, 1,5 gramme pour une personne âgée). Les nombreuses études réalisées auprès des plus de soixante-cinq ans indiquent des apports calciques inférieurs de plus de cinquante pour cent aux recommandations.

• Vous pouvez vous aider de *Orocal*®, dont un comprimé à sucer apporte 500 mg de calcium.
- Présentation : boîte de 60 comprimés à sucer.
- Posologie : un à deux comprimés par jour.

Les laitages
- un bol de lait apporte 370 mg de calcium, - une portion d'emmenthal ou de Gouda = 225 mg, - une portion de reblochon = 250 mg, - un pot de yaourt = 180 mg, - une portion de camembert = 100 mg, - une portion de fromage blanc = 100 mg, un pot de petits-suisses = 60 mg, - une portion de brie ou de chèvre = 40 mg...

Les eaux minérales plates
- un litre de Talians = 596 mg de calcium, un litre d'Hépar apporte 555 mg de calcium, - un litre de Contrexéville = 486 mg, - un litre de Vittel = 202 mg, - un litre d'Evian = 78 mg, - un litre de Volvic = 10 mg...

Les eaux minérales gazeuses
- un litre de Salvétat apporte 253 mg de calcium, - un litre de Quézac = 241 mg, - un litre de Badoit = 190 mg, - un litre de Perrier = 147 mg, - un litre de Vichy Saint-Yorre = 90 mg.

La vitamine D, la vitamine de l'os

Elle favorise le transport du calcium et stimule les constructeurs de l'os (ostéoblastes). Vous la trouvez principalement dans le foie des poissons gras (flétan, morue...), les œufs, le fromage (brie, emmenthal...), les viandes.

• Votre médecin peut vous la prescrire sous forme de *Dédrogyl®*, dont chaque goutte apporte 200 unités.
- Présentation : flacon de 10 ml de gouttes buvables.
- Posologie : deux à cinq gouttes par jour.

• Vous pouvez également vous aider de *Cacit®-vitamine D3*, dont un sachet par jour apporte un gramme de *calcium* et 880 unités de *vitamine D3*.

Sous nos climats
- L'alimentation apporte 800 mg de *calcium* par jour, ce qui devient insuffisant lorsque les besoins augmentent avec l'âge.
- Soleil et alimentation apportent 5 mcg de *vitamine D*, l'alimentation uniquement seulement 2,5 mcg, ce qui est insuffisant.
La double carence en *calcium* et *vitamine D* est par conséquent fréquente et fragilise l'os.

Le magnésium, un cofacteur indispensable

Il intervient de façon essentielle contre l'ostéoporose car il interfère dans le métabolisme du *calcium* et la synthèse de *vitamine D*, et augmente l'activité des constructeurs de l'os (ostéoblastes). L'organisme est malheureusement très souvent carencé, pour deux raisons principalement :

- les engrais chimiques, largement utilisés par l'industrie agro-alimentaire, contiennent de grandes quantités de potassium, un de ses antagonistes,
- la consommation importante de sucre et d'alcool augmente son élimination urinaire.

Il vous faut donc veiller attentivement à ses apports alimentaires, même si cette mesure s'avère le plus souvent insuffisante.

SOURCES ALIMENTAIRES DU MAGNÉSIUM

Présent dans presque TOUS LES ALIMENTS, mais malheureusement surtout dans ceux qui sont caloriques... : il se trouve ainsi dans les agrumes, la banane, les céréales complètes (flocons d'avoine, son...), le cacao et le **chocolat** (290 mg pour 100 grammes), les crustacés (bigorneau, crevette, huître, palourde...) et poissons gras, les escargots, la figue, les fromages durs, les **fruits secs** (amande, cacahuète, noisette, noix...), les légumes (épinard, haricot sec et vert, maïs, pois cassé, soja...), le pain complet (90 mg pour 100 grammes contre 30 mg pour le pain blanc)...

EN PHARMACIE

Il existe sous de nombreuses formes et présentations : *Granions*® (ampoules buvables), *Oligo-essentiels*® (gouttes buvables), *Oligogranul*® (granules à sucer), *Oligosol*® (ampoules perlinguales), *Oligostim*® (comprimés à sucer)...

- Posologie : une dose de l'un de ces produits, une à deux fois par jour.

Ne pas oublier les vitamines A et C, et le zinc

Les vitamines sont importantes pour la synthèse des tissus conjonctifs et la réparation de la matrice du collagène, des cartilages et des os. Il est également essentiel de veiller à un apport suffisant en zinc, élément nécessaire à la conversion du bêtacarotène en vitamine A.

Rôle des protéines dans l'ostéoporose

Il est important de respecter un équilibre entre la consommation de produits carnés et laitiers. Les protéines apportées en excès ou à l'inverse en quantités trop faibles interfèrent négativement sur le métabolisme osseux.

LA PRÉVENTION ET LA PRISE EN CHARGE DU VIEILLISSEMENT

Elle a toujours fait beaucoup parler, philosopher, écrire et proposer des solutions toutes plus miraculeuses ou fantaisistes les unes que les autres. Le système «radicaux libres/antioxydants» permet de mieux comprendre le phénomène du vieillissement, et peut-être d'en éviter ou d'en retarder certains des symptômes ou effets.

Causes du vieillissement

Il résulte principalement de deux phénomènes intriqués :
- une incapacité très progressive des cellules à continuer à se multiplier correctement : ces opérations, qui jusque-là se déroulaient normalement, laissent «passer» et se développer quelques cellules qui n'ont plus un patrimoine génétique strictement identique,
- certaines fonctions se mettent ainsi à subir quelques ratés ou un ralentissement.

Avec l'âge, l'organisme a également tendance à fabriquer en moindre quantité les antioxydants qui protègent pourtant toutes ses cellules : une alimentation bien choisie peut en partie pallier cette défaillance.

> *L'espérance de vie augmente d'un trimestre par an. Les plus de 60 ans sont actuellement environ 17 millions, les nonagénaires autour de 500 000, les centenaires près de 10 000. D'après les calculs des statisticiens, les plus de 60 ans seront plus nombreux que les moins de 20 ans d'ici 2020.*

Quelques symptômes des personnes âgées

Le durcissement des vaisseaux par artériosclérose, la fonte musculaire, la baisse de la vision ou de l'audition, l'ostéoporose, le déclin physique et intellectuel... font partie de ce que vous pouvez malheureusement observer ou subir avec l'âge.

Radicaux libres, antioxydants et vieillissement

Vous pouvez, dans certaines limites, moduler le vieillissement pour le moment inéluctable, en évitant au maximum les situations génératrices de radicaux libres et en choisissant une alimentation riche en antioxydants. Cela permet à la fois de favoriser plus longtemps l'apparence physique, l'autonomie, les facultés intellectuelles... qui sont souvent regroupées sous l'appellation familière de «bonne mine et bonne santé», tout en évitant ou en retardant certaines maladies qui vont presque inéluctablement apparaître.

- Les études réalisées récemment sur le statut nutritionnel des Français montrent que la totalité des personnes âgées est carencée en *vitamine E*, qui est pourtant notre meilleur protecteur contre les radicaux libres,
- la baisse de tonus justifie la prescription de *vitamine C*, des *vitamines du groupe B*, de *magnésium,*
- les troubles de la mémoire appellent d'abord les *vitamines du groupe B*,
- la déprime impose d'emblée les *vitamines B9* et *B12,*
- la fonte musculaire justifie bien entendu l'apport de *protéines,*
- la diminution des réactions de défense impose la *vitamine C*, le *magnésium,* le *zinc,*
- la peau sèche doit privilégier des *acides gras essentiels* et du *zinc,*
- la chute des cheveux, les ongles cassants doivent inciter à la prescription d'*acides aminés soufrés*, de *vitamine B6* et de *zinc.*

Alimentation recommandée

Une nourriture variée et équilibrée, associée à une activité physique et intellectuelle, contribuent tout particulièrement à la santé, mais la qualité de l'alimentation, alors qu'elle est essentielle, est parfois difficile à mettre en œuvre chez les personnes âgées. Leurs besoins nutritionnels sont augmentés alors que leurs apports en calories, nutriments, vitamines et minéraux diminuent régulièrement :

- les personnes âgées ont souvent peu d'appétit, ce qui réduit la quantité globale des calories et des nutriments apportés,
- elles éprouvent pour des raisons diverses des difficultés ou un manque d'envie pour faire les courses et la cuisine : parce qu'elles sont seules, qu'elles ont perdu une partie de leur autonomie, que leur dentition est défectueuse...,
- elles absorbent en outre fréquemment de nombreux médicaments qui génèrent des radicaux libres,

- les risques réels d'ostéoporose et d'atrophie musculaire exigeraient pourtant un apport accru de calcium et de protéines : céréales, laitages, légumes secs, œufs, poisson, viande..., auxquels il faut tout particulièrement veiller, d'autant que toutes les études concluent à des carences généralisées.

L'ALIMENTATION DES PERSONNES ÂGÉES DEMANDE À ÊTRE VARIÉE ET ÉQUILIBRÉE ET DOIT APPORTER :
- Des **graisses poly-insaturées** (huile de colza, de tournesol...), des **acides gras de type oméga-3** (huiles de poissons...) et des **graisses mono-insaturées** (huile d'olive...) préférables aux graisses saturées (huile d'arachide, viandes grasses...). Un peu de beurre est probablement utile.
- Des **sucres lents** (pain, pâtes, pommes de terre, riz...), préférables aux sucres rapides (en morceaux, confiture, miel...) pourtant volontiers consommés.
- Certains **acides aminés** riches en *soufre* (cystéine, méthionine), utiles pour renforcer les taux de glutathion.
- Des **protéines** indispensables pour combattre la fonte musculaire.
- Certains **oligo-éléments** plus intéressants que d'autres : le *magnésium,* nécessaire voire indispensable à de nombreuses réactions chimiques de l'organisme, le *calcium* pour fabriquer ou ne pas perdre trop d'os, et bien sûr le **sélénium** et le **zinc** pour leur activité anti-oxydante.
- Les **vitamines A, B, C, E**... mais aussi la **vitamine D** qui aide à fixer le *calcium.*
- Des **fibres**, indispensables à la bonne santé de l'intestin, qui se trouvent dans de nombreux fruits et légumes.

De façon pratique

• Chaque repas doit apporter une des trois **graisses** bénéfiques :
- une noisette de beurre au petit déjeuner,
- de l'huile d'olive avec les légumes à midi,
- un poisson «gras» (anchois, hareng, maquereau, sardine, saumon, thon...) trois soirs de la semaine, une salade assaisonnée avec de l'huile de colza et un filet de citron les trois autres soirs.

• Les acides aminés **soufrés** sont apportés par de nombreux aliments : ail, asperge, chou, fruits de mer, haricot, lait et laitages, œuf, oignon, poireau, poisson, viande (canard)...

• La **«surprotéination»** peut être réalisée au petit déjeuner en incorporant un œuf trois fois par semaine, une viande froide ou du jambon maigre les trois autres jours, et en recourant plus largement aux céréales, il en existe à présent pour tous les goûts.

En conclusion

L'alimentation-santé de la femme ménopausée doit :

- répondre d'abord aux critères d'une alimentation saine, variée, équilibrée,
- veiller ensuite à fournir : des fruits et légumes frais, une bonne répartition d'huiles mono-insaturées (olive) et poly-insaturées (colza, poisson, soja, tournesol...), des aliments riches en **vitamines** (*A, C, E*) et en **minéraux antioxydants** (*sélénium, zinc*),
- apporter enfin des **compléments-santé** et des **suppléments en minéraux et vitamines**.

L'ACTIVITÉ PHYSIQUE

Un élément indispensable à l'équilibre général

L'activité physique fait partie des mesures d'hygiène de vie indispensables et bénéfiques à l'équilibre général, au même titre que l'alimentation ou le sommeil. Elle permet non seulement de rester en forme mais constitue un incomparable baromètre de celle-ci. Elle prévient, atténue voire traite certains des symptômes de la ménopause en harmonisant le fonctionnement des sécrétions endocriniennes, principalement des ovaires et des surrénales, tout en diminuant les tensions nerveuses ou physiques souvent présentes à ce moment-là. L'hyperoxygénation qu'elle entraîne augmente l'élimination des acides en excès, ce qui évite ou soulage nombre de douleurs (arthrite, tendinite...).
L'activité physique mérite donc grandement d'être encouragée voire conseillée à toutes les femmes : celles qui ont derrière elles un passé et une longue culture sportive, celles qui ont arrêté un certain temps et souhaitent reprendre, celles qui n'en ont jamais (beaucoup) fait et vont tirer avantage à s'y mettre, même sur le tard. L'activité sportive, à condition de ne pas être trop intensive, est en effet à tout âge associée à un bénéfice-santé indiscutable, tout particulièrement cardio-vasculaire et osseux.

Activité physique et grandes complications de la ménopause

Toutes les études confirment qu'une activité physique régulière est bonne pour le système cardio-vasculaire, ce que nous pouvions pressentir, mais qu'elle est aussi un des grands moyens de prévention de l'ostéoporose, ce qui était a priori moins évident. Vous perdez physiologiquement environ deux pour cent par an de capital osseux pendant la ménopause, ce que vous pouvez largement compenser par une activité physique régulière et non intensive qui stimule en effet la construction osseuse et empêche sa déperdition. Le repos forcé (maladie, immobilisation plâtrée...) à l'inverse entraînent une déminéralisation rapide de l'ordre de trente à cinquante pour cent... même chez un adulte en bonne santé. Vous avez probablement toutes en tête l'image des astronautes atterrissant à Cap Kennedy, incapables d'effectuer quelques pas sans le soutien des

collègues ou des techniciens de la NASA, car leurs os (fémur, tibia...), totalement déminéralisés par le séjour en apesanteur, ne peuvent provisoirement plus les porter. Leur rééducation consiste d'ailleurs en une reprise progressive de la marche et de l'exercice physique pour fixer rapidement du calcium.
L'intérêt de l'activité sportive ne ferait déjà l'objet d'aucune réserve si elle se limitait à la seule prise en charge des deux grandes complications de la ménopause. Comme elle possède en outre une action nerveuse et relaxante musculaire, nous ne pouvons que vous encourager à vous y mettre le plus régulièrement possible.

Quelle activité physique ?

Alors qu'elle constitue un des éléments essentiels de la bonne santé, l'activité physique s'est réduite en moyenne d'environ trente pour cent avec la mécanisation et la sédentarisation de nombreuses professions, la généralisation des transports, les ascenseurs... Il nous paraît donc très important de vous inciter à pratiquer un sport ou d'intégrer les activités physiques dans votre quotidien :

Le choix du sport

- La **gymnastique** est la base de toutes les activités physiques : pratiquée raisonnablement et régulièrement, elle est toujours bénéfique pour la santé, (re)donne du tonus, retarde le processus du vieillissement. Essayez d'associer des mouvements de stretching qui améliorent la souplesse du corps et des articulations, méfiez-vous par contre des activités à la mode (Aérobic, Pump, Stair-master, Step...), trop violentes et traumatisantes pour les muscles, les articulations... et le cœur.
- La **marche** est toujours bénéfique : attention d'être bien équipée, en particulier avec des chaussures de marche de qualité.
- Le **vélo** est une parfaite activité de cardio-training : il améliore la souplesse et renforce la musculature.
- Le **jogging** est bien entendu bénéfique : il est seulement déconseillé en cas d'arthrose de la hanche ou du genou.
- Le **tennis** est intéressant mais très sollicitant pour le cœur : nous vous encourageons à jouer surtout en double, de préférence avec des partenaires de votre âge.
- Le **golf** qui associe de la marche et des mouvements du haut du corps est intéressant mais fait parfois mal au dos et aux articulations.

- La **natation** est un sport complet puisqu'elle fait travailler harmonieusement le corps et les articulations, en leur évitant l'action traumatisante de la pesanteur.
- **«L'aquagym»** ou gymnastique dans l'eau est idéale : elle renforce la musculature sans user les articulations portantes.

Les sports d'endurance sont dans l'ensemble préférables, mais aucune activité, si elle est pratiquée de façon raisonnable, n'est véritablement déconseillée.

INTÉGRER L'ACTIVITÉ PHYSIQUE DANS LE QUOTIDIEN

Vous pouvez en tirer de gros bénéfices, surtout si votre emploi du temps vous empêche de vous rendre dans une salle de sport :
- Evitez les ascenseurs, prenez les escaliers.
- Garez-vous à distance ou descendez à une station de métro de votre lieu de travail pour pouvoir marcher quelques minutes, allez faire vos courses à pied.
- Ne prenez pas votre voiture systématiquement, surtout pour de petits trajets.
- Considérez le rangement d'un autre œil... comme si vous pratiquiez une activité sportive : c'est d'ailleurs parfois au moins l'équivalent en termes de dépenses physiques.

A quel rythme ?

Une activité physique quotidienne régulière et d'intensité modérée, d'une trentaine de minutes environ, semble optimale d'après tous les spécialistes, même si elle est fractionnée en trois fois. Il ne vous faut surtout pas concentrer vos activités sur la fin de semaine comme nous le voyons régulièrement : quinze kilomètres de footing le samedi et le dimanche, puis plus rien les cinq autres jours, ne sont bons ni pour le cœur ni pour la santé. Votre système cardio-vasculaire, comme le système digestif du nourrisson, a besoin de petites quantités, absorbées souvent.

Avec quelle surveillance ?

Nous conseillons à l'ensemble des femmes, mais tout particulièrement aux anciennes sportives qui ont arrêté un temps, de toujours pratiquer ou d'effectuer la reprise d'activité sportive sous contrôle médical.

ARRÊTER LE TABAC
Un bénéfice immédiat

En 1561, Nicot introduit en Europe une herbe vite à la mode dans les milieux aristocratiques qui se mettent à priser, à fumer la pipe. Ceci demeure un privilège marginal jusqu'au siècle dernier où apparaissent les cigares et cigarettes : le «fléau» se répand, plus rien ne vient entraver sa marche irrésistible puisque la consommation française a encore doublé depuis 1950, qu'elle dépasse actuellement les six cigarettes par jour et par adulte. Le tabac, nous le savons maintenant de façon certaine, présente des risques considérables pour la santé puisque deux tiers des décès observés à l'âge moyen de la vie peuvent lui être imputés, que vingt cigarettes par jour diminuent l'espérance de vie de sept ans par un risque accru de maladies cardio-vasculaires et de cancers. A tout âge, même avancé, il y a toujours un bénéfice à arrêter mais la dépendance est telle que les difficultés du sevrage sont souvent importantes, marquées par des symptômes divers et variés tels des troubles de l'humeur et du comportement, une boule à la gorge, des spasmes, crampes, fringales et une prise de poids fréquente dont l'importance n'est d'ailleurs pas proportionnelle à la consommation.
Le rôle du tabac est complexe : on fume pour s'affirmer, se rebeller, imiter les copains, se faire plaisir, augmenter sa vigilance, calmer son anxiété... Il n'y a donc pas uniquement une raison purement pharmacologique (composition de la fumée, quantité de nicotine contenue dans la cigarette) aux difficultés du sevrage : des composantes comportementales et psychologiques dont il faut absolument tenir compte interviennent également pour compliquer l'arrêt.
La méthode la plus efficace pour stopper est la **volonté** ; le facteur essentiel de réussite du sevrage est toutefois la **motivation** : rencontre de quelqu'un qui ne fume pas, envie de se remettre au sport, présence d'une petite toux chronique matinale, proche touché par une maladie grave liée au tabac, désir de faire des économies...

Conseils généraux indispensables pour réussir le sevrage

Ils sont nombreux mais doivent impérativement être respectés pour mettre le maximum de chances de votre côté.
Dès que votre décision de cesser de fumer est prise, vous devez :
- choisir une période propice au sevrage,
- arrêter de préférence brutalement,
- ne plus allumer une cigarette,
- éviter surtout le recours transitoire à des cigarettes légères ou ultra-légères, qui ne tiennent pas suffisamment compte de la dépendance et de la gestuelle, facteurs importants de rechute,
- éviter toutes les circonstances où vous fumez habituellement beaucoup plus : longs repas, banquets, dîners entre amis, parties de cartes, boîtes de nuit...,
- faire attention au grignotage qui a tendance à substituer vingt bonbons à vingt cigarettes,
- freiner la prise d'excitants tels alcool, café, thé qui accroissent l'envie de la cigarette,
- quitter la table avant le café car son odeur entraîne souvent chez le fumeur une irrésistible envie,
- boire abondamment et régulièrement de l'eau pour remplir l'estomac et couper ainsi la sensation de faim,
- recourir rapidement à des activités physiques qui permettent à la fois d'éviter ou de limiter la prise de poids mais surtout de constater les bienfaits objectifs du sevrage sur le souffle et la forme.

Quelques traitements classiques du sevrage

• La **nicotine** de la cigarette est apportée sous forme de chewing-gum ou d'un patch collé sur la peau, ce qui permet une délivrance régulière. L'inconvénient principal est la tolérance moyenne de cette méthode : hoquet, nausées, troubles digestifs, risques de complications cardio-vasculaires avec augmentation de la fréquence cardiaque ou de la tension artérielle fréquents. Si la nicotine est un des facteurs de dépendance, elle est loin d'être le seul... Ce traitement s'échelonne sur deux ou trois mois avec une diminution progressive des doses de nicotine.

• La **méthode Venturi** opère une désaccoutumance progressive de la nicotine au moyen de filtres changés toutes les semaines pendant un à deux mois, qui retiennent une quantité de plus en plus grande de goudrons et nicotine. Au-delà de quatre semaines, le sevrage serait facilité.

• Le **plan de 5 jours**, pratiqué depuis trente ans, est un «classique» de la lutte antitabac. Il réunit les candidats par groupes, les sensibilise aux méfaits du tabac par des exposés et des films. Il les prend en charge psychologiquement, leur apprend à lutter contre les situations pièges, leur prodigue des conseils d'hygiène ou alimentaires (supplémentation en minéraux et vitamines...), des soins de relaxation, tente de faire disparaître la dépendance pour éviter les rechutes. Il est considéré par les utilisateurs comme un traitement éprouvant mais efficace.

• Les **techniques mentales** (hypnose, relaxation, sophrologie, programmation neurolinguistique...) permettent aussi bien de diminuer, supprimer, canaliser les conséquences du stress occasionné par le sevrage, que de renforcer la motivation. Elles permettent de ne pas tomber dans un comportement de compensation, la boulimie.

Les solutions douces du sevrage

De très nombreuses méthodes peuvent être proposées, ce qui est fort bien... mais ceci prouve également qu'aucune ne se détache de façon véritablement miraculeuse.

Acupuncture

C'est la méthode la plus utilisée : son action sédative et rééquilibrante neurovégétative soutient le «candidat stoppeur», agit sur l'envie de fumer en entraînant un dégoût du tabac, produit une sensation de satiété bienvenue les premiers jours où peut apparaître une compensation orale, réduit enfin la sensation de manque rendant cette phase, difficile en règle générale, plus aisée.

- Protocole : des séances bihebdomadaires d'attaque les trois premières semaines du sevrage, puis un traitement d'entretien à moduler en fonction des difficultés éventuelles.

Auriculothérapie

Petite sœur de la méthode précédente, elle est également très régulièrement utilisée.

- Technique : elle consiste à piquer le pavillon de l'oreille à l'aide de

minuscules aiguilles de la taille d'une tête d'épingle, qui, laissées en place à l'issue de la séance, tombent toutes seules dans un délai de deux à quinze jours.
- Remarques : ces «aiguilles semi-permanentes» provoquent un rééquilibre plus durable, ce qui semble ici un avantage par rapport à une simple séance d'acupuncture.

Mésothérapie

Elle est rééquilibrante voire sédative et entraîne fort utilement un dégoût du tabac.
- Technique : elle consiste en mini-injections intradermiques ou sous-cutanées au niveau du visage ou du corps, de médicaments classiques dilués. Le traitement dit «de Versailles» fait, lui, appel à l'injection d'oligo-éléments et de vitamines.

Homéopathie

Elle fait appel à un médicament spécifique et trois médicaments nerveux :

Tabacum
- Origine végétale : les feuilles de tabac.
- Posologie : quatre granules en 5 CH, à sucer comme des bonbons, trois ou quatre fois par jour pendant les quinze premiers jours, puis à la demande.

Ignatia : le sevrage, même s'il est volontaire, est vécu comme une énorme contrariété...

Nux vomica : le grand fumeur qui arrête brutalement, et craint l'apparition de troubles du caractère...

Staphysagria : le sevrage est vécu comme une très grande frustration...
- Posologie : quatre granules de l'un, deux ou ces trois médicaments en 7 CH, à sucer comme des bonbons en dehors des repas, deux fois par jour pendant une quinzaine de jours.

• Vous pouvez vous aider de *Tabacum composé* qui contient entre autres *Tabacum, Ignatia*... 3 CH.
- Présentation : tube de 80 granules.
- Posologie : quatre granules à sucer trois ou quatre fois par jour.

Phytothérapie

• *Aubépine, passiflore*... pour leur action sédative.
• *Fucus, orthosiphon* peuvent aider à lutter contre la prise de poids.

Ces plantes peuvent être préparées seules ou en association sous forme par exemple d'extraits fluides, teintures-mères, gélules de poudre, extraits secs... conditionnées par votre pharmacien.

EXEMPLE DE PRESCRIPTION

Vous pouvez faire préparer par votre pharmacien un flacon de 60 ml d'une S.I.P.F. d'*aubépine* ; vous prenez une cuiller à café dans un peu d'eau, deux fois par jour, pendant les premiers jours du sevrage.

PARTICULARITÉ

La forme S.I.P.F. (suspension intégrale de plante fraîche) restitue, grâce à une stabilisation par le froid, l'intégralité de l'action thérapeutique naturellement présente dans la plante.

*L'**aubépine**, plante délicate et belle avec ses fleurs blanches ou rosées en boutons, réduit la nervosité, soigne les troubles du sommeil, diminue les palpitations. La **passiflore**, liane originaire du Mexique, était déjà utilisée par les Aztèques pour ses propriétés sédatives.*

• Vous pouvez recourir à un médicament «tranquillisant doux» comme E*uphytose*® qui contient entre autres *aubépine* et *passiflore*...
- Présentation : tube de 40 ou 120 comprimés.
- Posologie : deux comprimés deux ou trois fois par jour.

Nous ne pouvons que vous encourager à arrêter le tabac dès que votre consommation est supérieure à six cigarettes par jour, le jeu en vaut toujours la chandelle.

Au total : ces trois types de mesures nous semblent bien plus importants en matière de santé que certains médicaments régulièrement prescrits, nous les considérons d'ailleurs comme essentiels.

Conclusions

La ménopause est un phénomène complexe qui nécessite de la part des médecins concernés une grande souplesse d'esprit, une adaptabilité de tous les instants et de toutes les consultations, une démarche plurielle au sens large du terme, afin de proposer à la femme ménopausée le traitement personnalisé et efficace qui corresponde le mieux à ses attentes, ses besoins, ses aspirations, ses exigences. Nous y avons veillé, vous avez par conséquent à présent tous les éléments de réponse qui découlent de vos trois grandes interrogations :

Doit-on traiter sa ménopause ou non ?
Si vous ne souffrez d'aucune gêne fonctionnelle, si vous considérez la ménopause comme un phénomène naturel, si vous ne voyez pas l'intérêt du traitement ou si vous ne retenez que ses inconvénients ou ses aspects négatifs, si vous n'avez pas de facteurs de risques particuliers, si vous menez une vie saine (alimentation, activité physique régulière...)...
Vous avez le droit de ne pas vous traiter ; cette décision vous revient, à condition d'avoir été informée objectivement, ce que nous pensons avoir fait. Vous devez toutefois comme toute femme continuer à être suivie très régulièrement, même si vous allez bien, et mettre en place les indispensables mesures d'hygiène de vie (voir chapitre correspondant).

Doit-on nécessairement recourir au traitement hormonal substitutif ?
Si vous n'avez pas d'états d'âme par rapport à la prise d'hormones, si vous avez des bouffées de chaleur qu'aucune méthode n'arrive à

contrôler, si vous avez des saignements capricieux difficiles à régulariser, si vous souhaitez continuer à avoir des règles, si vous pensez ainsi protéger votre peau, si vous avez des facteurs de risques d'ostéoporose (ménopause précoce, antécédents familiaux...), si n'avez pas de contre-indication à ce type de traitement...
Vous pouvez parfaitement recourir au traitement hormonal, pour une période qui reste à déterminer par les scientifiques. Vous devez bien entendu être suivie très régulièrement et vous ferez le point avec votre médecin sur la nécessité de poursuivre ce traitement au-delà de dix ans. Vous avez également tout intérêt à adopter les mesures d'hygiène tout à fait indispensables à la protection osseuse et surtout cardio-vasculaire.

Existe-t-il d'autres solutions qui offrent actuellement les avantages du traitement hormonal sans ses inconvénients ?
Si votre ménopause ne vous pose aucun problème, si vous souhaitez une solution naturelle, si vous avez peur des hormones, si vous êtes déjà très attentive à votre hygiène de vie, si vous ne faites pas partie des populations à risques...
Vous pouvez faire confiance aux solutions naturelles qui ne sont pas, nous espérons vous l'avoir montré, un «retour vers le passé», mais des techniques très ancrées dans le présent et probablement l'avenir. Elles constituent le chapitre le plus fourni du livre, ce qui ne fait que traduire la réalité des faits : le traitement hormonal donne l'impression qu'il est le traitement de la ménopause, alors que ce sont pourtant les médecines douces qui représentent actuellement en France la façon la plus utilisée par le plus grand nombre pour vivre cette période *naturellement* et *sereinement*.

Annexes

LEXIQUE

Alcalin :
Etat chimique opposé à l'acide : le bicarbonate est alcalin, le vinaigre est acide.

Alopécie :
Chute des cheveux ou des poils, partielle ou totale, souvent rapportée à un choc affectif.

Aménorrhée :
Absence de règles en dehors de la grossesse.

Androgénique :
Qui a trait à l'activité des hormones mâles : une alopécie androgénique dégarnit les cheveux sur le haut du front et les tempes.

Anovulatoire :
Sans ovulation. Les cycles anovulatoires de la périménopause sont responsables de la chute de la progestérone, ce qui entraîne une hyper-œstrogénie relative (dominance).

Antioxydants :
Terme apparu depuis quelques années pour désigner des substances capables de protéger les cellules d'une libération excessive de radicaux libres : elles sont d'origine interne, faisant partie des mécanismes de défense, ou d'origine externe, apportées par l'alimentation (fruits, légumes...).

Antiseptique :
Substance capable de stopper la multiplication des germes.

Apports quotidiens recommandés (A.Q.R.) :
L'alimentation apporte des vitamines, des minéraux, des acides aminés, des acides gras... à doses variables. Chaque pays a fixé les quantités nécessaires ou A.Q.R. (Apports Quotidiens Recommandés), censés couvrir les

besoins de la plus grande partie de la population (des enfants... aux personnes âgées). Les études scientifiques confirment des apports très inférieurs en France à des A.Q.R. pourtant fixés très bas.

Astringente :
Se dit d'une plante (par exemple le cassis) qui resserre les tissus et diminue ainsi les sécrétions.

Climatère :
Ce terme vient du grec «klimakter» = échelon, pour désigner la période de transition avant l'arrêt définitif des règles.

Cocarcinogène :
Facteur susceptible d'influencer l'apparition d'un cancer.

Cystite :
Inflammation de la vessie, le plus souvent d'origine infectieuse.

Densitométrie (ou ostéodensitométrie) :
Examen mesurant la masse osseuse, très utile en début de ménopause car il fournit des données essentielles sur la minéralisation de l'os et par conséquent les risques éventuels de décalcification.

Dépurative :
Se dit d'une plante qui élimine les toxines.

Double-aveugle :
Méthode scientifique ou ni le médecin prescripteur, ni le(a) patient(e) ne savent si les substances testées sont actives puisque les résultats sont analysés par un tiers : seul ce type d'étude permet de rendre compte de l'efficacité réelle d'un médicament.

Dysménorrhée :
Règles difficiles et douloureuses.

Emménagogue :
Qui provoque ou favorise les règles.

Endomètre :
Muqueuse qui tapisse l'intérieur de l'utérus, examinable par hystérographie ou -scopie.

Epidémiologie :
Science complexe qui tente de faire le lien entre les maladies, les traitements, l'alimentation, l'environnement... : ce type d'études a permis l'émergence du régime crétois et du soja.

Follicule :
Ce mot vient du latin «folliculus», qui signifie petit sac : le follicule se compose en effet de l'ovule et de la couche unique de cellules folliculeuses qui l'entourent. La plupart des milliers de follicules dont dispose la femme ne dépasseront jamais ce stade : seuls quatre cents d'entre eux atteindront la maturité complète pendant les trente années de la vie avec cycles menstruels.

Gonadostimulines :
Elles sont constituées par la F.S.H. et la L.H., les deux hormones sécrétées par l'hypophyse pour stimuler les fonctions ovariennes.

Hirsutisme :
Développement excessif du système pileux.

Hormone :
Ce mot vient du grec «ormao» = mettre en mouvement. L'hormone est une substance chimique spécifique élaborée par un tissu ou un organe pour permettre à un autre tissu ou organe d'effectuer une action spécifique.

Hyperplasie :
Epaississement ou modification de la muqueuse qui demandent à être surveillés.

Hypophyse :
Glande située à la base du cerveau, petite par la taille mais importante par son rôle puisqu'elle contrôle le fonctionnement du système endocrinien : ovaires, surrénales, testicules, thyroïde...

Hypothalamus :
Structure du cerveau située sous le thalamus et au-dessus de l'hypophyse, qui contrôle de nombreuses activités telles le sommeil, la production hormonale, l'équilibre hydrique...

Hystérectomie :
Ablation chirurgicale de l'utérus qui peut se faire avec ou sans conservation des ovaires.

Mcg :
Un millième de mg, lui-même un millième de gramme.

Métrorragie :
Ecoulement sanguin survenant en dehors des règles.

Muqueuse :
Membrane enveloppant les organes creux, lubrifiée par des sécrétions liquides (mucus), qui se raccorde avec la peau au niveau des orifices naturels.

Œstrogènes :
Hormones sécrétées par l'ovaire tout au long du cycle menstruel.

Œstrogène-like :
Terme de «franglais» pour désigner une substance qui possède une action de type œstrogènes.

Œstrus :
Terme qui désigne l'ovulation.

Organisme génétiquement modifié (O.G.M.) :
Organisme dont le patrimoine génétique a été modifié ou transformé : toutes ses cellules possèdent ce nouveau caractère et vont le transmettre de façon irréversible.

Ostéoporose :
Décalcification osseuse aboutissant à une fragilisation excessive du tissu osseux, responsable de fractures.

Ostéoblaste :
Cellule qui permet le renouvellement de l'os.

Ostéoclaste :
Cellule qui permet la résorption du tissu osseux ancien.

Périnée :
Partie inférieure du petit bassin, qui s'étend de l'anus jusqu'aux parties génitales.

pH :
L'unité chimique de mesure du degré d'acidité et d'alcalinité des liquides.

Progestérone-like :
Terme de «franglais» pour désigner une substance qui possède une action voisine de la progestérone.

Prurit :
Démangeaison vive.

Sphincter :
Muscle annulaire disposé autour d'un orifice naturel (anus, urètre) qu'il resserre et ferme en se contractant.

Terrain :
La prédisposition de chacun de nous à développer un certain nombre d'affections : l'homéopathie traite un symptôme ou une maladie, mais cherche également à renforcer le terrain.

T.H.S. :
Abréviation de traitement hormonal substitutif.

Urètre :
Canal excréteur de l'urine qui part de la vessie et se termine à l'extrémité de l'appareil urinaire.

Vasoconstricteur :
Qui resserre le calibre des vaisseaux.

Vasodilatateur :
Qui dilate le calibre des vaisseaux.

INDEX

RÉPERTOIRE DES MÉDICAMENTS HOMÉOPATHIQUES

RÉPERTOIRE DES PLANTES

RÉPERTOIRE DES OLIGO-ÉLÉMENTS ET DES VITAMINES

LES OLIGO-ÉLÉMENTS :

LES VITAMINES :

RÉPERTOIRE DES COMPLÉMENTS ALIMENTAIRES NATURELS

BIBLIOGRAPHIE

Dr G. Crabbé, S. Crabbé, *La ménopause et les médecines douces*, Albin Michel.
Dr D. Elia, *Guide de la femme*, Marabout.
N. Grosjean, *L'aromathérapie*, Albin Michel.
Pr L. Israël, J.L. Breau, *Lettre à la rédaction du journal «Gynécologie»*, Editions Masson, 1993.
Dr C. Jordan, article «Hormones et ménopause», in *Pour la science*, n° 253, novembre 1998.
Dr J. Jouanny, *Notions essentielles de Matière Médicale homéopathique*, Boiron.
Dr J. R. Lee, *Equilibre hormonal et progestérone naturelle*, Sully Editions.
M.-A. Mulot, *Secrets d'une herboriste*, Editions du Dauphin.
R. Nissim, *La ménopause*, Editions Hamamélis.
Dr C.A. Pigeot, Dr J.M. Tétau, *Homéo-Femme*, Hachette.
Dr S. Rafal, *Le livre de bord des médecines douces*, Marabout.
Dr S. Rafal, *L'alimentation antioxydante*, Marabout.
Dr H. Rozenbaum, *La cinquantaine épanouie*, «Réponses-santé» Robert Laffont.
Dr J.P. Ruasse, *L'indispensable en homéopathie*, Techniced.
Dr D. Rueff, *Hormones végétales*, Jouvence.
Dr A. Tamborini, *28 jours de la vie d'une femme*, Robert Laffont.

Et la lecture régulière de la presse professionnelle.

TABLE DES MATIÈRES

CHAPITRE III

2868

Imprimé en Allemagne par Elsnerdruck

pour le compte des
Nouvelles Éditions Marabout
D. L. nº 33765 – avril 2003
ISBN : 2-501-03858-4
40-3537-4 / Édition 02